卫生中等职业教育规划教材

（供护理、助产专业使用）

护理技能综合实训

主　编　翟丽玲　黄秋杏

副主编　谢　冰　岑慧红

编　者　（按姓氏拼音排序）

岑慧红（广东省广州卫校）
岑小玲（广东省珠海卫校）
陈燕珊（广东省潮州卫校）
楚翠兰（广东省广州卫校）
代明真（广东省河源卫校）
邓江萍（广东省新兴中药学校）
何夏阳（广东省广州卫校）
侯腊梅（广东省湛江卫校）
黄秋杏（广东省广州卫校）
黄廷书（广东省河源卫校）
李　莲（广东省广州卫校）
李小平（广东省广州卫校）
李舟文（广东省嘉应医学院）
梁文丽（广东省广州卫校）
刘婉娥（广东省广州卫校）
陆雅琴（广东省广州卫校）
潘长玲（广东省惠州卫校）
宋建玲（广东省广州卫校）
宋文娟（广东省广州卫校）
谭小红（广东省阳江卫校）
吴岸晶（广东省广州卫校）
肖继红（广东省江门中医药学校）
谢　冰（广东省广州卫校）
谢　颖（广东省广州卫校）
薛　惠（广东省嘉应医学院）
翟丽玲（广东省广州卫校）
张桂林（广东省广州卫校）
张蔚蔚（广东省广州卫校）
张钰绩（广东省河源卫校）
赵凤娟（广东省广州卫校）
赵国玺（广东省广州卫校）
郑长花（广东省广州卫校）
钟　琳（广东省珠海卫校）
钟静冰（广东省茂名卫校）
钟丽强（广东省广州卫校）

秘　书　何夏阳

北京大学医学出版社

HULI JINENG ZONGHE SHIXUN

图书在版编目（CIP）数据

护理技能综合实训/翟丽玲，黄秋杏主编．—北京：北京大学医学出版社，2011.5（2021.12 重印）
卫生中等职业教育规划教材
ISBN 978-7-5659-0080-8

Ⅰ．①护…　Ⅱ．①翟…②黄…　Ⅲ．①护理学－中等职业教育－教材　Ⅳ．①R47

中国版本图书馆 CIP 数据核字（2011）第 061189 号

护理技能综合实训

主　　编：翟丽玲　黄秋杏
出版发行：北京大学医学出版社
地　　址：（100191）北京市海淀区学院路 38 号 北京大学医学部院内
电　　话：发行部 010－82802230；图书邮购 010－82802495
网　　址：http：//www. pumpress. com. cn
E－mail：booksale@bjmu. edu. cn
印　　刷：北京市荣盛彩色印刷有限公司
经　　销：新华书店
责任编辑：许　立　　**责任校对**：金彤文　　**责任印制**：罗德刚
开　　本：787 mm×1092 mm　1/16　　**印张**：21.75　　**字数**：551 千字
版　　次：2011 年 5 月第 1 版　2021 年 12 月第 3 次印刷
书　　号：ISBN 978-7-5659-0080-8
定　　价：42.00 元

卫生中等职业教育规划教材
编写委员会

前　言

根据《教育部关于进一步深化中等职业教育教学改革的若干意见》的文件精神：要突出学生的实践能力培养，设置专业技能课程，课程内容要紧密联系生产劳动实际和社会实践，突出应用性和实践性。在这个文件的指导下，我们组织卫生中等职业学校编写了《护理专业综合实训》这本教材。本书涵盖了护理思维和技能综合训练的内容，全书共分三篇：第一篇是基础护理和专科护理综合实训，是为配合护理职业教育教学改革，开展以行为导向教学而设计的护理综合实训情境案例，按临床护理活动中实际的工作任务、工作过程设置虚拟情景或任务项目，学生在教师指导下进行实际训练，在活动过程中综合运用以往的知识和技能，发现问题，解决问题，获得经验，提高能力。第二、第三篇概括了基础和专科护理技术的知识点，并编写了操作程序与评分标准，旨在帮助学生更快、更好地理解和掌握操作技术。

《护理技能综合实训》的编写体现了以下特点：一是先进性，体现职业教育教学改革的理念，为开展以工作任务为导向的教学模式、教学方法的改革提供了蓝本；二是综合性，在任务情境中综合了基础护理与专科护理的内容、操作技能和智力技能的训练、人文精神和情感态度的培养，体现了护理岗位的要求，提高学生的综合素质；三是实用性，为护理技能教学和考核评价提供了方便、为情景教学提供了范例；四是规范性，制定操作规程和标准，贯彻落实近年来国家颁布的各项相关卫生法规和护理实践中的伦理原则。

由于水平有限，经验不足，时间仓促，在编写中难免出现缺陷甚至错误，期望得到读者们的指正。谢谢！

翟丽玲　黄秋杏

2010 年 10 月

卫生中等职业教育规划教材

（供护理、助产专业使用）

护理技能综合实训

主　编　翟丽玲　黄秋杏

副主编　谢　冰　岑慧红

编　者（按姓氏拼音排序）

岑慧红（广东省广州卫校）
岑小玲（广东省珠海卫校）
陈燕珊（广东省潮州卫校）
楚翠兰（广东省广州卫校）
代明真（广东省河源卫校）
邓江萍（广东省新兴中药学校）
何夏阳（广东省广州卫校）
侯腊梅（广东省湛江卫校）
黄秋杏（广东省广州卫校）
黄廷书（广东省河源卫校）
李　莲（广东省广州卫校）
李小平（广东省广州卫校）
李舟文（广东省嘉应医学院）
梁文丽（广东省广州卫校）
刘婉娥（广东省广州卫校）
陆雅琴（广东省广州卫校）
潘长玲（广东省惠州卫校）
宋建玲（广东省广州卫校）
宋文娟（广东省广州卫校）
谭小红（广东省阳江卫校）
吴岸晶（广东省广州卫校）
肖继红（广东省江门中医药学校）
谢　冰（广东省广州卫校）
谢　颖（广东省广州卫校）
薛　惠（广东省嘉应医学院）
翟丽玲（广东省广州卫校）
张桂林（广东省广州卫校）
张蔚蔚（广东省广州卫校）
张钰绩（广东省河源卫校）
赵凤娟（广东省广州卫校）
赵国玺（广东省广州卫校）
郑长花（广东省广州卫校）
钟　琳（广东省珠海卫校）
钟静冰（广东省茂名卫校）
钟丽强（广东省广州卫校）

秘　书　何夏阳

北京大学医学出版社

HULI JINENG ZONGHE SHIXUN

图书在版编目（CIP）数据

护理技能综合实训/翟丽玲，黄秋杏主编．—北京：北京大学医学出版社，2011.5（2021.12 重印）
卫生中等职业教育规划教材
ISBN 978-7-5659-0080-8

Ⅰ.①扩… Ⅱ.①翟… ②黄… Ⅲ.①护理学—中等职业教育—教材 Ⅳ.①R47

中国版本图书馆 CIP 数据核字（2011）第 061189 号

护理技能综合实训

主　　编：翟丽玲　黄秋杏
出版发行：北京大学医学出版社
地　　址：（100191）北京市海淀区学院路 38 号 北京大学医学部院内
电　　话：发行部 010－82802230；图书邮购 010－82802495
网　　址：http://www.pumpress.com.cn
E - mail：booksale@bjmu.edu.cn
印　　刷：北京市荣盛彩色印刷有限公司
经　　销：新华书店
责任编辑：许　立　　**责任校对**：金彤文　　**责任印制**：罗德刚
开　　本：787 mm×1092 mm　1/16　　**印张**：21.75　　**字数**：551 千字
版　　次：2011 年 5 月第 1 版　2021 年 12 月第 3 次印刷
书　　号：ISBN 978-7-5659-0080-8
定　　价：42.00 元

卫生中等职业教育规划教材

编写委员会

前　言

根据《教育部关于进一步深化中等职业教育教学改革的若干意见》的文件精神：要突出学生的实践能力培养，设置专业技能课程，课程内容要紧密联系生产劳动实际和社会实践，突出应用性和实践性。在这个文件的指导下，我们组织卫生中等职业学校编写了《护理专业综合实训》这本教材。本书涵盖了护理思维和技能综合训练的内容，全书共分三篇：第一篇是基础护理和专科护理综合实训，是为配合护理职业教育教学改革，开展以行为导向教学而设计的护理综合实训情境案例，按临床护理活动中实际的工作任务、工作过程设置虚拟情景或任务项目，学生在教师指导下进行实际训练，在活动过程中综合运用以往的知识和技能，发现问题，解决问题，获得经验，提高能力。第二、第三篇概括了基础和专科护理技术的知识点，并编写了操作程序与评分标准，旨在帮助学生更快、更好地理解和掌握操作技术。

《护理技能综合实训》的编写体现了以下特点：一是先进性，体现职业教育教学改革的理念，为开展以工作任务为导向的教学模式、教学方法的改革提供了蓝本；二是综合性，在任务情境中综合了基础护理与专科护理的内容、操作技能和智力技能的训练、人文精神和情感态度的培养，体现了护理岗位的要求，提高学生的综合素质；三是实用性，为护理技能教学和考核评价提供了方便、为情景教学提供了范例；四是规范性，制定操作规程和标准，贯彻落实近年来国家颁布的各项相关卫生法规和护理实践中的伦理原则。

由于水平有限，经验不足，时间仓促，在编写中难免出现缺陷甚至错误，期望得到读者们的指正。谢谢！

翟丽玲　黄秋杏

2010 年 10 月

目　录

第一篇　护理技能综合实训

第二篇　基础护理技能

第三篇　专科护理技能

第一篇　护理技能综合实训

第一章　基础护理综合实训

一、入出院患者护理

学习目标

1. 能及时进行入院评估，收集相关资料，完成相应护理文件记录。
2. 协助医生进行各项检查，并独立完成生命体征的测量。
3. 学会对患者进行入出院指导和告知。
4. 正确实施床单位清洁消毒工作。
5. 熟练进行铺备用床操作，使病室保持整洁、美观、舒适。
6. 能热情接待患者，表现对患者的关爱，体现人文关怀精神。

案例分析

男性，40岁，公司职员，因发热、咳嗽、咳铁锈色痰、胸痛来院急诊。血常规检查：WBC $13.8\times10^9/L$，中性粒细胞比例升高，伴核左移；胸部X光检查发现右中下叶肺部有大片炎性浸润阴影，诊断为“肺炎球菌性肺炎”收入院治疗。患者办理入院手续后，由卫生处置室护士陪同步行入院。

入院后，经过综合治疗，患者的病情得到控制，临床症状好转，白细胞计数等恢复正常，胸部X光检查肺部炎症也逐步被吸收，主管医师开了出院医嘱。

（一）活动分析

1. 病区责任护士接到患者入院通知后，要做好哪些准备工作?
2. 患者进入病区后，护士要做哪些初步护理工作?
3. 为该患者做护理体检，主要要检查什么内容?
4. 患者出院时，护士需要做哪些护理工作?患者出院后，护士应如何处理病床单位?

（二）综合训练任务

【任务1】你作为患者的责任护士，请做好患者入病区的准备工作并接待患者。

【任务2】患者从来未住过医院，对医院环境及其他情况都不熟悉，请你给患者做医院及病区介绍，并进行入院指导和相关的告知。

【任务3】请你为该患者做入院健康评估，并填写入院评估单。

【任务4】请你建立患者住院病历，按要求填写有关表格。并通知营养科准备膳食。

【任务5】患者痊愈出院时，请你做好患者出院前护理。

【任务6】患者出院后，请对病床单位进行处理。

（三）相关知识技能

1. 相关知识　患者入病区的初步护理、健康评估收集资料的范围、患者入院告知内容、入院指导及出院指导的内容。

2. 相关技能　生命体征测量、护理体检、各种护理表格填写、铺备用床。

二、危重患者生活支持护理

学习目标

1. 掌握危重患者日常应用的生活护理项目。
2. 熟悉各项生活护理的目的、操作注意事项、健康教育内容。
3. 能正确完成床上梳头、特殊口腔护理、预防压疮、更换床单等技能操作。
4. 在实施任务过程中能积极主动，团结协作。
5. 在护理过程中表现对患者的同情、关爱、细心、耐心。

案例分析

女性，59岁，在家清晨起床时，突然感觉右侧肢体乏力，不能独自行走，言语模糊，遂由家人经门诊送入院治疗。患者神清，自诉眩晕、耳鸣。体格检查：瞳孔大小正常，对光反射存在，BP 130/90mmHg，发音不清，右侧肢体肌力2级，无大小便失禁。行脑部CT检查提示："左侧基底节脑梗死"。入院后按医嘱卧床休息。

（一）活动分析

1. 根据该患者病情需要卧床休息，尤其在急性期需要绝对卧床休息一周，怎样在患者住院期间做好其个人的清洁卫生？

2. 该患者在卧床期间和住院康复期间，应如何保证其安全？

3. 实施操作前后要做哪些健康教育？

（二）综合训练任务

【任务1】患者入院前已3天无洗头，经过几次搬运，使得头发散乱，在完成急需的治疗与护理后，请对患者进行头发的清洁护理。

【任务2】患者原有早晚刷牙的习惯，现因其右手乏力，入院当晚不能自行刷牙，请做好患者的口腔护理。

【任务3】限制活动的卧床患者，有发生压疮的可能，你如何预防其压疮的发生？

【任务4】有一次给患者在床上用便盆排尿时，不小心溅湿床单位，请你帮其更换床单。

【任务5】讨论：

1. 危重患者常见的护理问题有哪些？
2. 实施口腔护理前如何评估患者？
3. 预防压疮时对患者进行有关健康教育的内容有哪些？
4. 在患者住院期间要注意什么安全护理？

（三）相关知识技能

1. 相关知识　头发护理、口腔护理、预防压疮、安全护理的目的及健康教育。

2. 相关技能　床上梳头、口腔护理、帮助患者翻身法、背部按摩、卧床患者更换床单法。

三、尿潴留患者护理

学习目标

1. 掌握尿潴留的概念。
2. 能正确实施解除尿潴留的措施。
3. 能独立准备导尿术及膀胱冲洗的操作用物。
4. 能正确进行导尿术及膀胱冲洗术操作。
5. 在完成任务过程中能积极主动，团结协作。

案例分析

女性，35岁，某公司清洁工，工作中不慎滑跌倒地，左下肢剧烈疼痛活动受限急诊入院。检查发现左膝关节肿胀、不能伸直，有明显横形凹陷，经X线检查，诊断为左下肢髌骨骨折。经手法复位后石膏固定。患者左下肢活动受限，卧床休息。入院已6小时，患者一直无排尿，现诉尿急，感膀胱胀痛，焦虑不安。检查见下腹部稍膨隆，考虑为尿潴留。

（一）活动分析

1. 该患者不能排尿的原因是什么？
2. 对尿潴留患者可采取哪些护理措施？
3. 如果要实施导尿，操作前要做哪些相关的准备？

（二）综合训练任务

【任务1】患者因排不出尿液，膀胱胀痛，焦虑不安，请采取措施解除患者尿潴留。

【任务2】护士为患者实施了诱导排尿及其他解除尿潴留的措施后，患者仍然排不出尿液，主管医师李医生检查后开出医嘱：立即行导尿术，请执行医嘱。

【任务3】由于患者活动受限，留置了导尿管，请对患者进行留置导尿管护理。

【任务4】留置导尿管一周后，患者诉下腹刺痛，伴有尿频、尿急，肉眼观察引流的尿液呈混浊，经尿常规检查：蛋白（＋），脓细胞（＋＋），红细胞（＋）。医嘱：0.02％呋喃西林溶液500ml膀胱冲洗，每日2次，请执行医嘱。

【任务5】讨论：

1. 什么是尿潴留？引起尿潴留的原因有哪些？
2. 哪些患者需要行留置导尿术？
3. 膀胱冲洗液除了呋喃西林溶液外，还有其他溶液吗？

（三）相关知识技能

1. 相关知识　尿潴留患者的护理、导尿术的目的、操作要点及注意事项、留置导尿患者的护理、膀胱冲洗的目的、操作要点及注意事项。

2. 相关技能　导尿术，膀胱冲洗。

四、青霉素过敏性休克患者急救护理

学习目标

1. 掌握青霉素过敏试验剂量及结果判断。
2. 掌握青霉素过敏性休克的观察、抢救及护理配合要点。
3. 能独立准备各种操作用物。
4. 能正确进行青霉素试验液配制法和试验法操作。
5. 能正确完成任务中的技能操作项目。
6. 在完成任务过程中能积极主动，团结协作。

案例分析

女性，26 岁。产后 2 周，右乳房胀痛发热 2 天，门诊实验室检查 WBC 15.6×10^9/L，诊断为急性乳腺炎收入院治疗。入院后自觉全身不适，头胀痛。体格检查：T 38.8℃，右侧乳房外上象限红肿、胀痛、皮温高。触诊有约 6cm×5cm 的肿块，有压痛。主管医师王医生检查后开出医嘱：青霉素 G 钠 800 万单位＋5%葡萄糖液 500ml 静脉滴注。

（一）活动分析

1. 青霉素可引起个别患者的过敏反应，怎样才能做到用药安全？
2. 操作前要做哪些相关的准备？

（二）综合训练任务

【任务 1】接到医嘱后，在给患者用药前，请做好评估、解释、告知，并准备青霉素过敏试验用物。

【任务 2】请配置青霉素皮试液，给患者注射并观察结果。

【任务 3】患者在接受青霉素试验液注射 5 分钟后皮丘增大，局部出现瘙痒，发红，并自觉心慌、气促，头晕，继而面色发白、呼吸急促，她马上按床头灯。护士闻讯赶来，看到此情景，她应首先采取哪两项措施？

【任务 4】护士长和另一护士闻讯赶到现场，她们进一步应该做什么？

【任务 5】讨论：

1. 为什么要给患者采取中凹体位？
2. 为什么要给患者注射盐酸肾上腺素？
3. 观察患者血压有何意义？
4. 除上述措施，还要配合医生进行哪些抢救，还应对患者采取哪些护理措施？

（三）相关知识技能

1. 相关知识　青霉素过敏性休克的临床表现及观察，过敏性休克的抢救及护理配合。
2. 相关技能　青霉素过敏试验法、各种注射法、生命体征测量、氧气吸入法。

第二章　内科护理综合实训

一、慢性阻塞性肺病（COPD）患者护理

学习目标

1. 掌握对COPD患者进行护理评估的要点。
2. 熟悉对COPD患者的健康指导要点。
3. 能独立准备各种操作用物。
4. 能正确地进行雾化吸入、拍背排痰的操作。
5. 能正确地教会患者进行腹式—缩唇式呼吸肌功能锻炼。
6. 在完成任务过程中，态度认真，能积极主动，团结协作。

案例分析

女性，59岁，因“反复咳嗽、咳痰20年，呼吸困难10年，加重1周”入院。20年前受凉或劳累后出现慢性咳嗽、咳痰，为白色或黄色黏痰，10年前始出现呼吸困难，且进行性加重，伴心悸、胸闷。1周前患者淋雨后，咳黄色黏痰，量多，难以咳出，呼吸困难加重。查体：口唇发绀，端坐呼吸；肺部查体：桶状胸，双侧语颤减弱，叩诊音呈过清音，肺泡呼吸音消失。心尖搏动点位于剑突下。以“慢性支气管炎（急性加重期），慢性阻塞性肺气肿”收住入院。

（一）活动分析

1. COPD是呼吸内科的常见病，慢性炎症导致气管、支气管壁腺体显著增生、分泌大量黏液，阻塞气道，从而引起慢性咳嗽、咳痰。那么促进痰液排出的方法有哪些？每种方法的适应证各是什么？

2. 小气道阻塞可使通气功能下降，影响肺泡气体交换，进而导致患者出现呼吸困难。有没有一种简单而又有效的方法，可以帮助患者改善呼吸困难？

（二）综合训练任务

【任务1】如果你是患者的主管护士，你会从哪些方面对其进行护理评估？

【任务2】患者目前黄色黏稠痰，难以咳出，医嘱示：异丙托溴铵、喘乐宁各2ml进行雾化吸入。请问患者目前最主要的护理问题是什么？进行雾化吸入操作，并说明该操作的注

意事项。

【任务 3】经过医护人员的精心治疗和护理，患者诉说咳痰比以前容易多了，但每次做完雾化吸入后，痰液量较多，请为患者提供促进痰液排出的有效方法。

【任务 4】患者目前体温正常，痰液逐渐变为白色稀痰、量少，呼吸困难有所改善但始终存在，你认为此时患者最主要的护理问题是什么？请给患者示范腹式一缩唇式呼吸肌功能锻炼的方法，并教会患者。

【任务 5】患者说，每次咳嗽、咳痰多在秋冬季节发作，尤其是近几年来病情越来越严重，她老是担心坚持不到第二年春天，所以一到冬天，她就忧心忡忡。

为什么说“COPD 患者冬天难过”？如何给患者进行生活指导？

【任务 6】讨论：

1. 拍背排痰时应采取什么体位？在进行该操作的过程中应重点观察哪些注意事项？

2. 如果在行拍背排痰的过程中发生窒息，该如何配合抢救？

（三）相关知识技能

1. 相关知识　对 COPD 患者进行的护理评估，促进痰液排出的有效方法，改善呼吸功能的方法。

2. 相关技能　氧气雾化吸入法、拍背排痰的操作、腹式一缩唇式呼吸肌功能锻炼法；呼吸的频率、深浅度和节律的评估。

二、慢性心衰患者护理

学习目标

1. 熟悉左心衰竭的氧疗要求。
2. 熟悉急性左心衰抢救及护理配合要点。
3. 掌握洋地黄类药物应用的注意事项。
4. 能模仿动脉血气分析标本采集。
5. 能完成心电图描记、氧气吸入、静脉注射的操作。
6. 在完成任务过程中，态度认真，能积极主动，团结协作。

案例分析

男性，65 岁，因“反复呼吸困难、咳痰 2 年，加重伴心悸 4 小时”入院。患者两年前在受凉或劳累时出现呼吸困难，后来发展为夜间阵发性呼吸困难，且伴有咳嗽、咳少许白色泡沫痰，4 小时前患者因家庭琐事与小儿子争吵后，感觉呼吸困难加重、白色泡沫痰增多，心悸明显，家人搀扶其上床休息，感觉更难受，遂来本院就诊。既往有高血压 18 年，不规则服降压药，血压控制不理想。体检：血压：95/63mmHg，脉搏 124 次/分，呼吸急促，双肺底可闻及湿啰音，心尖搏动位于第 6 肋间左锁骨中线外 0.5cm，心率 124 次/分，律不齐，第一心音明显减弱。以“左心衰竭”收住入院。

（一）活动分析

1. 对左心衰竭呼吸困难的患者有何护理措施，以什么为依据？

2. 洋地黄类药物可以增强心肌收缩力，心衰患者往往需要长期服用，但该药的治疗剂量与中毒剂量有重叠，在服用该药时，应重点交代哪些问题？

（二）综合训练任务

【任务 1】由于患者呼吸困难且发绀明显，医嘱开出血气分析检查，请执行该医嘱，并说明血气分析标本采集的注意事项？

【任务 2】1 小时后血气分析报告为：PO_2 65mmHg，PCO_2 40mmHg，此时氧疗的流量和浓度有何要求？患者目前表现为白色泡沫痰，有没有好的办法来提高氧疗效果？请为该患者实施氧气吸入法。

【任务 3】患者心率 124 次/分，心律不齐，请遵医嘱为患者做心电图检查。

【任务 4】经过积极治疗和护理，患者病情逐渐稳定。入院后第二天，其小儿子来看望父亲，患者又暴跳如雷，再次情绪激动后突然出现呼吸困难加重并咯粉红色泡沫痰，请配合医生实施抢救措施。

【任务 5】讨论：

1. 该患者心功能属于几级？如何区分心功能的分级？

2. 为什么要给患者采取坐位且双腿下垂？

3. 患者出院后，据医嘱需服用地高辛 0.125mg/d。请问长期服用该药，应向患者及家属具体交代哪些问题？

（三）相关知识技能

1. 相关知识　心功能分级、急性左心衰的抢救及护理配合及洋地黄类药物不良反应的观察与处理。

2. 相关技能　氧气吸入法、心电图检查、动脉血气分析标本采集法。

三、糖尿病患者护理

学习目标

1. 掌握低血糖反应的表现，并能进行相应的处理。
2. 掌握胰岛素使用的注意事项。
3. 独立完成静脉注射、皮下注射、微量血糖测定操作。
4. 能学会糖尿病足伤口换药。
5. 能对患者及家属进行低血糖处理、微量血糖测定、胰岛素注射、糖尿病足护理、饮食控制等指导。
6. 学会在护理过程中人员的分工与合作，体现团队精神。

案例分析

女性，54岁，10年前在某三甲医院确诊为“2型糖尿病”，未进行饮食控制，餐前注射胰岛素不规则，时常漏注射，血糖控制不好。两年前出现“胸闷、心悸，心前区疼痛”，住院治疗诊断为“冠心病，脑供血不足”。3天前，受凉后出现发热、畏寒，体温高达39.2℃，继之咳嗽，咳痰，为少量黄色脓痰，食欲明显下降，并出现恶心，呕吐，吐出胃内容物，量不多，非咖啡样。在家自行服用“芬必得”退热药，自觉症状好转。1小时前患者自觉心慌手抖、全身乏力、突然晕倒在地，家人发现后将她唤醒，并立即送医院急诊。

护理体检：T：37.8℃，P：120次/分，R：30次/分，BP：90/60mmHg，身高165cm，体重80kg，平时从事中等体力活动。意识尚清，脸色苍白，皮肤湿冷。双肺呼吸音粗，未闻及干、湿啰音，心率120次/分，律齐，未闻及杂音。全腹软，无压痛。角膜反射、腹壁反射存在，病理反射未引出。右足外侧两个脚趾缝间有皮肤溃烂灶，表面有黄色渗出液，明显异味。

（一）活动分析

1. 糖尿病患者主要有哪些常见的护理问题？
2. 糖尿病病程长，患者常常需要在家中进行哪些相关的自我治疗和检测的项目？

（二）综合训练任务

【任务1】急诊护士按医嘱给患者抽血查血糖，结果为：血糖2.6mmol/L，随后接诊医师开出医嘱：静脉注射50%葡萄糖液40ml。请执行医嘱并教会患者及家属低血糖的表现及处理。

【任务2】经积极处理，患者生命体征趋向平稳，收住入院。根据医嘱需做微量血糖测定。请你向患者及其家属介绍微量血糖测定的意义和注意事项，并教会患者操作。

【任务 3】患者已出现了心脑血管病的并发症，需长期用胰岛素治疗，但患者本人对胰岛素的知识了解甚少。请向患者及家属介绍胰岛素注射的方法及注意事项。

【任务 4】住院期间你根据患者足部的伤口情况进行进一步的询问，了解到患者患有足癣已多年，时常出现足部皮肤瘙痒及脚趾缝间的溃烂。近两年来时常感觉足部麻木，觉得有小虫子在爬，行走 500 米左右感觉疼痛，需停下来休息一段时间，方可继续行走。针对患者的情况，需做好哪些护理措施？

【任务 5】讨论：

1. 给该患者制订一个饮食计划。

2. 糖尿病可发生那些并发症？结合该患者的情况，你认为该患者出院时，应加强哪些方面的指导，以防止并发症的发生？

（三）相关知识技能

1. 相关知识　糖尿病的常见并发症；糖尿病患者的护理及健康指导。

2. 相关技能　微量血糖仪的使用和胰岛素的注射方法。

四、消化性溃疡患者护理

学习目标

1. 熟悉消化性溃疡出血患者出血停止的观察要点。
2. 掌握消化性溃疡合并上消化道出血的健康教育要点。
3. 能对消化性溃疡出血的患者进行入院的初步护理。
4. 熟练进行生命体征测量，学会静脉输液，模仿静脉采血和静脉输血。
5. 实践过程中关心和爱护患者，体现出“以患者为中心”的护理理念和团结协作精神。

案例分析

男性，54 岁。因反复上腹部疼痛 10 年，2 天前加重伴呕血、黑便 8 小时入院。10 年前因饮食不当，逐渐出现上腹部疼痛，伴呃逆、反酸，多在餐后 1 小时出现。曾诊断为“胃及十二指肠溃疡”，先后给予“雷尼替丁”“奥美拉唑”“硫糖铝”等药物治疗，症状基本缓解。以后常因气候变化、饮食不当、劳累等因素诱发类似症状，自行服用上述药物能后缓解。昨日饮烈性白酒（量约 250ml）后，又出现上腹部疼痛伴呕吐，呕吐胃内容物。8 小时前呕血 2 次，色暗红，总量约 600ml，排黑便 1 次，量约 200g。自觉头晕、心慌、乏力，皮肤湿冷，遂急诊入院。

（一）活动分析

1. 该患者目前主要的护理诊断及合作性问题？
2. 患者入院后，护士要做出什么相应的处理？

（二）综合训练任务

【任务1】患者由急诊车床送入病区，请完成入病区后对患者的初步护理。

【任务2】入院后患者精神疲倦，口唇、面色苍白，生命体征测量为T37.6℃，P122次/分，BP83/55mmHg。主管医师正在给患者做各项检查，在医生开出医嘱前，请迅速进行下一步护理。

【任务3】经检查，患者红细胞计数 $3.5\times10^{12}/L$，血红蛋白100g/L，血小板计数 $355\times10^{9}/L$，网织红细胞计数 $90\times10^{9}/L$，白细胞计数 $7.6\times10^{9}/L$，中性粒细胞66%，淋巴细胞34%，尿素氮13.3mmol/L，肝功能及血糖等均在正常范围。医嘱的其中一项为：血型鉴定和配血。请执行医嘱，做好输血前准备。

【任务4】片刻，血库电话通知已完成该患者配血，科室可派人取血。患者血型为A型，配同型血400ml，200ml一袋，分别为两个供血者的血液。请当班护士继续执行治疗。

【任务5】讨论：

1. 如何判断上消化道出血的患者是否发生出血性休克？
2. 如何判断上消化道出血停止？
3. 对消化性溃疡并上消化道出血的患者如何进行健康指导？

（三）相关知识技能

1. 相关知识　消化性溃疡的临床表现及观察，失血性休克的抢救及护理配合。
2. 相关技能　生命体征测量、氧气吸入法、静脉采血法、静脉输血法。

第三章　外科护理综合实训

一、胸部外伤手术患者护理

学习目标

1. 掌握胸腔闭式引流的原理和护理措施。
2. 熟悉不同类型气胸的表现和急救要点。
3. 能正确进行铺麻醉床、更换胸腔闭式引流瓶的操作。
4. 在完成任务过程中能积极主动，团结协作。

案例分析

男性，25岁，因左侧胸部刀刺伤2小时被送入院急诊。患者极度呼吸困难，发绀、烦躁、血压下降、脉搏细弱。体格检查：血压80/50mmHg，心率140次/分；左侧胸壁皮下气肿，胸廓饱满，呼吸音消失，叩诊呈鼓音，初步诊断为“张力性气胸”，拟先行“胸腔闭式引流术”。

（一）活动分析

1. 张力性气胸如果处理不及时，可使患者迅速致死，作为当班护士应如何配合医生进行急救?

2. 立即配合医生行胸腔闭式引流术，要做好哪些相关准备?

（二）综合训练任务

【任务1】此时接到医嘱：立即行胸腔闭式引流术，请做好相关准备。

【任务2】患者行胸腔闭式引流，当即引流出气体及血性液体500ml，经输血、补液抗休克等治疗，病情未缓解，决定在全麻下行开胸探查，术中发现左肺上叶有破损，行左肺上叶切除术。术程顺利，返回病房，作为该患者的主管护士请做好相关准备。

【任务3】术后次日，请为患者更换胸腔闭式引流瓶，并交代注意事项。

【任务4】在行胸腔闭式引流期间，请你指导并鼓励患者进行深呼吸和有效咳嗽并宣讲其意义。

【任务5】讨论：

1. 胸腔闭式引流的护理要点包括哪些?

2. 如何观察胸腔内有无活动性出血？

3. 如果胸腔闭式引流瓶内的水柱波动变小可能会出现什么问题？如果水柱波动很大，又说明什么问题？

4. 胸腔闭式引流的原理及目的是什么？

(三) 相关知识技能

1. 相关知识　不同类型气胸的临床表现特点，张力性和开放性气胸的抢救及护理配合。

2. 相关技能　更换胸腔闭式引流瓶，指导患者进行有效咳嗽，生命体征的观察。

二、腹部手术患者护理

学习目标

1. 掌握胃肠减压和T管引流的护理措施。
2. 熟悉术前病情观察的内容及术前指导的要点。
3. 能独立完成皮肤准备、普鲁卡因、插胃管、皮试操作。
4. 能正确更换胃肠减压器和T管引流袋。
5. 在完成任务过程中能认真细致，严格无菌操作。

案例分析

女性，48岁，已婚，教师。7天前无明显诱因感到右上腹持续性疼痛，并向右肩背部放射，伴发热、寒战，尿色深。无恶心、呕吐，无腹泻。在当地卫生院输液治疗不见好转，来医院就诊。体格检查：T 38℃，P 102次/分，R 24次/分，BP 110/80mmHg，神志清楚，全身皮肤巩膜明显黄染，腹部平软，右上腹压痛，无反跳痛，Murphy征阳性。实验室检查红细胞 4.0×10^{12}/L，白细胞 17×10^{9}/L，中性粒细胞80%，Hb115g/L，血小板计数 100×10^{9}/L。腹部B超示“胆囊炎合并胆囊结石、胆总管结石。”门诊以“胆囊炎合并胆囊结石、胆总管结石”收入院。拟3天后在硬脊膜外麻醉下行“胆囊切除+胆总管切开取石+T管引流术”。

(一) 活动分析

1. 手术是治疗外科疾病的重要手段，为提高手术的成功率，护士应做好哪些配合？

2. 手术前要做哪些相关的准备？

(二) 综合训练任务

【任务1】当患者被告知要手术时，心情非常紧张，请你为患者进行术前指导。

【任务2】手术前一天，主管医生开出以下医嘱：手术区皮肤准备、普鲁卡因皮试，请根据医嘱为患者完善相关的术前准备。

【任务 3】为减少胃肠胀气，手术当天早晨，护士必须为患者留置什么导管？请执行。

【任务 4】术后第一天，T 管引流出深绿色胆汁，呈混浊状，有少量泥沙样沉淀物，量约 200ml，此时应如何进行 T 管引流的护理？

【任务 5】讨论：

1. 手术前，患者右上腹持续性疼痛，能用吗啡止痛吗？如何观察病情变化？
2. 胃肠减压期间应注意哪些问题？
3. T 管引流的目的包括哪些？
4. 拔除 T 管的指征包括哪些？

（三）相关知识技能

1. 相关知识　胆囊切除、胆总管切开取石的护理措施，术后并发症的预防。
2. 相关技能　手术区皮肤准备、插胃管、各种注射法、更换 T 管引流袋。

三、手术室护理

学习目标

1. 熟悉手术室护理人员的分工及岗位职责。
2. 能正确准备手术所需的各种用物。
3. 能正确进行手术人员的无菌准备。
4. 能独立完成手术患者的体位安置。
5. 能对手术患者进行心理护理，表现出细心、关爱。
6. 能与小组成员团结协作，做好手术中的配合

案例分析

女性，26 岁，已婚。腹痛、腹泻、发热、呕吐 14 小时就诊。

患者于发病前一晚在路边餐馆吃饭，2 小时后，出现腹部不适，呈阵发性并伴有恶心、呕吐，呕吐物为胃内容物；发热及腹泻数次，为稀便，无脓血，体温在 37～38.5℃，于次日上午 9 点来医院急诊，按“急性胃肠炎”予以治疗。当晚 10 点患者腹痛加重，腹痛由胃部转移至右下腹部，仍有腹泻，再次就诊，查血象 WBC 21×10^9/L，急诊收入院。

查体：T 38.7℃，P 120 次/分，BP 100/70mmHg，发育营养正常，肝脾未触及，腹部无包块，全腹压痛以右下腹麦氏点周围为显著，无明显肌紧张，肠鸣音 13 次/分。

辅助检查：Hb 162g/L，WBC 24.6×10^9/L，肝功能正常，尿常规（—），粪便常规：稀水样便，无黏液及脓血便。

诊断：急性化脓性阑尾炎，拟行开腹探查、阑尾切除术。

病房护士已送手术单通知手术室。

(一) 活动分析

1. 急性化脓性阑尾炎如不及时治疗，会使炎症扩散。患者需行手术治疗，如何帮助患者理解手术，使患者积极配合手术?

2. 手术室护士应做好哪些相关准备?

(二) 综合训练任务

【任务1】患者用平车送入手术室，对环境感到陌生，巡回护士请根据患者此时的反应，做好心理护理。

【任务2】洗手护士准备手术所需的器械包及相关用物，以备手术，并做好自身的无菌准备。

【任务3】巡回护士协助麻醉医生实施麻醉，麻醉成功后，帮助患者安置合适的手术体位。

【任务4】巡回护士和洗手护士共同完成术前的器械清点工作，此时主刀医生完成了手术所需的无菌准备，请洗手护士配合医生实施器械台管理和手术配合。

【任务5】讨论：

1. 巡回护士在手术前应了解患者的哪些资料，为什么?

2. 患者在手术室可能出现的心理反应，作为巡回护士该如何护理?

3. 手术室护士应如何防止纱布、纱垫、缝针遗留在伤口内?

4. 手术进行中应遵循的无菌原则包括哪些?

(三) 相关知识技能

1. 相关知识　手术室护士的主要职责及手术配合。

2. 相关技能　安置手术体位、外科洗手、穿无菌手术衣、戴无菌手套，开无菌手术包、手术野皮肤消毒、铺巾。

四、电击伤合并骨折患者急救护理

学习目标

1. 掌握救护电击伤最首要的措施。
2. 熟悉对电击伤患者的护理评估。
3. 能独立完成单人徒手心肺复苏、氧气吸入、静脉输液操作。
4. 学会进行止血、包扎、固定、转运等。
5. 在完成任务过程中能积极主动，团结协作。

案例分析

男性，26 岁，电工。在路旁店门口前的梯子上安装电线，突然“啊”的一声坠地，右前臂鲜血直流。刚好你与同学小李路过，发现伤者呼之不应，口唇、面色苍白，大动脉没有搏动，没有呼吸，你们该如何展开救治？

（一）活动分析

1. 电击伤患者出现呼吸心跳骤停，救护者首先应采取的急救措施是什么？
2. 现场急救的原则包括哪些？
3. 现场发现患者有骨折，应做哪些相关的处理？

（二）综合训练任务

【任务 1】你们在事发现场，请立即进行现场处理和救护。

【任务 2】120 急救车闻讯赶到现场对患者继续抢救，请你们协助吸氧和静脉输液。

【任务 3】经积极抢救，患者呼吸、心跳基本恢复，神志恢复，可应答问题。但右前臂伤口仍在渗血，请你们协助对伤口进行处理。

【任务 4】此时对伤者前臂进一步检查，发现前臂显著肿胀，畸形，活动受限，伤者诉疼痛，该如何处理？如何把伤者安全转运到医院急救中心？

【任务 5】讨论：

1. 心跳骤停一旦发生，为什么抢救越早，复苏的成功率越高？
2. 院前急救的原则？
3. 止血带止血适用于哪些部位？应注意什么？

（三）相关知识技能

1. 相关知识　心跳骤停的临床表现和诊断，心跳骤停的抢救及护理配合。
2. 相关技能　单人徒手心肺复苏、双人徒手心肺复苏、止血、包扎、固定、转运、生命体征测量。

第四章　妇科护理综合实训

一、产褥期母婴护理

学习目标

1. 掌握产褥期妇女的护理评估要点。
2. 能独立准备各种操作用物。
3. 能正确进行新生儿沐浴、脐部护理、卡介苗接种操作。
4. 能正确指导产妇母乳喂养及产后保健。
5. 在完成任务过程中能积极主动，团结协作。

案例分析

患者，28岁，工人，第一胎，足月顺产一体重为3200g女婴，产后1分钟及5分钟Apgar评分均为10分，产妇产后情况稳定，观察2小时后由助产士送入爱婴区。

（一）活动分析

1. 产妇由产房转入爱婴区，护士进行护理评估应包括哪些内容？
2. 产后产妇及新生儿的常规护理措施有哪些？操作前要做那些相关的准备？

（二）综合训练任务

【任务1】产妇由产房转入爱婴区2床，如果你是2床的责任护士，你会从哪些方面对产妇进行评估？请对产妇做好评估、解释、告知工作。

【任务2】产后第一天，新生儿一般情况良好，请给予新生儿沐浴及脐部护理。

【任务3】新生儿沐浴后请给予卡介苗接种。

【任务4】产后第一天，产妇尝试进行母乳喂养。哺乳中产妇大汗淋漓，新生儿哭闹，产妇向护士反映母乳喂哺很辛苦，欲放弃母乳喂养，请对产妇进行指导。

【任务5】产后第四天，产妇恢复良好，遵医嘱出院，请为其做好产后保健指导。

【任务6】讨论：

1. 子宫复旧的规律是怎样的？
2. 什么是恶露？产后恶露的特点有哪些？
3. 若产妇出现乳胀、乳汁分泌不足、乳头皲裂应如何护理？如产妇需退乳如何指导？

（三）相关知识技能

1. 相关知识　产褥期的临床表现及观察，产妇及新生儿的常规护理要点。

2. 相关技能　新生儿沐浴、脐部护理、卡介苗接种、产妇母乳喂养指导及产后保健指导。

二、妇科腹部手术患者护理

学习目标

1. 掌握常见妇科手术种类。
2. 熟悉妇科腹部手术的术前准备、手术日、手术后护理内容。
3. 能独立完成操作所需的用物准备。
4. 完成阴道灌洗、备皮、清洁灌肠、留置尿管、腹腔引流管护理等操作。
5. 在完成任务过程中能积极主动，团结协作。

案例分析

女性，55岁，已婚，孕2产1，农民。末次月经：5年前。因腹胀、食欲缺乏、消瘦1个月，发现盆腔包块及腹水1周，于2009年9月9日8：00收入院。患者既往体健。近1个月自觉下腹胀闷、食欲缺乏，体重下降约3kg，自行服用多潘立酮、江中健胃消食片等药物后无明显缓解。入院前1周到我院门诊就诊，门诊以“盆腔包块，腹水查因”收入院。入院查体：生命体征平稳，慢性病容，心肺无异常，腹部膨隆，移动性浊音（＋），余无明显异常。妇检：外阴（－），阴道通畅，老年性改变，后穹窿可扪及质硬、不活动、凹凸不平的结节，左侧及右侧附件区分别扪及一约10cm和6cm实性、表面凹凸不平、不活动的包块。B超示：中一大量腹水，左侧及右侧附件区分别可探及一10cm×12cm×10cm和5cm×6cm×5.5cm的实性包块。子宫3cm×2.8cm×2.7cm，内膜0.3cm。

（一）活动分析

1. 患者如果需要手术，患者是属于哪种手术种类？

2. 该患者手术前、手术日和手术后护理有哪些方面？与外科腹部手术患者护理比较，有哪些特殊护理？

（二）综合训练任务

【任务1】患者入院后，经腹水检查，确诊为卵巢癌拟尽快手术。入院第二天，医生开出医嘱：阴道灌洗Bid（术前3天），作为责任护士，请为患者实施阴道灌洗。

【任务 2】完善各项检查后，于入院第 4 天医生开出临时医嘱，拟明日在硬膜外麻下行卵巢肿瘤减灭术，护士怎样做好皮肤和肠道准备？

【任务 3】手术日晨，护士应对患者做哪些护理？妇产科手术前要给患者导尿并留置尿管，请你执行。

【任务 4】经充分的术前准备后，患者于入院的第五日 8 时在硬膜外麻下行卵巢肿瘤减灭术，术程顺利，12 时回病房，术后患者留置胃管、尿管及腹腔引流管，护士如何做好腹腔引流管的护理？

【任务 5】讨论：

1. 对该患者术要做哪些术前准备？

2. 术后患者可产生哪些不适？如何护理？

（三）相关知识技能

1. 相关知识　卵巢癌的病因、临床表现、治疗及护理。

2. 相关技能　阴道灌洗、备皮、清洁灌肠术、女患者导尿术并留置导尿管、腹腔引流管护理。

第五章 儿科护理综合实训

一、肺炎患儿护理

学习目标

1. 掌握小儿体格发育指标的正常值。
2. 掌握小儿高热惊厥的预防和护理。
3. 能完成小儿体重、身高、头围、胸围以及生命体征的测量。
4. 能对高热患儿实施酒精拭浴及其他护理，给予家属正确的护理指导。
5. 学会婴儿头罩给氧操作方法。
6. 在完成任务的过程中，态度认真，能积极主动，团结协作。

案例分析

患儿，男性，5 个月，母乳喂养。因发热、咳嗽 6 天，加重 1 天入院。患儿咳嗽初为干咳，后有痰，并出现呼吸困难。体格检查：面色苍白，精神不振，口周发绀，鼻翼扇动，咽充血水肿，呼吸急促，两肺有痰鸣音及密集的中、细湿啰音，心音有力，律齐，肝右肋下 1cm，无压痛，腹稍胀。初步诊断为“支气管肺炎”。急诊收入儿科住院。

（一）活动分析

1. 小儿支气管肺炎是很常见的呼吸系统疾病，肺炎导致发热也是儿科常见的症状，高热可给患儿什么影响？如何给高热患儿进行护理？

2. 小儿体格发育指标可反映小儿生长发育过程的正常与否，也是治疗用药剂量的重要依据。小儿体格发育有哪些指标？测量前要做什么准备？

（二）综合训练任务

【任务 1】患儿新入院，护士接收患者后，她要完善患儿的入院护理评估，其中包括测量患儿的体重、身高、头围、胸围，测量患儿生命体征。

【任务 2】患儿入院后，测量其体温为 39.5℃，该如何为患儿实施护理？

【任务 3】患儿持续高热，医嘱开出：“酒精拭浴”，请问，该如何操作，要注意哪些问题？

【任务 4】护士在巡视病房时发现该患儿呼吸急促，口周发绀，鼻翼扇动，心率 162 次/分，呼吸 58 次/分，遂报告主管医生。医生开出医嘱：予低流量吸氧。请你给予护理。

【任务 5】讨论：

1. 如何预防小儿高热惊厥的发生？高热惊厥患儿该如何紧急处理？

2. 新生儿是否能使用“酒精拭浴”？为什么？应该如何给新生儿降温？

3. 小儿降温时发生虚脱有什么表现？如何处理？

（三）相关知识技能

1. 相关知识　小儿体重身高的计算和头围、胸围的正常值，不同年龄段心率、呼吸的正常值，小儿血压的计算公式，高热患儿的护理措施。

2. 相关技能　小儿体重、身高、头围、胸围、生命体征的测量，冰敷、酒精拭浴的方法、氧气吸入法。

二、腹泻患儿护理

学习目标

1. 熟悉各项护理技术操作的目的、注意事项。
2. 掌握腹泻患儿臀红护理并对家属进行预防指导。
3. 独立完成尿布更换、配制牛乳、新生儿乳瓶喂养及小儿口服喂药。
4. 学会蓝光治疗护理。
5. 操作中表现对患儿的耐心、细致，与家属能有效沟通。

案例分析

男性，5 天，因皮肤黄染 3 天，腹泻 1 天入院。3 天前患儿无明显诱因出现皮肤黄染，以面部为主，无发热，无呕吐，一般情况良好。患儿为人工喂养，昨天患儿出现大便次数增多，10 余次/天，为黄色蛋花汤样便，量中等，无黏液、无脓血，呕吐 3 次，均为奶汁，小便次数减少，今收治入我院。体格检查：T 36.8℃，P 145 次/分，R 50 次/分，体重 3.1kg，精神烦躁，皮肤黏膜较干燥、前囟、眼窝轻度凹陷，咽不红、颈软、呼吸浅快、双肺呼吸音清，心率 145 次/分、律齐、心音低钝、腹胀、肝脾不大、肠鸣音减弱、肌张力下降，臀部皮肤潮红，有少许皮疹，膝腱反射未引出，入院后查血清总胆红素浓度 180.5μmol/L。

（一）活动分析

1. 患儿出现了哪些健康问题？入院后护士应如何给予相应的护理？

2. 家属是婴儿的照顾者，如何指导家属掌握正确的婴儿生活护理？

（二）综合训练任务

【任务 1】患儿入院后，护士按医嘱给患儿静脉输液等治疗。随后对患儿的臀红进行了评估，患儿臀部皮肤潮红，有少许皮疹，请你根据臀红的分度实施护理，并对家长进行预防臀红的指导。

【任务 2】患儿入院后无出现呕吐，2 小时之后到了病房开奶时间，请你为患儿配奶、进行乳瓶喂养并指导家属。

【任务 3】接到医生的医嘱"苯巴比妥 5mg po q8h"，请你向家属解释苯巴比妥退黄的作用并为患儿口服喂药。

【任务 4】患儿出现新生儿黄疸，医生开出医嘱：蓝光治疗 24 小时，请你进行治疗护理。家属对蓝光疗法不了解，请你针对蓝光治疗在退黄方面的作用和方法进行解释。

（三）相关知识技能

1. 相关知识　腹泻的临床表现，臀红的临床表现、预防及护理，蓝光治疗。

2. 相关技能　臀红护理、更换尿布护理、婴儿口服喂药、婴儿乳瓶喂乳、蓝光治疗护理。

第六章　社区护理综合实训

一、中风偏瘫患者家庭康复护理

学习目标

1. 熟悉家庭评估的主要内容。
2. 能对患者进行日常生活活动能力的评估。
3. 能帮助、指导患者采取合适的体位及进行体位转移。
4. 正确施行肢体被动运动操作。
5. 在完成任务过程中能态度认真、积极主动，关爱患者。

案例分析

患者男性，62岁，某单位退休职工。1个月前的一天，在与儿子发生争执后突然感觉左侧肢体无力，随后送入某医院神经内科，急行颅脑CT示：右基底节区高密度影，诊断为“脑出血”。经住院治疗20余天出院。出院时神志清楚，语言稍含糊。左侧上肢近端肌力2级，远端1级，左侧下肢肌力2级。既往有高血压病史10年，血压控制在130～150/70～95mmHg。患者出院后，其儿子到居住地所在的社区卫生服务中心，为其办理了上门护理。社区护士到患者家庭中进行相应的护理工作。

(一) 活动分析

1. 中风患者或多或少存在一些肢体功能障碍、活动受限，其康复的原则和内容是什么？
2. 社区护士到了患者家庭后，应开展哪些工作？
3. 在家庭中患者开展哪些康复训练？如何开展？社区护士该如何进行指导？

(二) 综合训练任务

【任务1】护士第一次到患者家进行家庭访视，首先应对其家庭进行评估，请说出家庭评估的主要内容和方法。

【任务2】患者左侧肢体出现功能障碍，影响生活自理，请对患者日常生活活动能力进行评估以便给予相应帮助。

【任务3】护士在家庭访视时，患者半坐、半躺在床上，背靠床头，双肘相抱，两腿伸直。患者这样的体位合适吗？请对患者的体位摆放进行指导。

【任务 4】为防止关节挛缩和废用，护士应如何指导患者及家属？

【任务 5】经评估，患者尚不能独立翻身、坐起，下床后或外出需要坐轮椅。护士应如何指导患者进行相应的康复训练？

（三）相关知识技能

1. 相关知识　家庭评估的内容和方法，日常生活活动能力评估的内容和方法。
2. 相关技能　健肢位、体位转移、肢体被动运动。

二、家庭产后访视护理

学习目标

1. 熟悉家庭产后访视的评估内容。
2. 独立完成家庭产后访视的用物准备。
3. 熟练进行脐部的消毒与护理。
4. 学会指导母乳喂养、新生儿盆浴的方法。
5. 模仿婴儿抚触操作方法。
6. 操作中能主动关爱母儿，轻柔、规范、准确、安全地实施操作。

案例分析

女性，26 岁，2 周前足月顺产一女婴，10 天前母婴健康出院。社区卫生服务中心护士 1 周前已经对其进行过第 1 次家访，产妇与新生儿的情况良好。现社区卫生服务中心按计划准备进行第 2 次家访。

（一）活动分析

1. 产后访视前要做哪些相关的准备？
2. 第 2 次家庭产后访视对产妇、新生儿需做哪些评估，与第 1 次有何差异？

（二）综合训练任务

【任务 1】护士按约定时间来到产妇家，看见产妇与丈夫正准备给女儿沐浴，产妇诉说保姆因家中急事要离开几天，以往给女儿沐浴的事就要两夫妇承担，正苦于对操作不熟悉。护士闻讯应如何指导夫妇进行新生儿盆浴？

【任务 2】护士指导产妇夫妇俩给新生儿沐浴后，问产妇是否已经学会给新生儿作脐部护理，产妇回答上一次家访护士已教会她，护士让产妇给女儿做，以评价产妇掌握的情况。

【任务 3】护士问产妇是否有给其女儿做婴儿抚触，产妇回答产前曾在社区卫生服务中心学过，但因不熟悉，担心手法不当损伤女儿，因此未给女儿做。护士向夫妇俩介绍了婴儿抚触的作用并对夫妇俩进行了操作指导。

【任务 4】护士在给产妇检查时，产妇诉说腹壁较松弛，担心以后体型改变，护士应如何指导她?

【任务 5】讨论：

1. 家庭产后访视对产妇和新生儿要做哪些评估?

2. 产妇乳房的特殊情况有哪些？如何护理?

（三）相关知识技能

1. 相关知识　产褥期的临床表现及护理，新生儿脐带脱落的时间和脐炎的表现及护理。

2. 相关技能　母乳喂养、脐部消毒、新生儿盆浴、产后保健操和婴儿抚触。

第二篇　基础护理技能

实训一　铺备用床法

一、目的

保持病室整洁、美观，准备接收新患者。

二、要求

1. 熟悉铺备用床的目的。
2. 掌握铺备用床的操作要点和注意事项。
3. 熟练完成铺备用床（被套式）的操作并符合整体要求（平、紧、快）。
4. 操作中做到动作连贯、轻稳、节时省力。

三、用物准备

床褥（根据需要备用）、大单、被套、棉胎或毛毯、枕芯、枕套、弯盘、床刷及床刷套。

四、注意事项

1. 病室内有患者进餐或治疗时应暂停铺床。
2. 用物准备要齐全，减少走动次数。
3. 操作中正确应用节力原则；动作轻稳，避免尘埃飞扬。

五、思考题

1. 操作前应评估哪些内容？
2. 如何能平、紧、快地铺好四个床角？
3. 操作中如何注意节力原则？

铺备用床法（被套式）操作程序

评估
- 床、床垫、床旁设施等用物是否符合安全、完好、舒适的要求

计划
- 准备
  - 操作者：仪表符合要求，洗手、戴口罩
  - 用　物：按需备齐用物
  - 环　境：清洁，病室内无患者进餐或治疗

实施
- 操作步骤
  - 移开床旁桌、椅，翻床垫（视具体情况），扫床
  - 铺大单：大单置于床垫，对中线→逐层打开，正面向上→折斜角（床头→床尾→床中，近侧→对侧）
  - 套被套：被套上缘齐床头放置、对中线→逐层打开，正面向上→"S"形或卷筒式套入棉胎→展开棉胎（床头→床尾，对侧→近侧）→拉平被套内外面和棉胎→系带→对齐盖被中线，上缘距床头15cm→折被筒（两侧边缘和被尾内折齐床沿）
  - 套枕套：松枕芯→套枕套→四角充实→枕套开口背门
- 整理
  - 病床单元：整齐清洁、桌椅归原
  - 用　物：妥善处理（按医疗废物处理原则进行）
  - 洗　手

评价
- 操作效果：病床符合实用、耐用、舒适、安全、美观原则；大单中线齐床中线，并做到平、紧、齐，四角平整、紧扎；被头充实，盖被平整，对称，被筒三边齐床沿；枕头平整、角充实，开口背门；操作流畅，注意节力
- 环　境：整洁、物品放置合理

铺备用床法操作评分标准

考生姓名＿＿＿＿＿＿　班别＿＿＿＿＿＿　学号＿＿＿＿＿＿　成绩＿＿＿＿＿＿

项目		分值	要求	占分	实扣分	备注
评估		7	检查床单位的安全、整洁和舒适 检查有无患者进餐或治疗	4 3		
计划	操作者	4	着装规范 洗手，戴口罩	2 2		
	用物准备	4	按需备物齐全，少一件扣一分 放置合理，折叠正确	2 2		
	环境准备	2	整洁，无患者进餐或治疗	2		
实施	铺大单	27	移开床旁桌和椅无噪声、距离合理 湿式扫床完整、顺序正确 大单放置位置、打开顺序正确 大单中线对床中线（每偏离 2cm 扣 1 分） 折角手法正确 大单四角平、紧、美观 大单正面平、紧	各 1 各 1 各 2 2 4 8 5		
	套被套	25	被套放置、打开顺序正确 棉胎展开顺序、套被套方法正确 系被套系带方法正确、无遗漏 被头距床头距离正确 被头充实 盖被两缘内折对称 被筒三侧边缘齐床沿 盖被内、外面平整	各 2 各 2 各 1 2 2 2 3 各 3		
	套枕套	8	松枕 套枕套手法正确 枕头平放床正中、上缘齐床头 枕头四角充实、美观 枕套开口背门	1 1 2 2 2		
	整理	5	桌椅归回原位 污物分类处理（符合医疗废物处理原则） 洗手	2 2 1		
评价	操作质量	12	铺床整体效果好 动作熟练、有条理、协调、轻稳 正确应用节力原则	4 4 4		
	操作时间	3	时间为 6 分钟，超时 30 秒扣 1 分	3		
	相关知识	3	熟悉相关知识	3		
总分		100				

主考老师＿＿＿＿＿＿　　　　考核日期＿＿＿＿＿＿

实训二　铺暂空床法

一、目的

1. 保持病室整洁。
2. 供新入院患者或暂时离床活动的患者使用。

二、要求

1. 熟悉铺暂空床的目的。
2. 掌握铺暂空床法的操作要点和注意事项。
3. 熟练完成铺暂空床（被套式）的操作并符合整体要求（平、紧、快）。
4. 操作中做到动作连贯、轻稳、节时省力。

三、用物准备

大单、床褥（根据需要备用）、被套、棉胎或毛毯、枕套、枕芯、弯盘、床刷及床刷套，必要时备橡胶单与中单。

四、注意事项

1. 病室内有患者进餐或治疗时应暂停铺床。
2. 用物准备要齐全，减少走动次数。
3. 操作中正确应用节力原则；动作轻稳，避免尘埃飞扬。
4. 铺橡胶单和中单时，中单要遮盖橡胶单，避免橡胶单与患者皮肤接触引起不适。

五、思考题

1. 暂空床与备用床的区别是什么？
2. 铺暂空床时加铺橡胶单与中单的作用是什么？为何需距床头 45～50cm？
3. 铺暂空床折被时，如何做到既省力又美观？

铺暂空床法操作程序

- **评估**
  - 床、床垫、床旁设施等用物是否符合安全、完好、舒适的要求
  - 患者：诊断、治疗情况、意识、活动情况
  - 告知：配合操作的方法及注意事项
- **计划**
  - 准备
    - 操作者：仪表符合要求，洗手、戴口罩
    - 用物：按需备齐用物
    - 环境：清洁、病室内无患者进餐或治疗
- **实施**
  - 操作步骤
    - 移开床旁桌、椅，翻床垫（视具体情况），扫床
    - 铺大单：大单置于床垫，中线对齐→逐层打开，正面向上→ 折斜角（床头→床尾→床中，近侧→对侧）
    - 铺胶单、中单：将胶单上端距床头45~50cm，中线齐床纵中线展开，正面向上→展开中单，盖住胶单→将胶单、中单一起塞于床垫下，先近侧，后对侧
    - 套被套：被套上缘齐床头放置、对中线→逐层打开，正面向上→“S”形或卷筒式套入棉胎→展开棉胎（床头→床尾，对侧→近侧）→拉平被套内外面和棉胎→系带→对齐盖被中线，上缘距床头15cm→折被筒（两侧边缘和被尾内折齐床沿）→将盖被四折叠于床尾
    - 套枕套：松枕芯→套枕套→四角充实→枕套开口背门
  - 整理
    - 病床单元：整齐清洁、桌椅归原
    - 用物：妥善处理（生活用品放置妥当；按医疗废物处理原则进行）
    - 洗手
- **评价**
  - 操作效果：病床符合实用、耐用、舒适、安全、美观原则；各单中线对齐，并做到平、紧、齐；大单四角平整、紧扎；被头充实，盖被平整，两缘内折对称，被筒四折对称、美观，三边齐床沿；枕头平整、四角充实，开口背门；操作流畅，注意节力
  - 环境：整洁、物品放置合理
  - 患者：上、下床方便，舒适
  - 操作者：态度认真，沟通技巧妥当

铺暂空床法操作评分标准

考生姓名＿＿＿＿＿＿　班别＿＿＿＿＿＿　学号＿＿＿＿＿＿　成绩＿＿＿＿＿＿

项目		分值	要求	占分	实扣分	备注
评估		7	检查床单位的安全、整洁和舒适 检查有无患者进餐或治疗 配合操作的方法及注意事项	3 2 2		
计划	操作者	4	着装规范 洗手，戴口罩	2 2		
	用物准备	4	按需备物齐全，少一件扣一分 放置合理，折叠正确	2 2		
	环境准备	2	整洁，无患者进餐或治疗	2		
实施	铺大单 胶单 中单	27	移开床旁椅和桌时无噪声、距离合理 湿式扫床完整，顺序正确 大单放置位置、打开顺序均正确 大单中线对床中线（每偏离 2cm 扣 1 分） 折角手法正确 大单四角平、紧，美观 胶单、中单放置、打开顺序正确 大单、胶单、中单正面平、紧	各 1 各 1 各 1 2 4 8 各 1 5		
	套被套	25	被套放置、打开顺序正确 棉胎展开顺序、套被套方法正确 系被套系带方法正确、无遗漏 被头距床头距离正确 被头充实 盖被两缘内折对称、三侧边缘齐床沿 盖被内、外面平整 盖被四折折叠手法、放置位置正确 盖被折叠美观	各 1 各 1 各 1 1 2 各 2 各 3 各 2 2		
	套枕套	8	松枕 套枕套手法正确 枕头平放床正中、上缘齐床头 枕头四角充实、美观 枕套开口背门	1 1 2 2 2		
	整理	5	桌椅归回原位 污物分类处理（符合医疗废物处理原则） 洗手	2 2 1		
评价	操作质量	12	铺床整体效果好 动作熟练、有条理、协调、轻稳 正确应用节力原则 操作态度认真、沟通技巧妥当	3 3 3 3		
	操作时间	3	时间为 7 分钟，超时 30 秒扣 1 分	3		
	相关知识	3	熟悉相关知识	3		
总分		100				

主考老师＿＿＿＿＿＿　　　考核日期＿＿＿＿＿＿

实训三 铺麻醉床法

一、目的

1. 便于接收和护理麻醉手术后的患者。
2. 使患者安全、舒适，预防并发症。
3. 保护床上用物不被血液或呕吐物污染，便于更换。

二、要求

1. 了解铺麻醉床床单位及用物的摆放要求。
2. 熟悉铺麻醉床的目的。
3. 熟悉麻醉盘内各种用物的名称和其用途。
4. 掌握铺麻醉床法的操作要点和注意事项。
5. 熟练完成铺暂空床（被套式）的操作并符合整体要求（平、紧、快）。
6. 操作中做到动作连贯、轻稳、省时节力。

三、用物准备

1. 床上用物：同备用床，另外加橡胶单和中单各 2 条。

2. 麻醉护理盘

（1）麻醉护理盘无菌巾内置：开口器、压舌板、舌钳、牙垫、通气导管、治疗碗、镊子、氧管导管或鼻塞管、吸痰管、纱布数块、棉签。

（2）其他用物：手电筒、血压计、听诊器、治疗巾、弯盘、胶布、护理记录单和笔。

3. 其他设施：输液架、氧气和氧气吸入装置、吸痰配置等，根据手术种类准备如胃肠减压器、急救设备，天冷按需备热水袋、毛毯等。

四、注意事项

1. 病室内有患者进餐或治疗时应暂停铺床。
2. 用物准备要齐全，减少走动次数。
3. 操作中正确应用节力原则；动作轻稳，避免尘埃飞扬。
4. 更换洁净的被单，保证患者舒适，避免感染。
5. 中单要遮盖橡胶单，避免橡胶单与患者皮肤接触引起不适。
6. 麻醉未醒的患者应去枕平卧，头偏向一侧。

五、思考题

1. 麻醉床与备用床的区别是什么？应在何时铺麻醉床？
2. 麻醉护理盘需备哪些用物？这些用物有何作用？
3. 如何确定麻醉床胶单和中单的位置？

铺麻醉床法操作程序

- **评估**
  - 床、床垫、床旁设施等用物是否符合安全、完好、舒适的要求
  - 患　者：诊断、手术部位、麻醉方法、意识
- **计划**
  - 准备
    - 操作者：仪表符合要求，洗手、戴口罩
    - 用　物：按需备齐铺床用物和术后所需物品
    - 环　境：清洁，病室内无患者进餐或治疗
- **实施**
  - 操作步骤
    - 移开床旁桌、椅，翻床垫（视具体情况），扫床
    - 铺大单：大单置于床垫，中线对齐→逐层打开，正面向上→折斜角（床头→床尾→床中，近侧→对侧）
    - 铺胶单、中单：将一胶单上端距床头45~50cm，中线齐床纵中线展开，正面向上→展开一中单，盖住胶单→将另一胶单上端齐床头，中线齐床纵中线展开，正面向上→展开另一中单，盖住胶单→将两套胶单、中单一起塞于床垫下，先近侧，后对侧
    - 套被套：被套上缘齐床头放置、对中线→逐层打开，正面向上→“S”形或卷筒式套入棉胎→展开棉胎（床头→床尾，对侧→近侧）→拉平被套内外面和棉胎→系带→对齐盖被中线，上缘距床头15cm→折被筒（两侧边缘和被尾内折齐床沿）→将盖被扇形三折叠于一侧床边，开口向门
    - 套枕套：松枕芯→套枕套→四角充实→横立床头→开口背门
  - 整理
    - 病床单元：整齐清洁、床旁桌归原，床旁椅置于门对侧床尾
    - 用　物：妥善处理（麻醉护理盘放桌上、输液架置床尾；污物按医疗废物处理原则分类处理）
    - 洗　手
- **评价**
  - 操作效果：病床符合实用、耐用、舒适、安全、美观原则；各单中线对齐，并做到平、紧、齐；大单四角平整、紧扎；被头充实，盖被平整，两缘内折对称，被筒三折对称、美观，齐床沿；枕头平整、四角充实，放置正确，开口背门；操作流畅，注意节力
  - 环　境：整洁、麻醉护理及术后用物准备齐全，放置合理
  - 患　者：安全、舒适
  - 操作者：态度认真，沟通技巧妥当

铺麻醉床法操作评分标准

考生姓名＿＿＿＿＿　班别＿＿＿＿＿　学号＿＿＿＿＿　成绩＿＿＿＿＿

项目		分值	要求	占分	实扣分	备注
评估		6	检查床单位及床旁设施的安全、整洁	2		
			检查有无患者进餐或治疗	2		
			了解病情、手术名称、部位、麻醉方法	2		
计划	操作者	4	着装规范；洗手，戴口罩	各 2		
	用物准备	5	按需备物齐全，少一件扣一分	3		
			放置合理，折叠正确	2		
	环境准备	1	整洁，无患者进餐或治疗	1		
实施	铺大单	20	移开床旁椅和桌时无噪声、距离合理	各 1		
			湿式扫床完整、顺序正确	各 1		
			大单放置位置、打开顺序均正确	各 1		
			大单中线对床中线（每偏离 2cm 扣 1 分）	2		
			折角手法正确	4		
			大单四角及正面平、紧、美观	8		
	铺胶、中单	9	胶单和中单打开顺序正确	1		
			床头、床中部的胶单和中单放置正确	各 2		
			中单完全遮盖胶单	2		
			胶单和中单平、紧	2		
	套被套	24	被套放置、打开顺序正确	各 1		
			棉胎展开顺序、套被套方法正确	各 1		
			系被套系带方法正确、无遗漏	各 1		
			被头距床头距离正确	2		
			被头充实	2		
			盖被两缘内折对称、三侧边缘齐床沿	各 2		
			盖被内、外面平整	各 3		
			盖被三折折叠方法正确、美观	各 2		
	套枕套	8	松枕、套枕套的手法正确	各 1		
			枕芯四角充实、美观	2		
			枕头放置床正中并横立于床头	2		
			枕套开口背门	2		
	整理	5	桌椅归位位置正确	1		
			麻醉护理盘及所需物品放置位置正确	2		
			污物分类处理（符合医疗废物处理原则）	1		
			洗手	1		
评价	操作质量	12	铺床整体效果好	3		
			动作熟练、有条理、协调、轻稳	3		
			正确应用节力原则	3		
			操作态度认真、沟通技巧妥当	3		
	操作时间	3	时间为 10 分钟，超时 30 秒扣 1 分	3		
	相关知识	3	熟悉相关知识	3		
总分		100				

主考老师＿＿＿＿＿　　考核日期＿＿＿＿＿

实训四　卧床患者更换床单法

一、目的

1. 保持病床的整洁，使患者感觉舒适，预防压疮等并发症。
2. 保持病室整洁美观。

二、要求

1. 熟悉卧床患者更换床单的目的。
2. 掌握卧床患者更换床单法的操作要点和注意事项。
3. 熟练完成卧床患者更换床单的操作并符合整体要求（平、紧、快）。
4. 操作中做到动作连贯、轻稳、节时省力；关爱患者，注意观察患者反应、正确运用沟通技巧，使患者安全舒适。

三、用物准备

清洁大单、中单、被套、枕套、弯盘、床刷及床刷套、需要时备清洁衣裤、便盆及便盆巾、屏风等。

四、注意事项

1. 病室内有患者进餐或治疗时应暂停铺床。
2. 用物准备要齐全，减少走动次数。
3. 操作中正确应用节力原则；动作轻稳，避免尘埃飞扬。
4. 患者各种伤口处理及导管的放置合理，保证各导管的通畅。
5. 保证患者的舒适与安全，使用床栏，防止坠床，病情允许可嘱其扶床栏。
6. 与患者有效沟通，随时观察病情，注意保暖。

五、思考题

1. 如何运用人体力学原理协助患者取合适体位？
2. 操作过程中如何观察患者及与患者进行有效沟通？
3. 为有伤口、多种导管及引流管的患者翻身时需注意什么？

卧床患者更换床单法操作程序

- **评估**
  - 患者
    - 病 情：意识状态、活动能力、治疗情况（伤口、牵引、导管等）
    - 心 理：对更换床单的需要，合作程度
    - 告 知：更单的目的和过程，配合方法，征得患者同意
  - 环境
    - 清洁、安全，无患者进餐或治疗；室温适宜
- **计划**
  - 准备
    - 操作者：仪表符合要求，洗手、戴口罩
    - 用 物：按需备齐用物，折好各单，按序摆放
    - 环 境：酌情关门窗，按季节调节室温
    - 患 者：查对，解释，按需给予便器，摇平床支架
- **实施**
  - 操作步骤
    - 移开床旁桌、椅
    - 卷近侧单：松盖被→枕头移向对侧，助患者翻身转向对侧→松近侧各层单→卷近侧污中单塞患者身下→扫胶单，并搭于患者身上→卷近侧污大单塞患者身下→扫床垫
    - 铺近侧单：展开清洁大单→卷对侧清洁大单塞患者身下→铺好近侧大单→取下胶单→展开清洁中单→卷对侧清洁中单塞患者身下→把近侧胶单、中单塞床垫下→助患者仰卧
    - 撤 污 单：转至床对侧→移枕向对侧，助患者翻身侧卧→卷污中单并撤去→扫胶单，并搭于患者身上→卷污大单并撤去→扫床垫
    - 铺对侧单：把患者身下各单拉出展平→同上法铺好各单→助患者仰卧，移枕
    - 换 被 套：解松被套系带→在被筒内把棉胎折叠成S形取出→铺开清洁被套，上缘齐患者颌下→按铺备用床法套被→撤污被套（合作患者可协助拉住清洁的被头）→拉平被套内外面和棉胎→系带→对齐盖被中线→折被筒
    - 换 枕 套：取出枕头撤下污枕套→松枕芯→套清洁枕套→置患者枕下，枕套开口背门
  - 整理
    - 患 者：询问患者感觉，给予针对性指导，需要时摇起床支架
    - 病床单元：整齐清洁、桌椅归原，酌情开门窗
    - 用 物：妥善处理污单
    - 洗 手
- **评价**
  - 患 者：安全、舒适；无劳累、疼痛、不适等
  - 操作效果：床铺平紧，整齐、美观；各单中线对齐，并做到平、紧、齐；大单四角平整、紧扎；被头充实，盖被平整，两缘内折对称，三边齐床沿；枕头平整、四角充实，开口背门；操作流畅，注意节力
  - 操 作 者：态度认真，沟通技巧妥当

卧床患者更换床单法操作评分标准

考生姓名＿＿＿＿＿　班别＿＿＿＿＿　学号＿＿＿＿＿　成绩＿＿＿＿＿

项目		分值	要求	占分	实扣分	备注
评估		7	检查床单位的安全、整洁和舒适	1		
			检查有无患者进餐或治疗	1		
			了解病情（意识状态、活动能力、治疗情况）	3		
			告知目的及配合方法，询问二便	各1		
计划	操作者	3	着装规范	1		
			洗手，戴口罩	2		
	用物准备	5	按需备物齐全，少一件扣一分	3		
			放置合理，折叠正确	2		
	环境准备	1	整洁安全，无患者进餐或治疗	1		
实施	铺大单	28	移开床旁椅和桌时无噪声、距离合理	各1		
			移枕，助患者翻身方法正确	各1		
			松单方法正确	2		
			卷污单、清洁单方法正确	各2		
			扫胶单、床方法正确	各1		
			清洁大单放置、打开顺序正确	各1		
			清洁大单中线对床中线（每偏离2cm扣1分）	2		
			折角手法正确	4		
			大单四角及正面平、紧，美观	6		
			询问患者感觉和指导患者配合法恰当	2		
	铺胶、中单	6	清洁中单打开顺序正确、对齐中线	各1		
			胶单和中单距床头距离正确、中单遮盖胶单	各1		
			胶单和中单紧、平	2		
	套被套	22	撤、套棉胎方法正确	各2		
			清洁被套放置、打开顺序正确	各1		
			撤污被套及时、方法正确	各1		
			系被套系带方法正确、无遗漏	各1		
			被头充实、被头遮盖患者肩部	各2		
			盖被两缘内折对称、三侧边缘齐床沿	各2		
			盖被内、外面平整	4		
	套枕套	6	松枕、套枕套方法正确	各1		
			枕芯四角充实、美观	2		
			枕套开口背门	2		
	整理	4	桌椅归回原位	1		
			根据病情所取体位合适	1		
			污物分类处理（符合医疗废物处理原则）	1		
			洗手	1		
评价	操作质量	12	铺床整体效果好	3		
			动作熟练、有条理、协调、轻稳，节力	3		
			操作态度认真，沟通技巧妥当	3		
			爱护患者，注意保暖	3		
	操作时间	3	时间15分钟，超时30秒扣1分	3		
	相关知识	3	相关知识熟悉	3		
总分		100				

主考老师＿＿＿＿＿　考核日期＿＿＿＿＿

实训五 特殊口腔护理

一、目的

1. 保持口腔清洁、湿润，使患者舒适，预防口腔感染等并发症。
2. 促进食欲，保持口腔正常功能。
3. 观察口腔黏膜、舌苔的变化，特殊口腔气味，以提供病情动态信息。

二、要求

1. 熟悉特殊口腔护理的评估内容。
2. 掌握活动义齿的清洁与护理。
3. 掌握特殊口腔护理的操作要点及注意事项。
4. 能正确选择口腔护理的常用溶液。
5. 熟练完成特殊口腔护理的操作，操作中关爱患者，轻柔、规范、准确、安全地实施操作。

三、用物准备

1. 治疗盘内置：治疗碗（盛浸有漱口溶液的无菌棉球、弯血管钳、镊子等）、压舌板、棉签、弯盘、吸水管、杯子、pH 试纸、手电筒和治疗巾，需要时备开口器。有条件者可用一次性口腔护理盘。
2. 外用药：按需要准备（口唇干裂涂液状石蜡；口腔黏膜溃疡可酌情选用冰硼散、锡类散、西瓜霜等）。
3. 根据病情需要选择漱口溶液。

四、注意事项

1. 擦洗时应仔细，避免漏擦；动作应轻柔，防止损伤牙龈及黏膜。
2. 用血管钳夹紧棉球，每次一个，棉球不可过湿；昏迷患者禁忌漱口；须用开口器时应从臼齿放入。
3. 活动义齿取下后应置于清水中保存，不可将义齿泡在热水或乙醇内。
4. 询问患者感受，进行口腔卫生知识宣教。
5. 根据患者口腔状况选择漱口溶液。

五、思考题

1. 特殊口腔护理适用于哪些患者？
2. 如何护理患者的义齿？
3. 常用的口腔护理溶液及其作用。
4. 为昏迷患者进行口腔护理时应注意什么？

特殊口腔护理操作程序

- **评估**
  - 患者
    - 病　情：意识状态、口腔状况等
    - 心 理：对口腔清洁的需要，合作程度
    - 认 知：对口腔卫生的认知
    - 告 知：口腔护理目的、过程、可能出现的不适及配合方法，征得患者同意
- **计划**
  - 准备
    - 操作者：仪表符合要求，洗手、戴口罩
    - 用 物：按需备齐用物，按病情选择漱口溶液，湿润和清点棉球
    - 患 者：查对、解释
    - 环 境：清洁、安静
- **实施**
  - 操作步骤
    - 安置体位：携用物至床旁→助患者侧卧或头转向操作者→戴手套、铺治疗巾于颌下→置弯盆于口角
    - 观 察：棉球润唇→助漱口（昏迷患者禁忌）→观察口腔状况→有活动义齿取下处理
    - 擦 洗：嘱患者咬合上、下齿→夹紧棉球、拧干→压舌扳撑开一侧颊部→由内向外纵向擦洗至门齿，同法洗另侧；嘱患者张口（昏迷患者用张口器）→依次纵向擦洗一侧牙齿上内侧面→上咬合面→下内侧面→下咬合面→弧形擦洗颊部，同法洗另一侧；嘱患者张口→横向擦洗硬腭、舌面→舌下→清点污棉球数
    - 漱 口：助漱口→擦净口周及面部→脱手套→检查口腔→有异常者作相应处理
  - 整理
    - 患 者：助患者采取舒适体位，询问患者感受，对患者进行针对性指导
    - 病床单元：整齐清洁
    - 用　物：妥善清理
- **评价**
  - 患者感觉：舒适、清新、安全
  - 操作效果：口唇及口腔黏膜湿润、清洁、无异味、完整，溃疡面妥善处理

特殊口腔护理操作评分标准

考生姓名__________　班别__________　学号__________　成绩__________

项目		分值	要求	占分	实扣分	备注
评估		7	了解病情、口腔情况（活动义齿） 心理、合作程度 告知相关事宜	2 3 2		
计划	操作者	3	着装规范 洗手	1 2		
	用物准备	5	用物准备齐全、放置有条理 选择的漱口液、棉球符合要求	2 3		
	环境准备	2	环境安静、清洁	2		
实施	取体位	6	查对、解释正确 协助患者所取体位正确 注意患者舒适安全	2 2 2		
	检查口腔	10	戴手套、铺巾 放置弯盘位置正确 润唇方法妥当 压舌板、开口器使用方法正确 取出义齿并能正确处理	2 1 2 3 2		
	清洗口腔	30	一次夹一个棉球并夹紧 棉球湿度适中、钳尖无外露 指导患者配合适当 擦洗方法正确 无漏擦并且清洗干净 清点棉球及时	3 各2 5 10 6 2		
	漱口	4	协助漱口方法正确 擦净口角及面部方法正确	2 2		
	观察、处理	10	询问患者感觉恰当 观察口腔情况正确 异常处理恰当	3 4 3		
	整理	5	床单位整齐 用物处理恰当 洗手、记录准确	2 2 1		
评价	操作质量	12	操作熟练、准确、整体性好 关心患者 沟通技巧良好 、进行口腔卫生知识宣教 擦洗干净，患者舒适	3 2 各2 3		
	操作时间	3	时间13分钟（超时30秒扣1分）	3		
	相关知识	3	熟悉相关知识	3		
总分		100				

主考老师__________　　考核日期__________

实训六 床上洗头

一、目的

1. 去除头发污秽，使患者整洁、舒适、美观。
2. 按摩头皮，促进头部血液循环及头发的生长和代谢。
3. 增强自尊和自信，建立良好的护患关系。
4. 预防和灭除头虱、虮，防止疾病传播。

二、要求

1. 了解灭头虱、虮方法。
2. 熟悉床上洗头的评估内容。
3. 掌握床上洗头的操作要点及注意事项。
4. 熟练完成床上洗头的操作。操作中关爱患者，动作轻稳，确保患者安全舒适，正确运用节力原理。

三、用物准备

小橡胶单，大、中毛巾各一条，眼罩或纱布，棉球（以不吸水棉花为宜），洗发液，纸袋（放脱落头发），梳子，护肤用品（患者自备），别针，量杯，洗头器，水壶内盛40～45℃热水，污水桶，水温计，必要时备电吹风。有条件者可用洗头车。

四、注意事项

1. 洗发过程中，应随时注意观察病情变化，如发现面色、脉搏、呼吸异常应立即停止操作。
2. 根据病情调整洗头时间，避免时间过久引起患者不良反应。
3. 操作中运用人体力学原理，保护床单、枕头、衣服不被沾湿，防止水流入眼及耳内。
4. 注意调节水温及室温，及时擦干头发，防止患者受凉。
5. 有针对性地对患者或家属进行健康指导。

五、思考题

1. 床上洗头的作用是什么？
2. 床上洗头应注意哪些问题？
3. 如何为脑卒中的患者清洁头发？
4. 给患者洗头时，如何观察患者的病情变化？

床上洗头操作程序

- **评估**
  - 患者
    - 病　情：诊断，对洗头的耐受程度，头皮头发情况等
    - 心　理：对头发清洁的需要，合作程度
    - 认知及其他：对头发清洁的知识，洗发习惯，对水温的适应，对洗发清洁用品的喜好等
    - 告　知：洗头目的、配合要求、注意事项、征得其同意
  - 环境
    - 气　温：室温
- **计划**
  - 准备
    - 操作者：仪表符合要求
    - 用　物：按需备齐用物，水温40~45℃或酌情调节
    - 患　者：查对、解释，按需给便器
    - 环　境：酌情调节室温或关门窗，移开床旁桌椅，合理摆设用物
- **实施**
  - 操作步骤
    - 安置体位：铺小胶单治疗巾于枕上→松开患者衣领向内反折→将中毛巾围于颈部→移枕→放洗头器于床头→助患者采取舒适卧位，用棉球塞患者双耳→用眼罩或纱布盖眼（或嘱患者闭上双眼）
    - 洗　发：湿发→涂洗发液→由发际至头顶部揉搓头发→梳去落发至纸袋中→用水冲净头发（酌情重复）
    - 包　头：用中毛巾包住头发→撤洗头器→移枕头于床头中央置患者枕下→除去耳内棉球及眼罩→用洗脸毛巾擦净患者脸部→撤去污水
    - 擦干头发：用中毛巾揉搓头发→再用大毛巾擦干→电吹风吹干→梳发→撤去枕上各巾
  - 整理
    - 患　者：助患者采取舒适体位，询问感受，对患者进行针对性指导
    - 病床单元：整理病床单元
    - 用　物：妥善处理（符合医疗废物处理原则），归原
    - 环　境：酌情开门窗通风
- **评价**
  - 患者感觉：舒适、清爽，无劳累、安全
  - 操作效果：头发头皮清洁，无损伤，患者眼耳无入水，衣服床铺无沾湿，地面干净

床上洗头操作评分标准

考生姓名＿＿＿＿＿＿　班别＿＿＿＿＿＿　学号＿＿＿＿＿＿　成绩＿＿＿＿＿＿

项目		分值	要求	占分	实扣分	备注
评估		7	了解病情	2		
			评估合作程度、头发清洁度等情况	3		
			告知相关事宜	2		
计划	操作者	3	着装规范	1		
			洗手	2		
	用物准备	5	用物齐全	2		
			放置合理	2		
			水温适宜	1		
	环境准备	2	室温适宜、关闭门窗	2		
实施	取体位	15	查对解释、问二便正确	2		
			患者体位舒适	3		
			垫橡胶单治疗巾	2		
			洗头器放置合适、引水通畅	2		
			盖眼、塞耳、围毛巾等	各2		
	洗发	30	洗发顺序清楚	5		
			用力恰当、无水入耳	各3		
			无水湿衣领或床单	5		
			洗发干净	6		
			询问患者感觉	3		
			注意观察患者情况	5		
	擦干头发	10	毛巾包头、撤洗头器方法正确	2		
			移枕、患者卧位舒适	各2		
			吹干、梳理头发方法妥当	2		
			擦干面部	2		
	整理	10	整理床单位	2		
			协助患者取舒适体位	2		
			污物放置妥当、无用物遗留在病房	2		
			污水清理	2		
			洗手、记录	2		
评价	操作质量	12	操作熟练、准确、整体性好	3		
			关心患者，沟通技巧佳	3		
			床单位、衣物及地面未沾湿	3		
			洗头干净，患者感觉舒适	3		
	操作时间	3	时间为 20 分钟，超时 30 秒扣 1 分	3		
	相关知识	3	相关知识熟悉	3		
总分		100				

主考老师＿＿＿＿＿＿　考核日期＿＿＿＿＿＿

实训七　床上擦浴

一、目的

1. 去除皮肤污垢，保持皮肤清洁，促进患者生理和心理上的舒适，增进健康。
2. 促进患者皮肤的血液循环和排泄功能，预防感染和压疮等并发症。
3. 促进患者身体放松，增加患者活动。
4. 观察患者一般情况，建立良好护患关系。

二、要求

1. 熟悉床上擦浴及背部按摩的评估内容。
2. 掌握床上擦浴的操作要点及注意事项。
3. 熟练完成床上擦浴的操作。操作中关爱患者，注意保暖，动作轻稳，确保患者安全舒适，正确运用节力原理。
4. 熟练协助患者使用便盆。
5. 熟练进行男、女患者会阴部的护理。

三、用物准备

毛巾两条、浴巾、浴皂（沐浴露）、梳子、小剪刀、50%乙醇、护肤用品、清洁衣裤和被服；脸盆、水桶按需准备（一水桶内盛50～52℃热水）；快速手消毒剂；另备便盆和便盆布。

四、注意事项

1. 注意擦净耳郭、耳后、颈部及腋窝、腹股沟等皮肤皱褶处。
2. 根据患者清洁程度，适时换水。
3. 擦洗时，动作要轻柔、敏捷，防止受凉，并注意遮挡，以保护患者自尊。
4. 擦洗时，注意观察病情有无变化和皮肤有无异常。
5. 穿脱衣裤应先脱近侧，后脱远侧，先穿近侧，后穿远侧；如有肢体功能障碍或损伤应先脱健侧，后脱患侧；先穿患侧，后穿健侧。
6. 有针对性地对患者或家属进行健康指导。
7. 护士在操作中应掌握节力原则。

五、思考题

1. 如果患者肢体有外伤，应如何给患者穿脱衣服？
2. 给患者擦浴的过程中应注意观察哪些内容？
3. 背部按摩的作用有哪些？手法有什么要求？

床上擦浴操作程序

- **评估**
  - 患者
    - 病　情：意识、呼吸、循环、排泄、治疗（伤口、牵引、导管等）等，皮肤状况，对温度的敏感性
    - 心　理：对擦浴的心理反应，合作程度
    - 认　知：个人清洁卫生的习惯，对皮肤清洁的知识
    - 告　知：擦浴目的、过程、操作中的配合、征得其同意
  - 环境
    - 气温、室温，隐蔽性
- **计划**
  - 准备
    - 操作者：仪表符合要求，洗手
    - 用　物：按需备齐用物，水温50~52℃或酌情调温
    - 患　者：查对、解释、问二便、根据病情放平床支架
    - 环　境：调节室温或关门窗，用屏风遮挡，移开床旁桌椅，合理摆设用物
- **实施**
  - 操作步骤
    - 助排便：助患者仰卧屈膝→将便盆置于患者臀下→助排便（按需）→擦净外阴或肛门，取出便盆，洗手
    - 擦面颈：解松患者领扣→铺大毛巾→擦眼(由内眦向外眦)→擦一侧面、颈部→同法擦另侧(按需重复)
    - 擦胸腹：助患者脱衣（有外伤先健肢，后患肢）→铺大毛巾于胸腹→小毛巾涂肥皂（按需）擦胸腹→清洁毛巾拧干再擦（按需重复）→大毛巾擦干
    - 擦上肢：大毛巾垫肢体下→同上法擦近侧上肢→擦对侧上肢→助患者翻身侧卧→用水及肥皂清洗双手
    - 擦背臀：换热水→助患者翻身侧卧背向护士→铺大毛巾→擦后颈及背臀部
    - 按　摩：背部按摩（见预防压疮操作程序）→助患者穿上清洁上衣（有外伤先患肢后健肢）→助患者仰卧
    - 擦下肢：助患者脱裤→同上法擦近侧下肢→擦对侧下肢
    - 泡　脚：大毛巾铺于床下方→放脸盆于大毛巾中央（稳妥）→患者足部置于盆中→清洗擦净→大毛巾擦干→移去脸盆→助患者穿裤
    - 洗会阴：按需助患者坐便盆→擦洗外阴（见导尿术“擦洗消毒”，如患者在擦浴前排便，则在排便后洗会阴）→擦洗毕撤出便盆
    - 修剪指（趾）甲：分别铺治疗巾于手、足部下→剪指（趾）甲→撤治疗巾置于治疗车下
    - 梳　发：铺清洁治疗巾于枕上→松开患者头发→梳理→撤出治疗巾
  - 整理
    - 病床单元及环境：整理床铺，必要时更换床单，撤屏风，酌情开门窗
    - 患　者：询问患者感觉，采取舒适卧位，按需摇起床支架
    - 用　物：倒去污水，用物妥善处理归原
- **评价**
  - 患者感觉：舒适、清爽、无受凉、劳累等，体位舒适
  - 操作效果：皮肤清洁，无损伤或已妥善处理，床铺无沾湿，地面干净

床上擦浴操作评分标准

考生姓名________ 班别________ 学号________ 成绩________

项 目		分值	要 求	占分	实扣分	备注
评 估		7	了解病情 评估合作程度、患者皮肤情况、自理能力 告知相关事宜	2 3 2		
计划	操作者	3	着装规范 洗手	1 2		
	用物准备	5	齐全 放置合理、水温适宜	3 各 1		
	环境准备	2	室温适宜、关门窗	2		
实施	患者准备	10	核对、问二便正确 遮挡患者妥当 注意患者安全、保暖 协助患者所取体位舒适	2 2 各 2 2		
	擦 浴	45	使用大毛巾方法正确 持巾方法和毛巾使用正确 擦洗顺序方法正确 无沾湿床单、被盖 擦洗部位无遗漏 协助翻身方法正确、无出现拖拉动作 按摩手法正确 穿、脱衣裤方法正确 梳头、修剪指、趾甲正确 便盆使用恰当 擦洗会阴方法和顺序正确 观察病情、询问患者感觉及时	6 3 5 2 3 5 3 5 3 3 3 各 2		
	整 理	10	整理床单位正确 污物放置妥当、无用物遗留在病房 协助患者取体位舒适 洗手、记录准确	2 各 2 2 各 1		
评价	操作质量	12	操作熟练、准确、整体性好 关心患者，沟通技巧佳 床单位、衣物及地面未沾湿 擦洗干净、患者感觉舒适 遵守节力原则	3 3 2 2 2		
	操作时间	3	时间为 30 分钟，超时 30 秒扣 1 分	3		
	相关知识	3	相关知识熟悉	3		
总 分		100				

主考老师________ 考核日期________

实训八　压疮的预防

一、目的

1. 促进皮肤血液循环，预防压疮等并发症的发生。
2. 综合评估压疮的高危患者，危险因素及易患部位，使患者得到及时的护理。
3. 患者及家属获得预防压疮的知识和技能。

二、要求

1. 掌握压疮的易患人群、危险因素和好发部位。
2. 掌握背部按摩的注意事项。
3. 熟练完成预防压疮的操作，动作轻柔，注意安全。

三、用物准备

毛巾、大浴巾、脸盆（内盛50～52℃温水）、50%乙醇、翻身卡、床扫及套、棉圈或海绵垫、屏风等。

四、注意事项

1. 注意保暖，防止受凉。
2. 按摩手法应规范、时间适宜、力度足以刺激肌肉组织。
3. 有针对性地对患者或家属进行健康指导。
4. 护士在操作中应掌握节力原则。

五、思考题

1. 哪些患者易发生压疮？如何评估其风险性？
2. 压疮好发于哪些部位？
3. 如何预防压疮的发生？

压疮的预防操作程序

- **评估**
  - 患者
    - 病　情：意识状态，卧床或制动原因，皮肤、营养、排泄情况，活动能力，使用石膏、夹板，牵引的情况等
    - 心　理：对疾病和卧床的心理反应，对预防褥疮的需要、合作程度
    - 认　知：对维持皮肤完整性的认识
    - 告　知：目的、过程、重要性、操作的配合、征得其同意
  - 床铺
    - 床垫材料：软硬度，床铺平整、整洁、干燥情况
- **计划**
  - 准备
    - 操作者：仪表符合要求，洗手
    - 用　物：按需备齐用物，放置合理，热水温度50~52℃
    - 患　者：查对、协助排二便
    - 环　境：关门窗，屏风遮挡
- **实施**
  - 操作步骤
    - 擦　背：携物至床旁→助患者解衣扣、裤带→翻身侧卧→脱一侧衣袖→暴露背臀→检查受压部位→大毛巾铺背下→用温水擦背
    - 全背按摩：倒50%酒精于手心→用双手大小鱼际肌紧贴皮肤→从骶尾部沿脊柱两侧边缘向上按摩→至肩部→作环形动作转向下→至臀及骶尾骨处（反复数次）→再用拇指指腹作环形动作从骶尾部开始→沿脊柱至第七颈椎
    - 局部按摩：以手掌大小鱼际肌或拇指指腹在受压处（枕骨粗隆、耳廓、肩胛部、肘部、髋部、膝关节内外侧、内外踝、足跟部等）作从中央向四周方向按摩（由轻至重，由重至轻，每次3 ~ 5min）
    - 整理床铺：助患者穿衣→整理床铺（方法同晨间护理）
  - 整理
    - 患　者：妥善安置患者，采取舒适体位，询问患者感觉，针对性进行健康指导
    - 病床单元及环境：床边桌椅归原，撤屏风，酌情开门窗通风
    - 用　物：用物妥善处理符合医疗废物处理原则、归原：床边桌椅归原，撤屏风，酌情开门窗通风
    - 记　录：翻身时间、签名
- **评价**
  - 患者感觉：舒适、满意、安全
  - 操作效果：按摩有序，手法规范有效（力度能刺激肌肉组织，被按摩部位微红），床铺平整、清洁、干燥，患者体位舒适，使用石膏、夹板、牵引的皮肤，肢端颜色正常，患者无不良反应

压疮的预防操作评分标准

考生姓名＿＿＿＿＿ 班别＿＿＿＿＿ 学号＿＿＿＿＿ 成绩＿＿＿＿＿

项目		分值	要求	占分	实扣分	备注
评估		7	患者的有关资料（病情、皮肤、治疗情况；心理、知识等） 床铺情况 告知相关事宜	各2 1 2		
计划	操作者	3	着装规范 洗手	1 2		
	用物准备	5	用物准备齐全 放置合理 水温适宜	2 1 2		
	环境准备	2	室温调节适宜 酌情关门窗、遮挡患者	1 1		
实施	翻身擦背	18	核对、问二便正确 翻身方法正确，用力恰当，无拖拉患者 患者体位舒适 检查受压部位皮肤方法正确 无过分暴露患者，注意保暖 大毛巾使用妥当 擦背方法妥当，擦洗干净	2 5 2 3 2 2 2		
	全背按摩	20	按摩方法正确、力度适当 顺序合理、时间恰当 按摩姿势妥当	各5 各3 4		
	局部按摩	12	按摩方法正确 顺序合理，受压部位按摩完全 时间恰当	3 各3 3		
	整理床铺	8	助患者穿衣方法正确 床铺清扫彻底、床铺平整 更换污床单及时	2 3 3		
	整理	7	污物处理妥当 协助患者所取体位舒适 针对性健康教育恰当 洗手、记录及时	2 1 2 2		
评价	操作质量	12	操作熟练、准确、整体性好 关心患者，沟通技巧佳 床单位、衣物及地面未沾湿 擦洗干净、患者感觉舒适 遵守节力原则	3 3 2 2 2		
	操作时间	3	时间为30分钟，超时30秒扣1分	3		
	相关知识	3	相关知识熟悉	3		
总分		100				

主考老师＿＿＿＿＿ 考核日期＿＿＿＿＿

实训九　卫生洗手法

一、目的

清除手上污垢、皮屑和大部分暂住细菌。

二、要求

1. 熟悉卫生洗手法的指征、手卫生设施的要求。
2. 掌握卫生洗手法的操作要点及注意事项。
3. 熟练完成卫生洗手法，操作中能把握好双手揉搓的步骤、部位和时间，不溅湿工作服和周围环境。

三、用物准备

流动水洗手设施（脚踏式/肘触式/感应式开关）、清洁剂（通常为肥皂或含杀菌成分的洗手液）、擦手纸或手巾或干手机、盛放擦手纸或手巾的容器，并放置合理。

四、注意事项

1. 操作前评估洗手指征、操作场所是否具有洗手条件、洗手设施是否齐全及放置合理。
2. 洗手方法正确，手的各个部位均需洗到、冲净。
3. 注意调节合适的水温、水流，避免污染周围环境。
4. 洗手后，手上不能检出致病性微生物。
5. 医务人员在下列情况下应认真洗手：
(1) 进入病房前和离开病房后；戴口罩和穿脱隔离衣前、后；
(2) 接触清洁物品前、处理污染物品后；
(3) 无菌操作前后，脱手套后；
(4) 接触伤口前后；
(5) 护理任何患者前后；
(6) 上厕所前后。
6. 干手方法正确：以擦手纸或清洁干手巾擦干双手或在干手机下烘干双手。

五、思考题

1. 卫生洗手法的洗手指征是什么？
2. 流动水洗手设施有何要求？
3. 卫生洗手法的操作步骤、部位和时间？
4. 卫生洗手法结果评价标准是什么？

卫生洗手法操作程序

- **评估**
  - 洗手指征
  - 环　境：操作场所具备洗手条件、洗手设施齐全
- **计划**
  - 准备
    - 操作者：衣帽整洁、修剪指甲、取下手表和手饰、提卷袖过腕10cm
    - 用　物：按需备齐用物、摆放合理
    - 环　境：清洁、宽敞
- **实施**
  - 操作步骤
    - 调　水：打开水龙头，调节合适水流和水温
    - 湿　手：流动水使双手充分浸湿，关水龙头
    - 揉　搓：取适量皂液，均匀按序涂抹整个手掌→指缝→手背→指背、关节→拇指→指尖→手腕（腕上10cm），持续15秒，每部位反复5次以上
    - 冲　洗：打开水龙头，流水冲净双手
    - 干　手：关水龙头，以擦手纸或清洁干手巾擦干双手或在干手机下烘干双手
  - 整理
    - 用　物：妥善处理（按医疗废物处理原则进行）
    - 环　境：清洁、避免污染环境
- **评价**
  - 操作效果：洗手设施完善，遵循洗手指征；洗手程序正确，手的各个部位均洗干净，清洁无污垢及致病性微生物
  - 环　境：整洁、物品放置合理

卫生洗手法操作评分标准

考生姓名＿＿＿＿＿＿ 班别＿＿＿＿＿＿ 学号＿＿＿＿＿＿ 成绩＿＿＿＿＿＿

项目		分值	要求	占分	实扣分	备注
评估		7	洗手指征 操作场所的洗手条件、洗手设施齐全	4 3		
计划	操作者	5	衣帽整洁、剪指甲 取下手表、首饰 卷袖过肘	1 2 2		
	用物准备	3	按需备物齐全，少一件扣一分 放置合理	2 1		
	环境准备	2	整洁、宽敞	2		
实施	调水湿手	9	打开水龙头方法正确（脚踏式/肘触式/感应式开关） 调节水流合适，不溅湿工作服及地面 调节水温合适 流动水使双手浸湿充分 关水龙头方法正确	1 4 1 2 1		
	揉搓	30	取皂液方法正确、适量 涂抹皂液均匀、完整 揉搓顺序正确（七步法）：整个手掌→指缝→手背→指背、关节→拇指→指尖→手腕（腕上 10cm） 揉搓持续 15 秒，每部位反复 5 次以上	6 6 14 4		
	冲洗	15	开关水龙头方法正确 水流、水温合适 冲洗双手方法正确（从上而下）、洁净 水不溅湿工作服及地面	2 2 8 3		
	干手	6	选择干手用物合适 干手方法正确（手巾一用一消毒）	2 4		
	整理	5	污物分类处理（符合医疗废物处理原则） 环境清洁、避免污染环境	3 2		
评价	操作质量	12	洗手设施完善，遵循洗手指征 洗手操作熟练，程序正确 操作有条理，整体效果好 环境整洁	2 4 4 2		
	操作时间	3	时间 3 分钟，超时 30 秒扣 1 分	3		
	相关知识	3	相关知识熟悉	3		
总分		100				

主考老师＿＿＿＿＿＿ 考核日期＿＿＿＿＿＿

实训十　无菌技术基本操作法

一、目的

1. 在医疗护理操作中防止一切微生物侵入人体。

2. 防止无菌物品、无菌区域被污染。

二、要求

1. 掌握无菌技术操作原则。

2. 掌握无菌技术基本操作的操作要点及注意事项。

3. 熟练完成无菌持物钳的使用、无菌容器的使用、无菌包的使用、铺无菌盘、取用无菌溶液及戴、脱无菌手套的操作。

4. 操作中能严格遵守无菌技术操作原则，动作规范、准确。

三、用物准备

无菌持物钳（镊）包、无菌容器（内置无菌器械、无菌物品）、无菌治疗巾包、无菌手套、无菌溶液、治疗盘、消毒液、棉签、启瓶器、污物桶、笔、表、铺盘记录卡、快速手消毒剂。

四、注意事项

1. 操作前评估环境及物品是否符合要求，用物是否准备齐全，放置是否合理。

2. 取放钳（镊）时不可触及无菌容器的边缘或溶液面以上的容器内壁；在盖关闭状态下不可从盖孔中取、放无菌持物钳；使用时钳端不可倒举或平持。

3. 打开容器盖时手不可触及盖的边缘及内面，无菌钳不可触及容器边缘；取物后立即将盖盖严。

4. 打开无菌包时手不可触及包布内面，也不可跨越无菌区；无菌包超过有效期、潮湿或破损均不可再使用。

5. 铺盘时手不可触及无菌巾内面；扇形折叠后边缘应向外。

6. 仔细检查溶液的瓶签及溶液质量；手不可触及瓶口及瓶塞内面，倒液时手握瓶签勿沾湿，倒液不可过低，避免瓶口接触容器口。

7. 未戴手套的手不可触及手套外面；已戴手套的手不可触及手套内面；戴好手套的手保持在腰部以上水平；如手套有破损应立即更换或加戴一双无菌手套。

五、思考题

1. 无菌技术操作有哪些原则？

2. 无菌技术六项基本操作的要点是什么？

3. 戴无菌手套的注意事项有哪些？

无菌技术基本操作法程序

评估
- 环　境：清洁、宽敞、明亮
- 物　品：符合无菌技术要求

计划
- 准备
  - 操作者：仪表符合要求，修剪指甲，洗手，戴口罩
  - 用　物：按需备齐用物；检查是否在有效时间内
  - 环　境：清洁、干燥，半小时内无人打扫卫生

实施
- 操作步骤
  - 无菌持物钳使用：检查、打开无菌持物钳包→取出无菌持物钳及容器→注明失效时间→需要用钳取物时→打开盛无菌持物钳盖→持钳上端1/3，垂直闭合取钳→用时保持钳端向下→用后钳端闭合放回并回盖→4小时内有效(干置钳)
  - 无菌包使用：查看名称、灭菌日期、化学指示胶带→解带或撕开胶带→揭开包布外、左、右、内角→开包→用无菌钳取物→按原折痕回包→注明失效时间→24小时内有效
  - 铺无菌盘：盘面清洁、干燥→取无菌巾扇形折叠铺盘（无菌面朝上，开口边缘向外）→放入无菌物品 →覆盖封边→注明失效时间→4小时内有效
  - 无菌容器使用：内面朝上开盖→无菌钳取物→用毕盖严→注明失效时间→24小时内有效
  - 取用无菌溶液：检查瓶签、药物质量→开瓶塞→瓶签向上冲洗瓶口→从原处倒液→盖瓶塞、消毒→注明失效时间→24小时内有效
  - 戴无菌手套：检查手套号码、灭菌日期→打开手套袋→取滑石粉爽手（必要时）→取手套→戴手套，进行无菌操作→脱手套→将手套口翻转脱下→洗手
- 整理
  - 用　物：非一次性物品分类归原放置，一次性物品按医疗废物处理原则处理

评价
- 操作效果：动作规范、敏捷、准确、有条理、无污染
- 环　境：整洁

无菌技术基本操作法评分标准

考生姓名＿＿＿＿＿　班别＿＿＿＿＿　学号＿＿＿＿＿　成绩＿＿＿＿＿

项目		分值	要求	占分	实扣分	备注
评估		7	环境符合无菌操作要求 物品符合无菌标准	3 4		
计划	操作者	5	着装规范 修剪指甲、洗手 戴口罩	1 2 2		
	用物准备	3	用物齐全，少一件扣1分 放置合理	2 1		
	环境准备	2	符合无菌操作要求	2		
实施	持无菌钳（镊）	12	持、用钳（镊）方法正确 钳端闭合取放 钳（镊）无倒举 钳（镊）端无污染 记录失效时间正确	3 2 2 3 2		
	无菌包、无菌容器使用	13	查看名称、日期妥当 取物无触及边缘或污染内面 开包（盖）时无跨越无菌区 记录失效时间正确	2 6 3 2		
	铺无菌盘	11	清洁治疗盘方法正确 铺单方法正确、折边无污染 铺盘时无跨越无菌区 盖巾边缘重合并对齐 注明失效时间正确	1 3 3 2 2		
	无菌溶液	12	查对方法正确、项目无漏 冲洗瓶口，开、盖瓶塞方法正确 倒液未沾湿治疗巾或污染 消毒瓶口方法正确 注明失效时间正确	2 3 3 2 2		
	戴脱手套	12	查看日期正确 戴、脱手套方法正确 手套无污染	2 6 4		
	整理	5	污物处理方法正确（符合医疗废物处理原则） 整理用物妥当	3 2		
评价	操作质量	12	操作熟练、动作连贯 无违反无菌操作原则	6 6		
	操作时间	3	时间8分钟，超时30秒扣1分	3		
	相关知识	3	相关知识熟悉	3		
总分		100	注：严重违反无菌操作原则者为不合格			

主考老师＿＿＿＿＿　　考核日期＿＿＿＿＿

实训十一 隔离技术及手消毒法

一、目的

保护患者和工作人员，防止病原微生物播散，避免交叉感染。

二、要求

1. 掌握隔离区域的划分及隔离要求。
2. 掌握一次性口罩、棉纱口罩、避污纸、穿脱隔离衣、手消毒法的目的、操作要点及注意事项。
3. 熟悉防护服、N95口罩、护目镜的适用范围。
4. 熟练使用一次性口罩、棉纱口罩、避污纸，熟练完成脱隔离衣、手消毒法。
5. 模仿防护服、N95口罩、护目镜的使用方法。
6. 操作中能严格遵守隔离原则，动作规范、准确、安全。

三、用物准备

隔离衣及夹子、手套、快速手消毒剂（或刷手及泡手设备）、层架、擦手纸、污衣桶、污物桶。

四、注意事项

1. 操作前评估患者的病情，明确隔离种类；评估隔离单位的布置是否符合要求，分清隔离区域。
2. 穿隔离衣前应准备好操作中所需用物。

隔离衣长短要合适，需全部遮盖工作服，并完好无损。

穿隔离衣后，只限在规定区域内活动，不得进入清洁区。

系衣领时，勿使衣袖触及面部、衣领及帽子。

洗手时，隔离衣不可触及洗手设备，以免造成污染。

隔离衣每天更换，如有潮湿或污染，应立即更换。

挂隔离衣时，若在半污染区，不得露出污染面；若在污染区，不得露出清洁面。

五、思考题

1. 隔离区域如何划分？
2. 一般消毒隔离的原则是什么？
3. 口罩的种类有哪些，使用要求怎样？
4. 穿脱隔离衣应注意些什么？
5. 接触传染病患者后刷洗双手，正确的顺序和时间？

隔离技术及手消毒法操作程序

- **评估**
  - 患　者：病情、隔离的种类
  - 环　境：确定隔离区域、区分清洁区、半污染区、污染区
- **计划**
  - 准备
    - 操作者：仪表符合隔离技术要求，洗手、戴口罩、工作服卷袖至肘上
    - 用　物：按需备齐用物
    - 环　境：隔离单位的布置符合隔离技术操作要求
- **实施**
  - 操作步骤
    - 口罩的使用：洗手后戴口罩→遮住口鼻→用后使污染面向内折叠→置小塑料袋或胸前小口袋内
    - 穿隔离衣：取下隔离衣→穿袖→系领扣→系袖扣→对背襟→系好腰带→在腰前打结
    - 脱隔离衣：解开腰带打活结→解袖扣→内掖衣袖，消毒手→抹干手→解领扣→脱衣袖→脱衣→对齐衣襟折衣（半污染区清洁面向外）→挂在衣钩上
    - 手的消毒：泡手法：双手浸泡在消毒液内→用刷子刷前臂→腕部→手背→手掌→指缝→指甲（1min）→同法刷对侧（1min）→清水洗净刷手法：刷子蘸肥皂液，按以上顺序刷洗（每手半分钟）→流动水冲洗→重复刷洗一次（共2 min）
    - 避污纸的使用：从页面抓取→垫着拿物或作简单操作→用后弃黄色医疗垃圾袋内
  - 整理
    - 用　物：可回收物品按传染病污物处理法；一次性物品（按医疗废物处理原则处理）
- **评价**
  - 操作效果：隔离概念明确、操作严密、准确、无污染
  - 环境整洁：隔离单位布置合理

隔离技术及手消毒法操作评分标准

考生姓名＿＿＿＿＿ 班别＿＿＿＿＿ 学号＿＿＿＿＿ 成绩＿＿＿＿＿

项目		分值	要求	占分	实扣分	备注
评估		7	隔离的环境条件、物品	4		
			隔离类别	3		
计划	操作者	5	戴圆帽、穿长裤符合要求	1		
			洗手戴口罩正确	2		
			脱手表	1		
			挽衣袖过肘	1		
	用物准备	3	按需备齐用物，少一件扣1分	2		
			放置合理	1		
	环境准备	2	隔离设施布置符合要求	2		
实施	穿隔离衣	21	穿袖无污染口罩或帽	3		
			系领扣方法正确	3		
			系袖口方法正确	2		
			系腰带方法正确	1		
			隔离衣后背遮盖符合要求	3		
			穿隔离衣顺序正确	3		
			穿衣无污染	3		
			戴手套正确	3		
	脱隔离衣	21	解腰带方法正确	1		
			卷袖高度符合要求	2		
			脱手套方法正确	2		
			解领扣、拉衣袖方法正确	4		
			脱隔离衣顺序正确	3		
			隔离衣清洁面按区域处理	3		
			衣襟对齐折叠好	2		
			脱口罩方法正确	2		
			口罩处理正确	2		
	洗手	18	洗手部位无遗漏	3		
			水无溅出，衣无碰盆	4		
			洗手顺序、时间、方法正确	9		
			擦手方法正确	2		
	整理	5	污物处理符合医疗废物处理原则	3		
			洗手方法时间正确	2		
评价	操作质量	12	操作熟练、动作连贯	4		
			隔离概念清晰，操作过程无污染	8		
	操作时间	3	时间5分钟，超时30秒扣1分	3		
	相关知识	3	相关知识熟悉	3		
总分		100	注：严重违反隔离技术操作原则者为不合格			

主考老师＿＿＿＿＿ 考核日期＿＿＿＿＿

实训十二　生命体征的测量及体温单的使用

一、目的

评估体温、脉搏、呼吸、血压有无异常，协助诊断，为治疗和护理提供依据。

二、要求

1. 熟悉体温、脉搏、呼吸、血压的正常范围。
2. 掌握体温、脉搏、呼吸、血压异常患者的护理。
3. 掌握测量生命体征的操作要点及注意事项。
4. 准确熟练完成生命体征的测量和记录、体温单的绘制。
5. 学会下肢血压测量法以及电子体温计、电子血压计的使用法。
6. 操作中关爱体贴患者，动作规范、连贯，测量数值准确。

三、用物准备

清洁盒内备已消毒的体温计（水银柱甩至35℃以下）、另备一盒（置测温后的污体温计），血压计（需检查完好无损）、消毒纱布、记录本、体温单、笔、尺、有秒针的表、快速手消毒剂、按需备听诊器。

四、注意事项

1. 操作前向患者解释测量生命体征的目的及过程，以取得患者的合作。
2. 测口温时嘱患者勿咬体温计，若不慎咬破体温计，应先清除碎屑，后妥善处理。
3. 不可用拇指诊脉；脉搏短绌者应由两名护士同时测量心率和脉率，以数心率者发出指令。
4. 测量呼吸时应使患者在无察觉下进行。
5. 测血压时袖带宽窄松紧合适；充气不可过高，放气不可过快；如听不清需重复测量时，应先将袖带内的气体驱尽再测；需密切观察血压者应做到“四定——体位、部位、时间、血压计”。
6. 记录应及时准确，避免遗忘。
7. 注意避免测量的禁忌证和影响测量值的各种相关因素，如有剧烈运动或活动等应休息30分钟后再进行测量。
8. 各种测量间隔时间均需根据病情具体而定。

五、思考题

1. 常用体温测量方法有哪些？测量口温、腋温、肛温的适应对象与禁忌证分别有哪些？
2. 如何给脉搏短绌的患者诊脉和记录？
3. 一般患者、异常患者和婴儿测量呼吸有何区别？如何为危重患者测量呼吸？
4. 导致血压测量结果发生偏差的原因有哪些？如何避免？

生命体征的测量及体温单的使用操作程序

- **评估**
  - 患者
    - 病　情：患者年龄、意识状态、活动能力、测量部位皮肤黏膜情况、影响因素、基础血压值等
    - 心　理：对操作的心理反应、合作程度；征得患者同意
    - 认　知：对生命体征相关知识的认知
    - 告　知：测量的目的、过程、注意事项及配合方法
- **计划**
  - 准备
    - 操作者：着装规范、洗手
    - 用　物：按需备齐用物、检查体温计、血压计、听诊器
    - 患　者：查对、问二便
    - 环　境：安静、清洁
- **实施**
  - 操作步骤
    - 安置体位：再次核对→助患者取卧位或坐位
    - 测体温：测量腋下温度：擦干汗液后置体温计于腋窝中心→嘱患者屈对侧肘夹紧，测量时间10分钟测量口腔温度：将体温计水银头端斜放于舌下热窝处→嘱闭口，测量时间3分钟测量肛门温度：润滑体温计后将体温计插入肛门3~4cm，扶托测量3分钟
    - 测脉搏：以示指、中指、无名指按压桡动脉，测量30秒乘2，异常时测1分钟
    - 测呼吸：测脉搏后保持诊脉状，观察胸腹部起伏，一吸一呼为一次呼吸，计时30秒乘2，异常时测1分钟
    - 测血压：暴露一侧上臂→取合适卧位，使肱动脉、心脏、血压计“0”点处于同一水平位置→打开血压计(开水银槽)→绑袖带（袖带下缘距肘窝2~3cm，松紧可放入一指位）→戴听诊器→置胸件于肱动脉搏动点→测量血压→整理血压计，关水银槽
    - 记　录：取出体温计，擦干后看明度数，洗手记录数据
  - 整理
    - 患　者：助患者取舒适体位，针对性交待注意事项
    - 病床单元：整齐、清洁
    - 用　物：整理（符合医疗废物处理原则）、归原
  - 体温单的绘制
    - 体温用蓝或黑色，符号：口温“●”、腋温“×”、肛温“⊙”
    - 脉搏用红色，符号：脉率“●”；心率“○”
    - 体温、脉搏用上述符号分别以同色笔联线，绘于体温单上
    - 呼吸、血压用蓝黑钢笔记录在相应位置上
    - 血压记录：收缩压／舒张压(mmHg)
- **评价**
  - 患者感觉：安全、无不良反应
  - 操作效果：测量方法正确，测量数值准确

生命体征的测量及体温单的使用操作评分标准

考生姓名＿＿＿＿＿　班别＿＿＿＿＿　学号＿＿＿＿＿　成绩＿＿＿＿＿

项目		分值	要求	占分	实扣分	备注
评估		7	患者病情、测量部位皮肤状况、影响因素 合作程度、自理能力 告知相关事宜	3 2 2		
计划	操作者	3	着装规范 洗手符合要求	1 2		
	用物准备	5	按需备物齐全，少一件扣一分 用物完好，放置合理	3 2		
	环境准备	2	环境安静、清洁	2		
实施	安置体位	4	查对正确、询问二便恰当 协助患者所取体位舒适	2 2		
	测量体温	10	擦腋下、嘱夹紧方法正确 放置正确，时间恰当 读数误差不超过 0.2℃	2 4 4		
	测量脉搏	10	部位正确、方法妥当、时间适宜 数值误差不超过 6 次/分	6 4		
	测量呼吸	10	部位正确、方法妥当、时间适宜 数值误差不超过 4 次/分	6 4		
	测量血压	16	体位正确、血压计位置正确 扎袖带位置正确，松紧适宜 听诊器放置位置正确 放气平稳 重测时水银降至“0”点 数值误差不超过 10mmHg 血压计整理妥当	2 4 2 2 2 3 1		
	绘制	10	点圆、线直 颜色、符号、位置均正确	4 6		
	整理	5	整理床单位妥当 协助患者所取体位舒适 污物处理符合医疗废物处理原则	2 1 2		
评价	操作质量	12	操作熟练、规范，连贯、整体计划性好 测量数值准确，患者舒适 体温单绘制准确 关爱患者，沟通技巧运用恰当	3 3 3 3		
	操作时间	3	15 分钟，超时 30 秒扣 1 分	3		
	相关知识	3	相关知识熟悉	3		
总分		100	注：所测数值偏差过大者为不及格			

主考老师＿＿＿＿＿　　　　考核日期＿＿＿＿＿

实训十三　鼻饲法

一、目的

对不能自行经口进食患者经鼻胃管供给食物和药物，以维持患者营养和治疗的需要。

二、要求

1. 熟悉鼻饲法的适应证、禁忌证。
2. 掌握鼻饲法的操作要点及注意事项。
3. 熟练完成插胃管操作，正确观察和处理在插管过程中患者出现的各种反应。
4. 准确熟练完成鼻饲流质饮食。
5. 学会昏迷患者插胃管的方法。
6. 操作中能关爱患者，动作轻柔、规范、准确、安全。

三、用物准备

治疗盘内置：治疗碗、胃管、灌注器或50ml注射器、镊子、弯盘、纱布、石蜡油、棉签、胶布、听诊器、50ml注射器或灌注器、调节夹或橡皮圈、电筒、治疗巾、卫生纸、手套、鼻饲液（38～40℃，每次200ml）、温开水及水杯、必要时备压舌板及开口器。

四、注意事项

1. 操作前向患者解释鼻饲法的目的及过程，以取得患者的合作。

2. 插管时动作应轻柔，以防损伤黏膜；插管过程要注意观察患者，指导和鼓励患者配合。

3. 昏迷患者插管时取去枕平卧位，插至约15cm时托起头部使下颌靠近胸骨柄。灌食前检查胃管是否在胃内。

4. 每次鼻饲量不超200ml，间隔时间不少于2小时。鼻饲避免灌入速度过快、鼻饲液过热或过冷。

5. 长期鼻饲者，应每天进行口腔护理2次；定期更换胃管（普通胃管1次/周，硅胶管1次/月），更换时应在前一晚灌食2小时后拔出，翌日晨另一侧鼻孔插入。

6. 拔管时剩余15cm左右，嘱患者屏气，快速拔管。

五、思考题

1. 鼻饲法的适应证、禁忌证有哪些？
2. 鼻导管插入一般应插入多深？如果插管时发生异常反应，应怎样处理？
3. 昏迷患者插管插至15cm时，为什么要托起头部使下颌靠近胸骨柄？
4. 证实胃管在胃内的方法有哪几种？灌注流质食物时应注意什么？

鼻饲法操作程序

- **评估**
  - 患者
    - 病　情：意识状态、鼻腔的情况、耐受力
    - 心　理：对饮食的需要及对插胃管的心理反应，合作程度。征得患者同意
    - 认　知：对营养知识的认知
    - 告　知：鼻饲法的目的、方法、可能出现的不适及减轻不适的方法，征得患者同意
- **计划**
  - 准备
    - 操作者：仪表符合要求，洗手、戴口罩
    - 用　物：按需备齐用物，按医嘱备流质饮食200ml，温度38~40℃
    - 患　者：核对，问二便
    - 环　境：安静、清洁
- **实施**
  - 操作步骤
    - 润滑管：携物至床旁→助患者取坐位或右侧卧位→颌下铺巾→置弯盘→检查清洁鼻腔→检查胃管→量长度（前发际至剑突）处→作标记→润滑胃管→戴手套
    - 插管
      - 清醒患者：从一侧鼻孔插入至15cm左右→嘱患者作吞咽动作→插至预定长度→胶布初步固定→判断胃管在胃内
      - 昏迷患者：插管前去枕→患者头向后仰→插至15cm→左手托起患者头部（下颌贴近胸骨柄）→插管至预定长度→胶布固定→判断胃管在胃内
    - 判断
      - 注射器抽吸（有胃液被抽出）
      - 把胃管末端放入水中（无气泡逸出）
      - 置听诊器于胃部，同时快速注入少量气体（听到气过水声）
    - 喂食：注入少量温开水湿润胃管→注入流质饮食（速度适宜）→注入温开水冲管→抬高胃管→包管口→固定→处理食具→脱手套
    - 拔管：颌下置弯盘→夹紧胃管末端→戴手套→拔管→擦净面部→脱手套
  - 整理
    - 患　者：询问患者感觉，妥善安置患者，针对性指导
    - 病床单元：整齐清洁
    - 用　物：妥善清理（符合医疗废物处理原则）
    - 记　录：时间、灌注量、患者反应
- **评价**
  - 患者感受：无不良反应
  - 操作效果：胃管插入顺利、成功，灌食方法正确，判断胃管在胃内方法正确，妥善排除故障，患者合作

鼻饲法操作评分标准

考生姓名＿＿＿＿＿＿ 班别＿＿＿＿＿＿ 学号＿＿＿＿＿＿ 成绩＿＿＿＿＿＿

项目		分值	要求	占分	实扣分	备注
评估		7	患者病情、鼻腔的情况 、耐受力	3		
			患者心理状态、合作程度	2		
			告知相关事宜	2		
计划	操作者	3	着装规范	1		
			洗手、戴口罩	2		
	用物准备	5	用物准备齐全，少一件扣 1 分	3		
			放置合理	2		
	环境准备	2	安静、清洁	2		
实施	插管	34	查对正确	2		
			患者体位正确舒适	2		
			颌下铺巾、置弯盘	2		
			检查、清洁鼻腔正确	2		
			准确测量胃管插入长度	4		
			检查、润滑胃管方法正确	2		
			戴手套，插管方法正确、深度适宜	7		
			插管过程及时指导患者配合	2		
			及时正确处理插管中出现的问题	3		
			判断胃管在胃内的方法正确	6		
			固定牢固、美观	2		
	管食	16	鼻饲液量、温度适宜	4		
			喂食方法正确	3		
			注意观察患者反应、询问患者	2		
			管端处理正确	2		
			食具处理正确	2		
			脱手套、洗手、记录恰当	3		
	拔管	10	戴手套拔管	1		
			拔管方法正确	3		
			擦净患者面部、询问患者感受	3		
			洗手、记录	3		
	整理	5	床单位整齐	1		
			用物处理恰当	2		
			脱手套后洗手	2		
评价	操作质量	12	关心患者	3		
			沟通技巧良好	3		
			操作熟练轻稳、动作连贯准确	3		
			患者无特殊不适	3		
	操作时间	3	时间 12 分钟，超时 30 秒扣 1 分	3		
	相关知识	3	相关知识熟悉	3		
总分		100	注：注水检查胃管法和插管不成功者均为不及格			

主考老师＿＿＿＿＿＿ 考核日期＿＿＿＿＿＿

实训十四 大量不保留灌肠法

一、目的

1. 解除便秘、肠胀气。
2. 清洁肠道，为肠道手术、检查或分娩作准备。
3. 稀释并清除肠道内的有害物质，减轻中毒。
4. 灌入低温液体，为高热患者降温。

二、要求

1. 掌握大量不保留灌肠法的目的、适应证、评估内容及注意事项。
2. 掌握常用灌肠液的配制。
3. 熟练完成大量不保留灌肠法操作。
4. 学会处理灌肠过程中出现的各种问题。
5. 在操作过程中能关心患者，并能与患者进行有效沟通，规范、准确、安全地实施操作。

三、用物准备

1. 根据医嘱准备灌肠液（常用0.1%～0.2%的肥皂液，温度39～41℃），水温计、量杯、热水。
2. 治疗盘内置：灌肠袋或灌肠筒一套、肛管、弯盘、卫生纸、棉签、润滑剂、手套、尿垫、必要时备血管钳。
3. 便盆、屏风、输液架。

四、注意事项

1. 操作前向患者解释大量不保留灌肠的目的及过程，以取得患者的合作。
2. 正确选用灌肠液，掌握溶液的温度、浓度和量。一般成人500～1000ml，小儿不超过500ml，肝性脑病患者禁用肥皂水灌肠，急腹症、消化道出血、妊娠、严重心血管疾病等禁忌灌肠。
3. 保持一定灌注压力和速度，液面距肛门约40～60cm。伤寒患者灌肠时液面距肛门不能超过30cm，液体量不得超过500ml。
4. 注意保暖、维护患者隐私。

五、思考题

1. 大量不保留灌肠的目的是什么？
2. 大量不保留灌肠的灌肠溶液选择及配制有何要求？
3. 伤寒患者灌肠时应注意什么？
4. 灌肠过程中如何观察患者的反应？如何根据反应作何处理？

大量不保留灌肠法操作程序

- **评估**
  - 患者
    - 病　情：排便情况，灌肠原因，自理能力
    - 心　理：患者的心理状态，合作程度
    - 认　知：对灌肠的认知
    - 告　知：灌肠目的、过程，解释可能出现的不适，操作中的配合征得患者同意
  - 环境
    - 隐蔽程度、清洁、安全
- **计划**
  - 准备
    - 操作者：仪表符合要求，洗手，戴口罩
    - 用　物：按需备齐用物，放置合理
    - 患　者：核对，嘱排尿
    - 环　境：关门窗，屏风遮挡
- **实施**
  - 操作步骤
    - 配　液：按医嘱，用0.2%肥皂液500ml灌肠：先备温开水500ml→测水温（39~41℃）→取20%肥皂液5ml→倒入温开水中（配成0.2%肥皂液）
    - 安置体位：携用物至床旁→助患者取左侧屈膝卧位→退裤至膝下→臀部移至床沿→垫胶单、治疗巾于臀下→弯盘置臀旁
    - 灌　液：倒液到灌肠袋→挂灌肠袋(液面到肛门距离40~60cm)→戴手套→排气，关开关→润滑→左手持纸分开臀部（嘱患者作排便动作）→右手持肛管轻插入肛门7~10cm→右手固定肛管→左手打开开关灌入液体→观察(液体流入情况；是否有腹胀或便意；有无脉速、腹痛、气急等)
    - 拔　管：灌肠毕→关开关→拔出肛管→分离肛管置弯盘→擦净肛门→取下灌肠袋→脱手套→助患者平卧→嘱忍耐5~10分钟后再排便
  - 整理
    - 患　者：卧位舒适
    - 病床单元：整齐清洁
    - 用　物：妥善清理（按医疗废物处理原则）
    - 记　录：灌肠溶液、量、灌肠情况等
- **评价**
  - 患者感觉：满意、安全、身心痛苦减轻
  - 操作效果：排出积气、粪便、清洁肠道；高热患者体温降低等

大量不保留灌肠法操作评分标准

考生姓名__________ 班别__________ 学号__________ 成绩__________

项目		分值	要求	占分	实扣分	备注
评估		7	了解病情 合作程度、环境对患者的影响 告知相关事宜	3 2 2		
计划	操作者	3	着装规范 洗手	1 2		
	用物准备	5	用物准备齐全，少一件扣1分 放置合理	3 2		
	环境准备	2	环境符合操作要求、遮挡患者	2		
实施	配液	10	配液量、温度、浓度正确 水温计、量杯使用正确	各2 各2		
	灌肠	40	查对正确 体位正确 垫巾、放弯盘妥当 灌肠袋与肛管连接紧密 灌肠袋高度适宜 润滑肛管正确 戴手套插管 排气方法正确 操作中指导患者配合 插管手法、深度正确 固定肛管正确 及时观察病情、液体流入情况 故障处理恰当	2 3 2 3 3 2 2 2 2 各3 3 各3 4		
	拔管	10	拔管方法正确 擦净肛门 嘱忍耐5～10分钟再排便 脱手套时机合适 观察、洗手、记录	2 2 2 1 3		
	整理	5	污物处理妥当 整理床单位、撤离屏风	3 各1		
评价	操作质量	12	关心患者 沟通技巧良好 操作熟练、动作连贯 患者无特殊不适	3 3 3 3		
	操作时间	3	时间12分钟，超时30秒扣1分	3		
	相关知识	3	熟悉相关知识	3		
总分		100				

主考老师__________ 考核日期__________

实训十五 保留灌肠法

一、目的

1. 镇静、催眠。
2. 治疗肠道感染。

二、要求

1. 掌握保留灌肠法的目的、适应证、评估内容及注意事项。
2. 掌握常用灌肠液的配制。
3. 熟练完成保留灌肠法操作。
4. 学会处理灌肠过程中出现的各种问题。
5. 在操作过程中能关心患者，并能与患者进行有效沟通，规范、准确、安全地实施操作。

三、用物准备

1. 治疗盘内置：小容量灌肠筒或注洗器、量杯、肛管（20 号以下），温开水 5～10ml，止血钳、润滑剂、棉签、弯盘、卫生纸、尿垫、手套。
2. 按医嘱备灌肠液：镇静常用 10%水合氯醛，肠道感染常用 0.5%～1%新霉素或其他抗生素，灌肠液量不超过 200ml，温度为 38℃。
3. 屏风、输液架。

四、注意事项

1. 同大量不保留灌肠。
2. 根据病情选择不同的卧位，慢性细菌性痢疾取左侧卧位。阿米巴痢疾取右侧卧位。臀部抬高 10cm 防止药液溢出。
3. 液面距肛门低于 30cm，插管长度为 15～20cm，保留药液 1 小时以上。

五、思考题

1. 保留灌肠法的目的是什么?
2. 保留灌肠常用药物有哪些?
3. 如何根据病情为患者采取合适的灌肠体位?

保留灌肠法操作程序

- **评估**
  - 患者
    - 病　情：排便情况，肠道病变部位，自理能力
    - 心　理：患者的心理状态，合作程度
    - 认　知：对所患疾病及灌肠目的的认知
    - 告　知：灌肠目的、过程，解释可能出现的不适及操作中的配合征得患者同意
  - 环境
    - 隐蔽程度、清洁、安全
- **计划**
  - 准备
    - 操作者：仪表符合要求，洗手，戴口罩
    - 用　物：按需备齐用物、灌肠溶液等
    - 患　者：核对，嘱排便
    - 环　境：关门窗，屏风遮档
- **实施**
  - 操作步骤
    - 安置体位：携物至床旁→视病情安置卧位（病变部位在乙状结肠、直肠取左侧卧位，在回盲部取右侧卧位）→臀部移至床沿→退下裤子→垫胶单、治疗巾→臀部垫高10cm→弯盘置臀旁
    - 灌　液：戴手套→注洗器吸药液→接肛管→排气→润滑肛管→分开臀部、嘱作排便动作→轻轻插入10~15cm→固定→缓慢灌入液体（液面距肛门低于30cm）→注入温开水5~10ml
    - 拔　管：灌完液体后→提高肛管末端→夹紧→拔管置弯盘→擦净肛门并轻轻按柔→脱手套→嘱忍耐1小时以上→观察反应
  - 整理
    - 患　者：询问患者感觉，助患者取舒适卧位
    - 病床单元：整齐清洁
    - 用　物：妥善清理（符合医疗废物处理原则）
    - 记　录：洗手，记录（效果、反应）
- **评价**
  - 患者感觉：安全、满意
  - 操作效果：药液保留1小时以上，达到镇静，催眠或治疗肠道感染的目的

保留灌肠法操作评分标准

考生姓名＿＿＿＿＿＿ 班别＿＿＿＿＿＿ 学号＿＿＿＿＿＿ 成绩＿＿＿＿＿＿

项目		分值	要求	占分	实扣分	备注
评估		7	了解病情 合作程度、环境对患者的影响 告知相关事宜	3 2 2		
计划	操作者	3	着装规范 洗手	1 2		
	用物准备	5	用物准备齐全，少一件扣 1 分 放置合理	3 2		
	环境准备	2	环境符合操作要求、遮挡患者	2		
实施	配液	10	配液量、温度、浓度正确 水温计、量杯使用正确	各 3 分 各 1 分		
	灌肠	40	查对正确 体位正确 垫巾、放弯盘恰当 注洗器与肛管连接紧密 润滑肛管 戴手套插管 排气方法正确 插管手法、深度正确 固定肛管方法正确 观察病情、液体流入情况 故障处理恰当 注入温开水适宜	2 2 各 2 分 2 2 2 3 各 3 分 3 各 3 分 5 3		
	拔管	10	肛管放置妥当 擦净肛门轻按揉 嘱患者忍耐保留 1 小时以上 拔管方法正确 脱手套、洗手、记录正确	1 2 2 2 3		
	整理	5	污物处理妥当 整理床单位规范	3 2		
评价	操作质量	12	关心患者 沟通技巧良好 操作熟练、动作连贯 患者无特殊不适	3 3 3 3		
	操作时间	3	时间 12 分钟，超时 30 秒扣 1 分	3		
	相关知识	3	熟悉相关知识	3		
总分		100				

主考老师＿＿＿＿＿＿ 考核日期＿＿＿＿＿＿

实训十六 肛管排气法

一、目的

帮助患者解除肠腔积气，减轻腹胀。

二、要求

1. 熟悉肛管排气法的目的、适应证。
2. 掌握肛管排气的操作要点及注意事项。
3. 熟练掌握简易通便法的操作。
4. 学会肛管排气法的操作。
5. 学会处理肛管排气过程中出现的各种问题。
6. 在操作过程中能关心患者，并能与患者进行有效沟通。

三、用物准备

1. 治疗包内备：肛管（26 号）一条，玻璃接管，引流管，玻璃瓶（内盛 3/4 水），瓶口系带。

2. 治疗盘内置：润滑油，棉签，弯盘，胶布，垫巾，纸巾。

四、注意事项

1. 协助患者取左侧卧位，注意保暖和遮挡。
2. 观察排气情况，如排气不畅，帮助患者更换体位或按摩腹部。
3. 保留肛管时间不超过 20 分钟，以免导致肛门括约肌松弛。

五、思考题

1. 肛管排气法的作用是什么？
2. 肛管插入深度为多少？
3. 如何观察和记录肛管排气情况？

肛管排气法操作程序

- **评估**
  - 患者
    - 病　情：腹胀原因，与饮食关系，自理能力
    - 心　理：是否有紧张不安情绪，合作程度
    - 认　知：对肛管排气的认知
    - 告　知：肛管排气的目的、过程，解释可能出现的不适操作中的配合，征得患者的同意
  - 环境
    - 是否隐蔽、清洁、安全
- **计划**
  - 准备
    - 操作者：仪表符合要求，洗手、戴口罩
    - 用　物：按需备齐用物，放置合理
    - 患　者：查对
    - 环　境：清洁、关门窗、屏风遮挡
- **实施**
  - 操作步骤
    - 安置卧位：携物至床旁→取合适卧位(侧卧或仰卧)→系瓶于床边(瓶内盛水3/4满)→橡胶管插入瓶内液面下→连接肛管
    - 插　管：戴手套→润滑肛管→插管(约15~18cm)→固定(用胶布和别针)→观察排气(见水泡冒出。如排气不畅，可更换体位，按摩腹部)→保留肛管（20分钟内）
    - 拔　管：拔出肛管，清洁肛门，脱手套
  - 整理
    - 患　者：卧位舒适
    - 病床单元：整齐清洁
    - 用　物：妥善清理（符合医疗废物处理原则）
    - 记　录：排气情况
- **评价**
  - 患者感觉：良好、腹胀减轻
  - 操作效果：动作轻稳，达到排气目的

肛管排气法操作评分标准

考生姓名＿＿＿＿＿＿　　班别＿＿＿＿＿＿　　学号＿＿＿＿＿＿　　成绩＿＿＿＿＿＿

项目		分值	要求	占分	实扣分	备注
评估		7	了解病情	3		
			评估合作程度、环境对患者的影响	2		
			告知相关事宜	2		
计划	操作者	3	着装规范	1		
			洗手	2		
	用物准备	5	用物准备齐全，少一件扣1分	3		
			放置合理	2		
	环境准备	2	环境整洁、遮挡患者	2		
实施	插管前	16	查对正确	2		
			体位恰当	3		
			床边瓶使用正确	3		
			肛管连接紧密，置于液面下	各3分		
			暴露患者适宜	2		
	插管	32	戴手套插管	2		
			润滑肛管	3		
			插管手法、深度恰当	各4分		
			固定牢固	3		
			观察排气情况	3		
			及时正确处理排气不畅	6		
			保留肛管时间适宜	4		
			脱手套、洗手、记录	3		
	拔管	12	戴手套拔管	2		
			拔管方法正确	2		
			擦净肛门	2		
			卧位舒适	3		
			脱手套、洗手、记录正确	3		
	整理	5	污物处理妥当	3		
			整理床单位规范	2		
评价	操作质量	12	关心患者	3		
			沟通技巧良好	3		
			操作熟练、动作连贯	3		
			患者无特殊不适	3		
	操作时间	3	时间7分钟，超时30秒扣1分	3		
	相关知识	3	相关知识熟悉	3		
总分		100				

主考老师＿＿＿＿＿＿　　　　考核日期＿＿＿＿＿＿

实训十七　女患者留置导尿术

一、目的

1. 正确记录每小时尿量、测量尿比重，以密切观察患者的病情变化。
2. 为盆腔手术患者排空膀胱，以防手术中误伤。
3. 某些泌尿系统疾病手术后留置导尿管。
4. 为尿失禁或会阴部有伤口的患者引流尿液。
5. 为尿失禁患者行膀胱功能训练。

二、要求

1. 掌握女患者导尿术和留置导尿术的适应证、目的、评估内容。
2. 掌握女患者留置导尿术的操作要点及注意事项。
3. 熟练完成女患者留置导尿术的操作。
4. 学会处理导尿过程中出现的各种常见问题。
5. 操作过程中关爱患者，动作轻柔、准确、连贯，符合无菌操作要求，并能与患者进行有效沟通。

三、用物准备

1. 无菌导尿包内：弯盘 2 个、尿管、手套、镊子与钳各 1 个、消毒棉球 4 个、润滑棉球、标本瓶、孔巾、治疗巾、10ml 注射器、纱布 2 块；外阴初步消毒用物：弯盘、手套、镊子、消毒棉球 12 个。
2. 无菌持物钳及容器、快速手消毒液、便盆，必要时备合适的导尿管。
3. 屏风、浴巾。

四、注意事项

1. 注意保暖、避免过多暴露，维护患者隐私。
2. 认真执行无菌操作原则，避免感染的发生。嘱患者在操作过程中保持姿势，以免污染无菌区。
3. 选择合适的导尿管。一次性导尿使用橡胶或单腔硅胶导尿管，成人 12～20 号，小儿 8～10 号，留置尿管者多用双腔气囊导尿管。膀胱冲洗或滴药者可使用三腔气囊导尿管。
4. 插管时动作轻柔，避免损伤尿道黏膜。插管时嘱患者放松，减轻腹肌和尿道括约肌的紧张，便于插管。
5. 为女性患者插管时应仔细观察、辨认尿道口，如误入阴道，应另换导尿管重新插入。
6. 对膀胱高度膨胀又极度虚弱的患者，第一次放尿不超过 1000ml，以免引起虚脱或血尿。
7. 长期留置尿管，每天应按留置导尿管常规护理。

五、思考题

1. 留置导尿术的目的有哪些?
2. 为女患者导尿时，如何进行外阴消毒?
3. 为女患者插管如果误入阴道应作何处理?
4. 膀胱高度膨胀的患者导尿时应注意什么?
5. 如何保持留置导尿管通畅?
7. 留置导尿患者如何预防泌尿系逆行感染?

女患者留置导尿术操作程序

- **评估**
  - 患者
    - 病　情：导尿或留置导尿管的原因，自理能力
    - 心　理：患者的心理状态，合作程度
    - 认　知：对导尿术或留置导尿管的认知
    - 告　知：操作用的、方法、可能出现的不适，征得患者同意
  - 环境
    - 是否隐蔽，清洁，安全
- **计划**
  - 准备
    - 操作者：仪表符合要求，修剪指甲，洗手，戴口罩
    - 用　物：按需备齐用物，放置合理
    - 患　者：查对，能自理者嘱先自行清洗外阴（不能自理者协助其清洗）
    - 环　境：清洁，关门窗，屏风遮挡
- **实施**
  - 操作步骤
    - 安置体位：携用物至床旁→脱对侧裤，盖于近侧腿部→仰卧屈膝位，双腿外展，臀下垫巾
    - 第一次消毒：外阴旁置治疗碗（内装消毒液棉球）、弯盘→左手戴手套→消毒阴阜大阴唇→左手分开大阴唇→消毒小阴唇、尿道口（由外向内，自上而下，每个棉球只用1次）→脱手套→消毒手
    - 第二次消毒：导尿包置两腿间打开→戴手套→铺孔巾（形成一无菌区）→放置好用物→润滑尿管→左手分开并固定小阴唇，暴露尿道口→消毒（尿道口→小阴唇→尿道口）→撤出弯盘
    - 留置导尿管：用钳夹气囊尿管，轻插4~6cm→见尿再插7~10cm→向气囊内注入相应量的0.9%氯化钠溶液→夹紧气囊末端→轻拉尿管证实在膀胱内→连接贮尿瓶（袋）→固定导管于床单上→撤孔巾，擦净外阴→脱手套→穿好裤子
  - 整理
    - 患　者：询问患者感觉，助患者取舒适卧位
    - 病床单元：整齐清洁
    - 用　物：妥善清理（符合医疗废物处理原则）
    - 记　录：导尿情况
- **评价**
  - 患者感觉：痛苦减轻，安全，无不良反应
  - 操作效果：符合无菌操作原则，无污染，无尿路损伤，达到目的

女患者留置导尿术操作评分标准

考生姓名__________ 班别__________ 学号__________ 成绩__________

项目		分值	要求	占分	实扣分	备注
评估		7	了解病情 合作程度、环境对患者的影响 告知相关事宜	2 3 2		
计划	操作者	3	着装规范 洗手	1 2		
	用物准备	5	用物准备齐全，少一件扣1分 放置合理	3 2		
	环境准备	2	环境清洁，遮挡患者	2		
实施	第一次消毒	15	查对正确 体位正确，注意保暖 消毒顺序、方法正确 消毒手	2 各2分 各4分 1		
	打开导尿包再次消毒	23	开导尿包方法恰当 用物放置合理，无污染 取、戴无菌手套无污染 铺孔巾方法正确（无污染、暴露部位恰当） 检查并润滑导尿管方法恰当 消毒顺序、方法正确 撤去污物方法正确	3 3 4 各2分 各2分 各2分 1		
	插管导尿	14	分开并固定小阴唇 夹持尿管方法正确 指导患者配合，询问患者感觉 插管部位、深度正确 开放和夹紧导尿管的方法、时间正确	2 2 2 各2分 各2分		
	接瓶固定	8	固定导管妥当（导管无脱出或移位） 注水囊方法正确 连接贮尿瓶（袋）无污染 嘱咐患者注意事项，观察尿液情况 脱手套、洗手、记录正确	2 1 1 2 2		
	整理	5	污物处理妥当 整理床单位、取舒适体位	3 2		
评价	操作质量	12	关心患者 沟通技巧良好 操作熟练、动作连贯 患者无特殊不适	3 3 3 3		
	操作时间	3	时间20分钟，超时30秒扣1分	3		
	相关知识	3	相关知识熟悉	3		
总分		100	注：严重违反无菌操作原则者为不及格			

主考老师__________ 考核日期__________

实训十八 男患者留置导尿术

一、目的

见女患者留置导尿术。

二、要求

1. 熟悉男性尿道的解剖特点。
2. 掌握患者留置导尿术的操作要点及注意事项。
3. 熟练完成男患者留置导尿术的操作。
4. 学会处理导尿过程中出现的各种常见问题。
5. 操作过程中关爱患者，动作轻柔、准确、连贯，符合无菌操作要求，并能与患者进行有效沟通。

三、用物准备

见女患者留置导尿术。

四、注意事项

1. 为男性患者插管时，应提起阴茎与腹壁成 60°角，使尿管易于插入。
2. 其他见女患者留置导尿术注意事项的第 1～4 项和 6～7 项。

五、思考题

1. 男性尿道解剖有何特点？如何才能使尿管顺利插入？
2. 给男患者导尿时，导尿管应插入长度为多少？

男患者留置导尿术操作程序

评估

- 患者
  - 病　情：导尿或留置导尿管的原因，自理能力
  - 心　理：患者的心理状态，合作程度
  - 认　知：对导尿术或留置导尿管的认知
  - 告　知：操作的原因、方法、可能出现的不适，导尿时的配合
- 环境
  - 是否隐蔽、清洁、安全

计划

- 准备
  - 操作者：仪表符合要求，洗手，戴口罩
  - 用　物：按需备齐用物，放置合理
  - 患　者：查对，能自理者嘱先自行清洗外阴（不能自理者协助其清洗）
  - 环　境：清洁，关门窗，屏风遮挡

实施

- 操作步骤
  - 安置体位：携物至床旁→脱对侧裤，盖于近侧腿部→仰卧，双腿平放分开→臀下垫巾
  - 第一次消毒：外阴旁置治疗碗（内装消毒液棉球）、弯盘→左手戴手套→消毒阴囊，阴茎（自阴茎根部向尿道口擦拭）→暴露尿道口(用无菌纱布裹住阴茎，将包皮向后推)→消毒尿道口(自尿道口向外至冠状沟旋转擦拭消毒三次)→脱手套→消毒手
  - 第二次消毒：导尿包置两腿间打开→戴手套→铺孔巾→放置好用物→润滑尿管→左手暴露尿道口并固定→消毒尿道口 (自尿道口向外至冠状沟旋转擦拭消毒三次、尿道口停留片刻)→撤弯盘
  - 留置导尿管：用钳夹气囊尿管→提起阴茎与腹壁成60° 角→轻轻插入20~22cm→见尿再插7~10cm→向气囊内注入相应量的0.9%氯化钠溶液→夹紧气囊末端→轻拉尿管证实在膀胱内→连接贮尿瓶（袋）→固定导管于床单上→撤孔巾擦净外阴，脱手套→穿裤
- 整理
  - 患　者：询问患者感觉，助患者取舒适卧位
  - 病床单元：整齐清洁
  - 用　物：妥善清理（符合医疗废物处理原则）
  - 记　录：导尿情况

评价

- 患者感觉：痛苦减轻、安全、无不良反应
- 操作效果：无菌操作好，无尿路损伤，达到目的

男患者留置导尿术操作评分标准

考生姓名＿＿＿＿＿＿ 班别＿＿＿＿＿＿ 学号＿＿＿＿＿＿ 成绩＿＿＿＿＿＿

项目		分值	要求	占分	实扣分	备注
评估		7	了解病情 合作程度、环境对患者的影响 告知相关事宜	2 3 2		
计划	操作者	3	着装规范 洗手	1 2		
	用物准备	5	用物准备齐全，少一件扣 1 分 放置合理	3 2		
	环境准备	2	环境清洁，遮挡患者	2		
实施	第一次消毒	15	查对正确 体位正确，注意保暖 消毒顺序、方法正确 消毒手	2 各 2 分 各 4 分 1		
	打开导尿包 再次消毒	23	开导尿包方法恰当 用物放置合理，无污染 取、戴无菌手套无污染 铺孔巾方法正确（无污染、暴露部位恰当） 检查并润滑导尿管方法恰当 消毒顺序、方法正确 撤去污物方法正确	3 3 4 各 2 分 各 2 分 各 2 分 1		
	插管导尿	14	固定阴茎角度正确 夹持尿管方法正确 指导患者配合，询问患者感觉 插管部位、深度正确 开放和夹紧导尿管的方法、时间正确	2 2 2 各 2 分 各 2 分		
	接瓶固定	8	固定导管妥当（导管无脱出或移位） 注水囊方法正确 连接贮尿瓶（袋）无污染 嘱咐患者注意事项，观察尿液情况 脱手套、洗手、记录	2 1 1 2 2		
	整理	5	污物处理妥当 整理床单位、取舒适体位	3 2		
评价	操作质量	12	关心患者 沟通技巧良好 操作熟练、动作连贯 患者无特殊不适	3 3 3 3		
	操作时间	3	时间 20 分钟，超时 30 秒扣 1 分	3		
	相关知识	3	相关知识熟悉	3		
总分		100	注：严重违反无菌操作原则者为不及格			

主考老师＿＿＿＿＿＿ 考核日期＿＿＿＿＿＿

实训十九 超声波雾化吸入法

一、目的

1. 湿化气道，有利排痰。
2. 预防和控制呼吸道感染。
3. 改善通气功能。

二、要求

1. 掌握超声波雾化吸入法的目的、适应证、评估内容。
2. 掌握超声波雾化吸入法的操作要点及注意事项。
3. 熟悉超声波雾化装置的保养维护。
4. 了解超声波雾化装置的结构与原理。
5. 能进行超声波雾化吸入法的操作，操作中能认真查对，关爱患者，做好指导。

三、用物准备

超声波雾化吸入装置一套、水温计、冷蒸馏水、治疗巾、弯盘、纸巾、按医嘱准备吸入药物，按需要备电源插座和漱口物品。

四、注意事项

1. 药液量不超过雾化器储药瓶的最大容量。

2. 按病情需要拍背，指导有效咳嗽，即嘱患者深呼吸 2～3 次，轻咳一下，深吸气后再用力咳嗽，把痰咳出。

3. 水槽和雾化罐中忌加温水、热水；水温＞50℃，关机更换冷蒸馏水，如罐内液体过少，可通过盖上小孔向罐内增加药量（不必关机）。同一个患者使用，每次用完用清水清洁雾化器，再用温开水冲洗，晾干备用，疗程结束再消毒。连续使用，中间必须间歇 30 分钟。

4. 可根据病情需要调整雾量：大档雾量为 3ml/min，中档雾量为 2ml/min，小档雾量为 1ml/min，一般用中档雾量。

5. 注意操作安全。

五、思考题

1. 超声波雾化吸入的目的？常用药物有哪些？
2. 如何指导患者配合雾化吸入法？
3. 为患者进行超声波雾化吸入时，注意事项有哪些？

超声波雾化吸入法操作程序

- **评估**
  - 患者
    - 病　　情：诊断、治疗情况、痰液黏稠度、雾化的原因
    - 心　　理：患者心理状态，合作程度
    - 认　　知：对超声雾化吸入的认知
    - 告　　知：雾化吸入的目的、方法、操作中的配合
  - 环境
    - 清　洁、安静、安全，电源插座位置合适
- **计划**
  - 准备
    - 操 作 者：仪表符合要求、洗手
    - 用　　物：按需备齐用物，放置合理
    - 患　　者：核对
    - 环　　境：清洁、安静
- **实施**
  - 操作步骤
    - 仪器安装：安装检查机器各部件，连接导管→水槽内放冷蒸馏水，（液面高度适宜）→放药液30～50ml（按医嘱配制）于雾化罐中
    - 安置体位：携用物至床边，核对解释→助患者取合适卧位（坐位、半坐卧位或侧卧位）
    - 接 电 源：接通电源（预热约3分钟）→设置雾化时间→开电源开关→开雾化开关→调整雾量大小
    - 雾　化：助患者用温开水漱口后指导其将口含嘴放入口中、紧闭口唇作深慢吸气（15～20分钟）→取下口含嘴→关雾化开关→关电源开关→取下插头→协助擦净面部
    - 观察、洗手、记录
  - 整理
    - 患　　者：取舒适卧位，询问患者感觉及要求，针对性进行健康教育
    - 病床单元：整齐、清洁
    - 用　　物：妥善处理（符合医疗废物处理原则）、归原
- **评价**
  - 患者感觉：舒适、安全，无不良反应
  - 操作效果：达到超声波雾化吸入的治疗目的

超声波雾化吸入法操作评分标准

考生姓名__________　班别__________　学号__________　成绩__________

项目		分值	要求	占分	实扣分	备注
评估		7	评估患者的病情、心理 知识水平、合作程度 评估装置的性能完好 告知相关事宜	2 2 1 2		
计划	操作者	3	着装规范 洗手	1 2		
	用物准备	5	备物齐全，少一件扣一分 放置合理	3 2		
	环境准备	2	符合操作要求	2		
实施	雾化前	20	管道连接正确 水槽内加入液体的种类、量、温度恰当 药液配制准确	5 10 5		
	雾化吸入	30	查对正确 患者体位舒适 协助患者清理呼吸道和漱口方法正确 打开开关顺序正确 雾量调节合适 吸入时间适宜 观察及询问患者反应方法正确 指导雾化吸入方法正确	2 3 5 5 2 5 3 5		
	雾化后	10	协助患者擦净面部方法妥当 助患者所取卧位舒适 观察患者反应方法正确 洗手、记录	3 2 3 2		
	整理	5	污物处理妥当（符合医疗废物处理原则） 整理床单位符合要求	3 2		
评价	操作质量	12	操作熟练、准确、安全 关爱患者 沟通技巧运用恰当 患者感觉佳，无不良反应	3 3 3 3		
	操作时间	3	时间20分钟，超时30秒扣一分	3		
	相关知识	3	相关知识熟悉	3		
总分		100				

主考老师__________　　考核日期__________

实训二十 氧气雾化吸入法

一、目的

1. 湿化气道，有利排痰。

2. 预防和控制呼吸道感染。

3. 改善通气功能。

二、要求

1. 掌握氧气雾化吸入法的目的、适应证、评估内容。

2. 掌握氧气雾化吸入法的操作要点及注意事项。

3. 熟悉氧气雾化吸入器的保养维护。

4. 了解氧气雾化吸入器的结构与原理。

5. 能运用护理程序的方法进行氧气雾化吸入法的操作，操作中能认真查对，关爱患者，做好指导。

三、用物准备

氧气装置和氧气雾化吸入器一套、水温计、治疗巾、弯盘、纸巾，按医嘱准备吸入药物，按需要备漱口物品。

四、注意事项

1. 药液量不超过雾化器储药瓶的最大容量。

2. 按病情需要拍背，指导有效咳嗽：即嘱患者深呼吸2～3次，轻咳一下，深吸气后再用力咳嗽，把痰咳出。

3. 同一个患者使用，每次用完用清水清洁雾化吸入器，再用温开水冲洗，晾干备用。疗程结束再消毒。

4. 氧气雾化吸入法可将流量调为6～8L/min，湿化瓶内勿盛水。

5. 注意用氧和操作安全。

五、思考题

1. 氧气雾化吸入法的目的？常用药物？

2. 如何指导患者配合氧气雾化吸入法？氧气流量的调节方法？

氧气雾化吸入法操作程序

- **评估**
  - 患者
    - 病　情：诊断、治疗情况，痰液黏稠度，雾化的原因
    - 心　理：患者心理状态，合作程度
    - 认　知：对氧气雾化、用氧安全的认知
    - 告　知：雾化的目的、方法、操作中的配合
  - 环境
    - 整洁、安静，用氧安全（无火险隐患及易燃易爆物品）
- **计划**
  - 准备
    - 操作者：仪表符合要求，洗手
    - 用　物：按需备齐用物
    - 患　者：核对
    - 环　境：四防（火、油、热、震）
- **实施**
  - 操作步骤
    - 安置体位：助患者取坐位或半坐卧位
    - 连接装置：药液（约5ml）注入氧气雾化器内→将氧气雾化器与氧气装置相连接→调节氧气流量（6～8L/min）→检查雾气情况
    - 雾　化：助患者用温开水漱口后指导其将口含嘴放入口中→嘱患者紧闭双唇作深慢呼吸→吸气时用手指压住出气口，呼气时手指松开出气口（10～15分钟）→吸毕，取下雾化器、关闭氧气开关→擦净患者面部
    - 观察、记录：雾化吸入的情况
  - 整理
    - 患　　者：取舒适卧位，询问患者感觉及需要，针对性进行健康指导
    - 病床单元：整齐、清洁
    - 用　　物：妥善处理（符合医疗废物处理原则）、归原
- **评价**
  - 患者感觉：舒适，安全，无不良反应
  - 操作效果：达到氧气雾化吸入治疗的目的

氧气雾化吸入法操作评分标准

考生姓名________ 班别________ 学号________ 成绩________

项目		分值	要求	占分	实扣分	备注
评估		7	患者的病情、心理 知识水平、合作程度 装置的性能完好、安全 告知相关事宜	2 2 1 2		
计划	操作者	3	着装规范 洗手	1 2		
	用物准备	5	备物齐全，少一件扣一分 放置合理	3 2		
	环境准备	2	符合用氧安全的要求	2		
实施	吸入前	20	检查氧气装置安全 雾化器安装正确 雾化器与氧气装置连接正确 按医嘱准备药液 雾化罐内药液量准确	5 5 2 5 3		
	雾化吸入	30	查对正确 患者体位舒适 协助患者清理呼吸道和漱口方法正确 氧气流量调节正确 检查雾量方法正确、大小适宜 雾化时间适宜 观察及询问患者方法正确 指导患者方法正确 洗手、记录	2 3 5 5 2 3 5 3 2		
	吸入后	10	协助患者擦净面部方法妥当 助患者所取卧位舒适 观察患者反应方法正确 洗手、记录	3 2 3 2		
	整理	5	污物处理符合医疗废物处理原则 整理床单位	3 2		
评价	操作质量	12	操作熟练、准确、安全 关爱患者 沟通技巧运用恰当 患者感觉佳，无不良反应	3 3 3 3		
	操作时间	3	时间 20 分钟，超时 30 秒扣一分	3		
	相关知识	3	相关知识熟悉	3		
总分		100				

主考老师________ 考核日期________

实训二十一　氧气吸入疗法

一、目的

1. 纠正各种原因造成的缺氧状态，提高 PaO_2 和 SaO_2，增加 CaO_2。
2. 促进组织的新陈代谢，维持机体生命活动。

二、要求

1. 掌握氧气吸入法的适应证、评估内容、操作要点及注意事项。
2. 熟悉氧气筒结构及各部件的名称和作用。
3. 能独立完成氧气筒氧气表的装卸。
4. 能熟练进行氧气吸入操作，操作中能主动关爱患者，动作轻柔、规范、准确、安全。

三、用物准备

管道氧气装置或氧气筒及氧气表装置、双腔或单腔鼻导管、玻璃接管、棉签、小药杯（内盛冷开水）、记录单、笔、弯盘、纱布、别针、手电筒，必要时备扳手、胶布、乙醇。

四、注意事项

1. 认真做好三查七对，准确检查氧气装置，查对吸氧的流量和方式。
2. 注意环境安全：防火、防油、防热、防震；如为氧气筒吸氧，则筒内氧气勿用尽，压力表压力为 0.5mPa（5kg/cm）时不再用；对未用或已用尽的氧气筒应分别挂“满”或“空”的标志。
3. 可有两种方法固定双侧鼻导管：绕到枕骨后固定或绕过双耳郭到颈前固定。
4. 同一患者湿化瓶每天消毒一次，患者出院即拆除吸氧装置并按常规处理。
5. 如发生急性肺水肿，可在湿化瓶内加入 20%～30%酒精，能降低肺泡内泡沫表面张力使之破裂，从而改善肺部气体交换功能。

五、思考题

1. 吸氧方法有哪些？适用于哪些患者？
2. 如何根据患者缺氧情况调节氧流量？
3. 氧疗时应注意哪些安全问题？
4. 给氧时应注意记录和观察什么？
5. 氧疗的副作用有哪些？

单侧鼻导管吸氧法（氧气筒装置）操作程序

- **评估**
  - 患者
    - 病　情：缺氧的程度，供氧原因、意识状态
    - 心　理：心理状态，合作程度
    - 认　知：对用氧安全及氧疗的认知
    - 告　知：吸氧的目的、方法，解释可能出现的不适，取得患者同意
  - 环境
    - 安　全（无火险隐患和易燃物品）
- **计划**
  - 准备
    - 操作者：仪表符合要求
    - 用　物：按需备齐用物
    - 安装氧气表：开总开关→冲气门→关总开关→装氧气表→接湿化瓶→接通气管→检查装置是否漏气
    - 患　者：核对
    - 环　境：四防（火、震、油、热）
- **实施**
  - 操作步骤
    - 安置体位：携用物至病床前→再次核对、解释→助患者取舒适卧位
    - 供　氧：检查并清洁鼻腔→接氧管→按需调节流量→检查湿润氧管→量长度（鼻尖到耳垂的2/3）→插氧管→固定→观察→交待注意事项→洗手→记录（病情、流量、时间等）
    - 中途调节：核对、解释→分离氧管→按需调节氧流量→连接氧管→观察→洗手、记录
    - 停　氧：核对、解释→拔氧管→关流量开关→关总开关→开流量开关（放余氧）→关流量开关→擦净面部→取下湿化瓶及湿化瓶直管→洗手→打开无菌包→依次装上无菌湿化直管、湿化瓶→套上护套→交代注意事项→记录
  - 整理
    - 患　者：取舒适卧位，询问患者感受及要求，针对性进行健康指导
    - 病床单元：整齐、清洁
    - 用　物：妥善处理（按医疗废物处理原则），归原
- **评价**
  - 患者感觉：缺氧症状改善，安全，无不良反应
  - 操作效果：达到供氧目的，用氧安全

单侧鼻导管吸氧法（氧气筒装置）操作评分标准

考生姓名＿＿＿＿＿＿ 班别＿＿＿＿＿＿ 学号＿＿＿＿＿＿ 成绩＿＿＿＿＿＿

项目		分值	要求	占分	实扣分	备注
评估		7	患者病情、缺氧程度	2		
			心理、合作程度等	2		
			供氧环境安全性及供氧装置	1		
			告知相关事宜，征询患者同意	2		
计划	操作者	3	仪表符合要求，洗手，戴口罩	3		
	用物准备	4	备物齐备，放置合理	4		
	环境准备	3	环境符合用氧安全要求	3		
实施	装表	10	安装氧气表步骤正确	2		
			管道连接紧密、不漏气	4		
			湿化瓶内液体选择恰当/液面高度适宜	各2		
	供氧	30	查对正确	1		
			患者体位舒适	1		
			清洁鼻腔方法正确	2		
			检查、湿润导管方法正确	1		
			度量鼻导管插入长度的方法正确	2		
			供氧顺序正确	5		
			根据病情调节流量妥当、读数无误差	各3		
			插管方法正确、深度适宜	4		
			鼻导管固定牢固、美观	2		
			观察、交代注意事项正确、全面	4		
			洗手、记录正确	2		
	中途调节流量	5	分离导管调节流量方法正确	2		
			根据病情调节流量适当	2		
			洗手、记录正确	1		
	停氧	15	拔除氧管方法正确	2		
			关闭氧气的顺序正确	2		
			帮助患者擦净面部方法正确	2		
			洗手更换湿化直管和湿化瓶方法正确	4		
			湿化瓶外套护套正确	2		
			洗手、记录正确、交代注意事项	3		
	整理	5	询问患者感受及健康教育适当	1		
			协助患者所取卧位舒适、整理病床单元妥当	2		
			氧气筒装置及各种用物处理恰当	2		
评价	操作质量	12	操作熟练、动作敏捷、准确	3		
			关爱患者	3		
			沟通技巧运用恰当	3		
			急救意识强、注意用氧安全	3		
	操作时间	3	操作全过程14分，超过30秒扣1分	3		
	相关知识	3	相关知识熟悉	3		
总分		100	注：严重违反安全用氧原则者为不及格			

主考老师＿＿＿＿＿＿ 考核日期＿＿＿＿＿＿

双侧鼻导管吸氧法（管道氧气装置）操作程序

- **评估**
  - 患者
    - 病　情：缺氧的程度，供氧原因，意识状态
    - 心　理：心理状态，合作程度
    - 认　知：对用氧安全及氧疗的认知
    - 告　知：吸氧的目的、方法，解释可能出现的不适，取得患者的同意
  - 环境
    - 安全情况（无火险隐患和易燃物品）
- **计划**
  - 准备
    - 操作者：仪表符合要求
    - 用　物：按需备齐用物
    - 患　者：核对
    - 环　境：四防（火、震、油、热）
- **实施**
  - 操作步骤
    - 清洁鼻孔：携用物至病床前→核对、解释→助患者取舒适卧位→检查、清洁鼻腔
    - 供　氧：撤去管道装置的护套→取下湿化瓶→倒入湿化液（1/3～1/2满）装上湿化瓶→接氧管→按需调节流量→检查、湿润氧管→插氧管→固定→观察→交待注意事项→洗手→记录（病情、流量、时间等）
    - 中途调节：核对、解释→分离氧管→按需调节氧流量→连接氧管→观察→洗手、记录
    - 停　氧：核对、解释→拔氧管→关流量开关→擦净面部→拆除双侧鼻导管→取下湿化瓶及湿化直管→洗手→打开无菌包→依次装上无菌湿化直管、湿化瓶→套上护套→交待注意事项→记录
  - 整理
    - 患　者：协助取舒适卧位，询问患者感受及要求，针对性进行健康指导
    - 病床单元：整齐、清洁
    - 用　物：妥善处理（按医疗废物处理原则），归原
- **评价**
  - 患者感觉：缺氧症状改善，无不良反应
  - 操作效果：达到供氧目的，用氧安全

双侧鼻导管吸氧法（管道氧气装置）操作评分标准

考生姓名________　班别________　学号________　成绩

项目		分值	要求	占分	实扣分	备注
评估		7	患者病情、缺氧程度 心理、合作程度等 供氧环境安全性及供氧装置 告知相关事宜，征询患者同意	2 2 1 2		
计划	操作者	3	仪表符合要求，洗手，戴口罩	3		
	用物准备	4	备物齐，放置合理	4		
	环境准备	3	环境符合用氧安全要求	3		
实施	清洁鼻孔	5	查对正确 协助患者所取卧位舒适 清洁鼻腔方法正确	2 1 2		
	供氧	34	湿化瓶内液体选择恰当/液面高度适宜 管道连接紧密、不漏气 检查、湿润导管方法正确 供氧顺序正确 根据病情调节流量恰当、读数无误差 插管方法正确 导管固定牢固、美观 观察反应、交代注意事项符合要求、全面 洗手、记录正确	各2 4 1 5 各3 4 3 5 2		
	中途调流量	6	分离导管调节流量正确 根据病情调节流量恰当 洗手、记录正确	2 2 2		
	停氧	15	拔除氧管方法正确 关闭氧气的顺序正确 帮助患者擦净面部方法正确 洗手更换湿化直管和湿化瓶方法正确 湿化瓶外套护套正确 交代注意事项，洗手、记录正确	2 2 2 4 2 3		
	整理	5	询问患者感受及健康教育适当 协助患者所取卧位舒适、整理病床单元妥当 氧气筒装置及各种用物处理恰当	1 2 2		
评价	操作质量	12	操作熟练、动作敏捷、准确 关爱患者 沟通技巧运用恰当 急救意识强、注意用氧安全	3 3 3 3		
	操作时间	3	操作全过程10分，超过30秒扣1分	3		
	相关知识	3	相关知识熟悉	3		
总分		100	注：严重违反安全用氧原则者为不及格			

主考老师________　　考核日期________

实训二十二 吸痰法

一、目的

1. 清除呼吸道分泌物，保持呼吸道通畅。
2. 促进呼吸功能，改善肺通气。
3. 预防并发症发生。

二、要求

1. 掌握吸痰法的适应证、评估内容、操作要点及注意事项。
2. 了解吸引器的构造及原理。
3. 能运用护理程序的方法进行电动吸引器吸痰、中心负压装置吸痰的操作。
4. 在操作中关爱患者，动作轻柔、敏捷，注意自身职业安全防护。

三、用物准备

有盖罐1个（如人工气道备2个）、无菌镊子、无菌溶液、弯盘。电动吸引器或中心负压吸引装置、吸痰管数根（独立包装）、无菌手套、手电筒、听诊器、医疗垃圾袋（或垃圾桶），必要时备压舌板、开口器、舌钳、电插板等。

四、注意事项

1. 气管切开、气管插管的吸痰操作应严格遵守无菌原则，每次吸痰后更换吸痰管一次。
2. 吸引顺序：先吸气管内分泌物，再吸口腔、鼻腔的分泌物。
3. 插入深度：经鼻22～25cm；经口约14～16cm，经鼻/口气管插管、气管切开者以插至导管内口为宜。
4. 记录吸痰次数，吸出物的性状、量，呼吸改善的情况。
5. 严禁负压插管，保持动作轻柔。
6. 注意观察患者病情变化及气道通畅情况，可配合叩击拍背、雾化吸入法。
7. 每次吸痰时间小于15秒，以免造成缺氧。

五、思考题

1. 每次吸痰不超过多长时间？为什么？
2. 吸痰时应如何观察患者？
3. 吸痰的负压应如何调节？
4. 痰液黏稠应如何处理？

吸痰法操作程序

- **评估**
  - 患者
    - 病　情：目前诊断、治疗情况、痰液黏稠度等
    - 心　理：心理状态，合作程度
    - 认　知：对排痰的认知
    - 告　知：吸痰的目的、方法，解释可能出现的不适及操作中需要配合的方法，征得患者的同意
  - 环境
    - 清洁、安静、安全、舒适、电源插座
- **计划**
  - 准备
    - 操作者：仪表符合要求，洗手、戴口罩
    - 用　物：按需备齐用物
    - 患　者：查对、取出活动义齿
    - 环　境：清洁、安全、舒适
- **实施**
  - 操作步骤
    - 安置体位：核对、解释→头部转向操作者一侧→颌下垫治疗巾
    - 准备机器：连接吸引器各部件→插电源→打开开关→调节负压（成人40.0～53.3kPa，小儿＜40.0kPa）→戴手套→连接吸痰管→试吸
    - 吸　　痰：嘱（协助）患者张口→吸干净口咽部分泌物→更换吸痰管→吸气管内分泌物（从口腔或鼻腔插管约22~25cm→脚踏开关→将吸痰管左右旋转、向上提拉、吸净痰液）→吸痰毕，冲洗导管、关闭机器→协助患者漱口、擦脸，脱手套
    - 观　察：患者呼吸、吸出的痰液情况等
  - 整理
    - 患　　者：取舒适卧位，询问患者感觉及需要，并予以嘱咐
    - 病床单元：整齐、清洁
    - 用　　物：妥善处理（符合医疗废物处理原则）、归原
    - 记　　录：洗手、吸痰、呼吸情况等
- **评价**
  - 患者感觉：痛苦减轻，呼吸改善，安全
  - 操作效果：无呼吸道黏膜损伤，达到吸痰目的

吸痰法操作评分标准

考生姓名__________ 班别__________ 学号__________ 成绩__________

项目		分值	要求	占分	实扣分	备注
评估		7	患者痰液、口鼻腔（活动义齿）情况	3		
			合作程度、心理	2		
			告知相关事宜，征询患者同意	2		
计划	操作者	3	着装规范	1		
			洗手	2		
	用物准备	5	按需备物齐全，缺一件扣1分	2		
			检查仪器性能完好	2		
			放置合理，符合无菌标准	1		
	环境准备	2	符合操作要求	2		
实施	安装、检查调压、试吸	20	检查、连接管道正确	6		
			调节负压合适	6		
			戴手套妥当	4		
			试吸手法正确	4		
	吸痰	40	查对正确	2		
			协助患者所取体位合适	3		
			插管手法正确	5		
			吸痰顺序正确	5		
			抽吸方法正确，吸痰效果良好	8		
			每次吸痰时间合适	5		
			冲洗吸痰管方法正确	2		
			处理问题恰当	6		
			脱手套时机适宜	2		
			观察、记录正确	2		
	整理	5	污物处理恰当	3		
			洗手、整理床单位符合要求	2		
评价	操作质量	12	操作熟练、动作连贯	3		
			关爱患者	3		
			沟通技巧运用妥当	3		
			符合无菌操作原则	3		
	操作时间	3	时间10分钟，超时30秒扣一分	3		
	相关知识	3	相关知识熟悉	3		
总分		100				

主考老师__________ 考核日期__________

实训二十三　皮下注射法

一、目的

1. 注入小剂量药物，用于不宜口服给药、而需在一定时间内发生药效时。
2. 预防接种。
3. 局部麻醉用药。

二、要求

1. 掌握皮下注射法的目的、适应证、评估内容。
2. 掌握皮下注射法的操作要点和注意事项。
3. 熟练完成皮下注射的操作。
4. 操作中能严格执行无菌技术规范和查对制度，关爱患者，动作轻柔、规范。

三、用物准备

治疗盘、无菌治疗巾、注射器、注射卡及按医嘱准备药物、皮肤消毒剂（安尔碘）、弯盘、棉签、砂轮、快速手消毒剂、医疗垃圾桶、锐器盒等。

四、注意事项

1. 严格遵守查对制度、无菌操作原则和消毒隔离原则。
2. 刺激性强的药物一般不宜皮下注射。
3. 在皮下注射前详细询问患者用药史；需长期皮下注射者，应经常更换注射部位，以促进药物的充分吸收。
4. 对过于消瘦者，可捏起局部组织，适当减小穿刺角度。
5. 针头刺入角度不宜超过 45°，以免刺入肌层。
6. 注射少于 1ml 的药物时，须用 1ml 注射器，以保证注入的药物剂量准确无误。

五、思考题

1. 皮下注射法的常用部位有哪些？
2. 皮下注射法的进针角度、深度？
3. 需长期皮下注射者，应如何选择注射部位？

皮下注射法操作程序

- **评估**
  - 患者
    - 病　情：局部皮肤、组织情况
    - 心　理：心理状态、合作程度
    - 认　知：对皮下注射的认知
    - 告　知：注射目的、药物的作用、可能出现的不适，减轻注射疼痛的配合技巧，征得患者同意
  - 药物
    - 医嘱、药物性质和量
- **计划**
  - 准备
    - 操作者：仪表符合要求，洗手、戴口罩
    - 用　物：按需备齐用物，按医嘱备药物
      - 一查对：医嘱、药物，双人核对
    - 环　境：清洁、安静
    - 患　者：查对，体位舒适
- **实施**
  - 操作步骤
    - 吸 药：核对→砂轮锯安瓿→消毒液棉签擦拭安瓿→启开安瓿→吸药→排尽空气→核对
    - 进 针：携用物至床边→核对解释→二查对→双人核对→选部位→消毒皮肤→核对→进针(呈30° ~40°角，刺入针梗2/3）→固定→回抽无回血
    - 注 药：均匀缓慢注入药液
    - 拔 针：快速拔针，棉签轻轻按压穿刺部位，观察局部、全身反应
    - 记 录：三查对、洗手、签名；交代注意事项
  - 整理
    - 患　者：助患者取舒适体位、询问感受
    - 病床单元：整齐、清洁
    - 用　物：妥善清理（符合医疗废物处理原则）、归原
- **评价**
  - 患者感受：良好，安全，无不良反应
  - 操作效果：严守三查七对原则，无菌观念强，注射部位准确，患者配合

皮下注射操作评分标准

考生姓名＿＿＿＿＿＿ 班别＿＿＿＿＿＿ 学号＿＿＿＿＿＿ 成绩＿＿＿＿＿＿

项目		分值	要求	占分	实扣分	备注
评估		7	患者病情	2		
			注射部位、合作程度，双人核对医嘱	3		
			告知药物相关知识及配合技巧	2		
计划	操作者	3	着装规范	1		
			洗手、戴口罩	2		
	用物准备	5	按需备物齐全，少一件扣1分	2		
			放置合理	1		
			符合无菌要求	2		
	环境准备	2	符合无菌操作要求	2		
实施	药液抽吸	15	核对医嘱，检查药物	各2		
			用物放置妥当，操作无跨越无菌区	4		
			注射器、针头选择恰当	1		
			抽吸药液、排气方法正确	各3		
	注射	35	双人核对、解释	4		
			选择部位准确	2		
			正确消毒	4		
			进针前再次查对	2		
			待干进针、绷紧皮肤正确	各2		
			持针手法正确	3		
			进针角度和深度正确	各3		
			固定、回抽手法正确	各2		
			注射剂量准确	4		
			拔针后查对	2		
	观察、记录	8	观察及时	4		
			洗手	2		
			记录规范	2		
	整理	7	医疗污物处理正确	3		
			协助患者所取卧位舒适	2		
			整理病床单元	2		
评价	操作质量	12	关爱患者	3		
			沟通技巧好	3		
			操作熟练、动作连贯	3		
			遵守无菌操作原则	3		
	操作时间	3	时间5分钟，超时30秒扣1分	3		
	相关知识	3	相关知识熟悉	3		
总分		100	注：严重违反无菌操作原则、执行医嘱错误、部位偏差过大者均为不及格			

主考老师＿＿＿＿＿＿ 考核日期＿＿＿＿＿＿

实训二十四 肌内注射法

一、目的

注入药物，用于不宜或不能口服、皮下注射、静脉注射，且要求比较迅速发挥疗效时。

二、要求

1. 掌握肌内注射法的目的、适应证、评估内容。
2. 掌握肌内注射法的操作方法和注意事项。
3. 熟练完成肌内注射法的操作。
4. 操作中能严格执行无菌技术规范和查对制度，关爱患者，动作轻柔、规范。

三、用物准备

治疗盘、无菌治疗巾、注射器、医嘱及药物、皮肤消毒剂（安尔碘）、棉签、砂轮、弯盘、快速手消毒剂、医疗垃圾桶，锐器盒等。

四、注意事项

1. 严格执行查对制度和无菌操作原则。
2. 臀部肌内注射可取侧卧位、俯卧位、仰卧位和坐位，为使局部肌肉放松，侧卧位时上腿伸直，下腿稍弯曲；俯卧位时足尖相对，足跟分开。
3. 对2岁以下婴幼儿不宜选用臀大肌注射以免损伤坐骨神经。
4. 对需长期注射者，应有计划地交替更换注射部位，并用细长针头，以避免或减少硬结的发生。
5. 消瘦者及患儿的进针深度酌减。
6. 一旦发生断针，立即用一手捏紧局部肌肉，以防针头移位，并尽快用止血钳将断段取出。
7. 多次注射后局部出现硬结，可采用热水袋或热湿敷处理。

五、思考题

1. 肌肉注射时，如何协助患者取合适体位？
2. 小儿肌肉注射部位应如何选择？
3. 肌肉注射的定位方法有哪几种？如何定位？
4. 肌肉注射法的进针角度、深度？

肌内注射法操作程序

评估

患者
- 病　情：局部皮肤肌肉组织、诊断、治疗情况
- 心　理：心理状态、合作程度
- 认　知：对肌内注射的认知
- 告　知：注射目的、药物的作用、可能出现的不适，减轻注射疼痛的配合技巧，征得患者同意

药物
- 医嘱、药物性质和量

计划

准备
- 操作者：仪表符合要求，洗手、戴口罩
- 用　物：按需备齐用物，按医嘱备药物
  - 一查对：医嘱、药物，双人核对
- 环　境：清洁、安静
- 患　者：查对、解释、体位正确舒适（使肌肉松弛）

实施

操作步骤
- 吸 药：核对→按顺序开启安瓿→吸药→排尽空气→核对→携用物至床边→核对解释→二查对→双人核对
- 进 针：协助患者安置合适体位，放松肌肉→选部位（连线法、十字法）→消毒皮肤→进针(呈90° 角)→固定→回抽无回血
- 注 药：均匀缓慢注入药液
- 拔 针：快速拔针→按压，观察局部、全身反应
- 记 录：三查对，签名交代注意事项

整理
- 患　者：助患者取舒适体位，询问感受
- 病床单元：整齐、清洁
- 用　物：妥善清理（按医疗废物处理原则）、归原

评价

- 患者感觉：良好、安全、无不良反应
- 操作效果：严格遵守三查七对原则、无菌观念强，注射部位准确，患者配合

肌内注射法操作评分标准

考生姓名__________ 班别__________ 学号__________ 成绩__________

项目		分值	要求	占分	实扣分	备注
评估		7	患者病情	2		
			注射部位、合作程度，双人核对医嘱	3		
			告知药物相关知识及配合技巧	2		
计划	操作者	3	着装规范	1		
			洗手、戴口罩	2		
	用物准备	5	按需备物齐全，少一件扣1分	2		
			放置合理	1		
			符合无菌要求	2		
	环境准备	2	符合无菌操作要求	2		
实施	药液抽吸	15	核对医嘱 检查药物准确	各2		
			用物放置妥当，操作无跨越无菌区	4		
			注射器、针头选择适当	1		
			抽吸药液、排气方法正确	各3		
	注射	35	双人核对、解释	2		
			选择血管正确	2		
			系止血带方法正确	2		
			消毒范围、方法正确	2		
			戴手套穿刺规范	2		
			进针前再次查对	2		
			进针位置、角度、深度适宜	6		
			一次穿刺成功	4		
			检查有回血	2		
			穿刺后及时松拳、松止血带	2		
			固定手法正确	2		
			注射剂量准确	2		
			脱手套时机合适	1		
			拔针后查对准确	2		
	观察、记录	8	及时观察	4		
			洗手	2		
			记录正确	2		
	整理	7	医疗污物处理妥当	3		
			协助患者取舒适卧位	2		
			整理病床单元	2		
评价	操作质量	12	关爱患者	3		
			沟通技巧好	3		
			操作熟练、动作连贯	3		
			遵守无菌操作原则	3		
	操作时间	3	时间5分钟，超时30秒扣1分	3		
	相关知识	3	相关知识熟悉	3		
总分		100	注：严重违反无菌操作原则、执行医嘱错误、部位偏差过大者均为不及格			

主考老师__________ 考核日期__________

实训二十五 静脉注射法

一、目的

1. 注入药物，用于不宜口服、皮下、肌内注射，或需迅速发挥药效时。
2. 静脉注入药物作某些诊断性检查。
3. 静脉营养治疗。

二、要求

1. 掌握静脉注射法的目的、适应证、评估内容。
2. 掌握静脉注射法的操作要点和注意事项。
3. 熟悉股静脉注射法。
4. 熟练完成静脉注射法的操作。
5. 操作中能严格执行无菌技术规范和查对制度，关爱患者，动作轻柔、规范。

三、用物准备

治疗盘、无菌治疗巾、合适的注射器及针头或头皮针、医嘱及药物（按医嘱备药吸药）、胶布、止血带、小垫枕、皮肤消毒剂（安尔碘）、棉签、砂轮、治疗碗、手表、笔、快速手消毒剂、医疗垃圾桶、锐器盒等。

四、注意事项

1. 严格执行查对制度和无菌操作原则。
2. 对组织有强烈刺激作用的药物，应多备一套盛有生理盐水的注射用具，先注入少量生理盐水，证实针头确实在血管内后，再换上所需药液推注。
3. 根据药物的性质、作用、治疗目的，以合适的速度推注。
4. 密切观察患者用药后的反应，某些药物如硫酸镁、洋地黄类强心药，注射速度宜慢且均匀。
5. 若局部疼痛、肿胀、回抽未见回血时，应拔出针头，更换部位再注射。

五、思考题

1. 如何选择合适静脉？
2. 长期做静脉注射者，如何保护患者的血管？
3. 静脉穿刺失败的常见原因有哪些？
4. 如何根据不同患者的状况，提高静脉穿刺成功率？

静脉注射法操作程序

- **评估**
  - 患者
    - 病　情：心肺功能，局部皮肤、血管情况
    - 心　理：心理状态、合作程度
    - 认　知：对静脉注射的认知
    - 告　知：注射目的、药物作用、可能出现的不适，征得患者同意
  - 药物
    - 医嘱、药液性质和量
- **计划**
  - 准备
    - 操作者：仪表符合要求，洗手、戴口罩
    - 用　物：按需备齐用物、按医嘱备药物
      一查对：医嘱、药物，双人核对
    - 环　境：清洁、安静
    - 患　者：查对、解释、体位舒适
- **实施**
  - 操作步骤
    - 吸　药：核对→按顺序启开安瓿→吸药→排尽空气→核对
    - 穿　刺：携用物至病床前→核对→二查对→双人核对、解释→扎止血带(穿刺点上方6cm处)→选静脉→松开止血带→消毒皮肤→戴手套→扎止血带→嘱握拳→消毒皮肤→再排气→核对→穿刺(呈20°角)→见回血、固定→二松（拳、止血带）
    - 注药、观察：推注药液（速度视病情、药物性质而定）观察局部及全身反应
    - 拔　针：快速拔针→按压→脱手套
    - 记　录：三查对，洗手、签名，交代注意事项
  - 整理
    - 患　者：助患者取舒适体位，询问感受
    - 病床单元：整齐、清洁
    - 用　物：妥善清理（符合医疗废物处理原则）、归原
- **评价**
  - 患者感觉：良好、安全、无不良反应
  - 操作效果：严守三查七对原则，无菌观念强，选静脉正确，一针见血

静脉注射法操作评分标准

考生姓名__________ 班别__________ 学号__________ 成绩__________

项目		分值	要求	占分	实扣分	备注
评估		7	患者病情 血管及注射部位情况、合作程度，双人核对医嘱 告知药物相关知识及配合技巧	2 2 3		
计划	操作者	3	着装规范 洗手、戴口罩	1 2		
	用物准备	5	按需备物齐全，少一件扣1分 放置合理 符合无菌要求	2 1 2		
	环境准备	2	符合无菌操作要求	2		
实施	药液抽吸	15	核对医嘱 检查药物准确 用物放置妥当，操作无跨越无菌区 注射器、针头选择适当 抽吸药液、排气方法正确	各2 各2 3 各2		
	注射	35	双人核对、解释 选择血管正确 系止血带方法正确 消毒范围、方法正确 戴手套穿刺规范 进针前再次查对 进针位置、角度、深度适宜 一次穿刺成功 检查有回血 穿刺后及时松拳、松止血带 固定手法正确 注射剂量准确 脱手套时机合适 拔针后查对准确	4 2 2 2 2 2 6 4 2 2 2 2 1 2		
	观察、记录	8	询问患者感觉、观察及时 洗手 记录恰当	4 2 2		
	整理	7	医疗污物处理正确 协助患者所取卧位舒适 整理病床单元规范	3 2 2		
评价	操作质量	12	关爱患者 沟通技巧佳 操作熟练、动作连贯 遵守无菌操作原则	3 3 3 3		
	操作时间	3	时间10分钟，超时30秒扣1分	3		
	相关知识	3	相关知识熟悉	3		
总分		100	注：严重违反无菌操作原则、执行医嘱错误、穿刺不成功者均为不及格			

主考老师__________ 考核日期__________

实训二十六 静脉采血法

一、目的

协助临床诊断疾病，为临床治疗提供依据。

二、要求

1. 掌握静脉采血法的目的、适应证、评估内容。
2. 掌握静脉采血法的操作要点和注意事项。
3. 熟悉真空试管选择的标准。
4. 熟练完成静脉采血法的操作。
5. 操作中能严格执行无菌技术规范和查对制度，关爱患者，动作轻柔、规范。

三、用物准备

治疗盘、无菌治疗巾、静脉采血针、医嘱及检验单、真空采血管（按医嘱备试管）、止血带、小垫枕、皮肤消毒剂、棉签、标本架或盒、快速手消毒液、无菌手套、医疗垃圾桶，锐器盒等。

四、注意事项

1. 严格执行查对制度和无菌操作原则。
2. 如需要抽空腹血，应提前告知患者禁食。
3. 采全血标本时，需注意抗凝，血液注入容器后，立即轻轻旋转摇动试管 8～10 次，使血液和抗凝剂混匀，避免血液凝固，从而影响检查结果。
4. 采集血液培养标本时，应防污染，抽血前应检查培养基是否符合要求。
5. 注射器抽取不同种类的血标本时，应按血培养瓶→抗凝管→干燥管的顺序注入，动作应迅速准确。
6. 严禁在输液、输血肢体上抽取血标本。

五、思考题

1. 如何保证血标本的质量?
2. 采集血液标本应注意哪些事项?

静脉采血法操作程序

- **评估**
  - 患者
    - 病　情：局部皮肤、血管情况
    - 心　理：心理状态、合作程度
    - 认　知：对静脉采血的认知
    - 告　知：静脉采血法的目的和配合方法、可能出现的不适，征得患者同意
- **计划**
  - 准备
    - 操作者：仪表符合要求，洗手、戴口罩
    - 用　物：按需备齐用物、按医嘱备试管
      一查对：医嘱、试管，双人核对
    - 环　境：清洁、安静、明亮
    - 患　者：查对、体位舒适
- **实施**
  - 操作步骤
    - 选静脉：二查对→双人核对→扎止血带(穿刺点上方6cm处)→选择静脉→松开止血带→消毒皮肤
    - 穿 刺：核对→戴手套→扎止血带→消毒皮肤→嘱握拳→核对→穿刺(呈20° 角)→见回血
    - 采 血：按检验项目要求抽取所需血量（如用真空采血管采血：固定→接采血管→针头出血速度变慢时反折针头→拔或换采血管）
    - 拔 针：松开止血带、嘱松拳→快速拔针→按压→注入试管→脱手套→观察穿刺部位有无渗血、肿胀等
    - 记 录：三查对，洗手、签名；交代注意事项
  - 整理
    - 患　者：助患者取舒适体位，询问感受
    - 病床单元：整齐、清洁
    - 用　物：妥善清理（符合医疗废物处理原则）、归原
- **评价**
  - 患者感觉：良好、安全、无不良反应
  - 操作效果：无菌观念强，严守三查七对原则，选静脉正确，一针见血，血标本符合要求

静脉采血法操作评分标准

考生姓名＿＿＿＿＿　班别＿＿＿＿＿　学号＿＿＿＿＿　成绩＿＿＿＿＿

项目		分值	要求	占分	实扣分	备注
评估		7	患者病情、意识、正在进行的治疗 血管情况、穿刺部位皮肤情况、合作程度 告知采血相关知识及配合方法	2 3 2		
计划	操作者	3	着装规范 洗手、戴口罩	1 2		
	用物准备	8	双人核对医嘱 检查试管，试管选择正确 用物准备齐全，放置合理	2 3 3		
	环境准备	2	符合无菌操作要求	2		
实施	选静脉	8	双人核对、解释清楚 病人肢体位置舒适 选血管方法、位置正确	3 2 3		
	采血	40	选择血管正确或尊重患者意愿 系止血带方法正确 消毒范围、方法正确 戴手套穿刺 进针前再次查对 进针位置、角度、深度适宜 一次穿刺成功 穿刺后松拳、松止血带正确 接采血试管方法正确 采血量正确 摇匀手法正确 脱手套时机合适 拔针后查对	2 2 各2 2 2 各3 4 2 3 4 3 1 2		
	观察记录	8	询问患者感觉、观察、交代 洗手、记录规范	6 2		
	整理	6	医疗污物处理正确 协助患者取舒适卧位 整理病床单元	3 2 1		
评价	操作质量	12	关爱患者 沟通技巧佳 操作熟练、动作连贯 无违反无菌操作原则	3 3 3 3		
	操作时间	3	时间10分钟，超时30秒扣1分	3		
	相关知识	3	相关知识熟悉	3		
总分		100	注：严重违反无菌操作原则、采血量严重不足者均为不及格			

主考老师＿＿＿＿＿　　　　考核日期＿＿＿＿＿

实训二十七　动脉血标本采集

一、目的

常用作动脉血气分析。

二、要求

1. 熟悉动脉采血法的目的、适应证、评估内容。
2. 熟悉动脉采血法的操作要点和注意事项。
3. 学会动脉血标本采集的操作方法。
4. 操作中能严格执行无菌技术规范和查对制度，关爱患者，动作轻柔、规范。

三、用物准备

治疗盘、安尔碘、检验标签（验单）、已用肝素稀释液湿润的 2～5 ml 带针头的注射器或血气标本专用采集器及针头、棉签、无菌手套、橡皮塞、砂轮、无菌试管、污物回收盘、沙袋。

四、注意事项

1. 术前评估患者的动脉搏动情况，有出血倾向者慎用。
2. 若饮热水、洗澡、运动，需休息 30 分钟后取血，避免影响结果。
3. 指导患者在采集动脉血过程中保持放松状态，勿随意移动肢体，有效配合操作。
4. 穿刺部位皮肤严格消毒，严格执行无菌操作，防止感染。
5. 采血的注射器内勿有空气。
6. 采血后在检验申请单上注明氧疗方法、浓液、持续时间及体温。标本采集后应立即送检。
7. 采血部位应压迫 5～10 分钟，直至不出血为止，注意术后观察采血部位皮肤有无出血。

五、思考题

1. 动脉血标本采集的目的？
2. 动脉血标本采集的注意事项有哪些？

动脉血标本采集操作程序

- **评估**
  - 病　情：正在进行的治疗，血管情况及采血部位皮肤情况
  - 心　理：对动脉采血的了解，合作程度
  - 认　知：对动脉采血所具备的知识及对所患疾病所具备的知识
  - 告　知：采血的目的及采血的注意事项，签知情同意书
- **计划**
  - 准备
    - 操作者：仪表符合要求，洗手、戴口罩
    - 用　物：按需备齐用物，一查对：核对医嘱、双人核对
    - 患　者：查对、解释、取舒适卧位
    - 环　境：符合无菌操作要求、安静、光线充足，必要时遮挡
- **实施**
  - 操作步骤
    - 核对解释：二查对：双人核对，说明操作目的，取得配合
    - 选取动脉：桡动脉、肱动脉、股动脉、足背动脉
    - 消毒：以动脉搏动最强点为圆心消毒穿刺部位皮肤→戴手套，消毒操作者左手拇指、食指、中指前端
    - 穿刺：以左手食指和中指固定欲穿刺之动脉→右手持注射器，在动脉搏动最明显点最明显点下0.5~1cm处以45° 进针，逆动脉血流方向刺入
    - 采血：见鲜红色动脉回血后固定针头，动脉血将自动把针栓向上推→采集到1.5 ~ 2 ml后迅速拔针，针头刺入橡皮塞，以隔绝空气，术中观察患者有无不适
    - 穿刺部位处理：术毕压迫针孔5 ~ 10分钟，直至不出血，脱手套
    - 动脉血标本：轻轻转动注射器，使血液与肝素充分混匀抗凝。三查对，洗手，在检验申请单上注明采血时间、氧疗方法及浓度、持续时间、体温，立即送检
  - 整理
    - 患　者：询问术后感受、针对性指导
    - 床单位：整齐清洁
    - 用　物：按医疗废物处理办法妥善处理
- **评价**
  - 患者状况：穿刺点部位皮肤有无出血
  - 操作效果：顺利完成动脉血标本的采集，与患者有效沟通

动脉血标本采集操作评分标准

考生姓名＿＿＿＿＿＿　班别＿＿＿＿＿＿　学号＿＿＿＿＿＿　成绩＿＿＿＿＿＿

项目		分值	要求	占分	实扣分	备注
评估		8	评估患者情况（病情、意识、治疗） 血管及穿刺部位皮肤情况、合作程度 告知相关知识及配合方法、嘱排便	3 3 2		
计划	操作者	3	着装规范 洗手、戴口罩	1 2		
	用物准备	5	双人核对医嘱 用物准备齐全，放置合理	3 2		
	环境准备	2	环境安静、清洁，符合无菌操作要求	2		
实施	选动脉	8	双人核对、解释清楚 取合适体位、肢体位置舒适 准确选取动脉	2 2 4		
	采血	42	消毒规范 进针前再次查对 穿刺前戴手套，消毒拇指、食指、中指前端 进针角度、手法正确、穿刺成功 采血量正确 拔针方法正确 按压得当 针头迅速刺入皮塞 血液充分摇匀 脱手套时机合 适再次核对	2 2 3 各4 5 2 4 4 4 2 2		
	观察记录	8	询问患者感受、观察穿刺部位情况、交代注意事项 异常处理恰当 洗手、记录，内容全面、正确	2 2 4		
	整理	6	医疗污物处理正确 及时送检标本 协助患者取舒适卧位、整理床单位	3 2 1		
评价	操作质量	12	关爱患者 沟通技巧佳 操作熟练、动作连贯 无违反无菌操作原则	3 3 3 3		
	操作时间	3	整体计划好，15 分钟内完成操作	3		
	相关知识	3	相关知识熟悉	3		
总分		100				

主考老师＿＿＿＿＿＿　　　　考核日期＿＿＿＿＿＿

实训二十八　皮内注射法（青霉素过敏试验）

一、目的

通过药物过敏试验，确定患者对药物是否过敏，以作为临床应用药物治疗的依据。

二、要求

1. 掌握青霉素药物过敏试验的目的、适应证和评估内容。
2. 掌握青霉素药物过敏试验的剂量、操作要点和注意事项。
3. 掌握青霉素药物过敏试验结果判断和过敏性休克的抢救配合。
4. 熟练完成青霉素药物过敏试验。
5. 操作中严格执行无菌技术规范和查对制度，关爱患者，动作轻柔、准确。

三、用物准备

治疗盘、治疗巾、注射器、医嘱及药物、70％酒精、棉签、砂轮、急救物品（0.1％盐酸肾上腺素及注射用物）、快速手消毒剂、医疗垃圾桶、锐器盒等。

四、注意事项

1. 严格执行查对制度和无菌操作原则。

2. 曾使用青霉素，停药3天以上再次使用或在使用过程中更换批号，需重做过敏试验，确定结果为阴性才可继续用药；皮试药液需现配现用。

3. 操作前应询问过敏史、用药史、家族史，如患者对青霉素过敏，则不可做皮试，应与医生联系更换其他药物。

4. 忌用碘酊消毒皮肤，以免影响对局部反应的观察。注入剂量要准确。注射后嘱患者勿揉擦局部。

5. 皮试结果阳性者不可使用青霉素，并要在病历、医嘱单、床头卡、注射簿、体温单上注明，并将结果告知患者及家属。

6. 如出现青霉素过敏性休克，应立即组织抢救。

五、思考题

1. 如何配制青霉素皮内试验药液？
2. 如何判断青霉素皮试的结果？患者局部出现阳性反应如何处理？
3. 患者出现青霉素过敏性休克时，如何进行急救？

皮内注射法（青霉素过敏试验）操作程序

评估
- 患者
  - 病　情：用药情况、药物过敏史、家族史、局部皮肤状况意识、年龄、进食情况
  - 心　理：合作程度
  - 认　知：对青霉素过敏试验的认知
  - 告　知：试验目的、配合方法、注射后注意事项可能出现的不适，征得患者同意
- 药物及设备
  - 是否符合抢救要求

计划
- 准备
  - 操作者：仪表符合要求，洗手、戴口罩
  - 用　物：按需备齐用物，按医嘱备药物，急救用物（0.1%盐酸肾上腺素等）**一查对** 双人查对医嘱、药物
  - 环　境：清洁、安静
  - 患　者：查对，询问用药史、过敏史、家族史、二便

实施
- 操作步骤
  - 配　液：检查药物→启开瓶盖→消毒→用5ml注射器吸等渗盐水4ml，注入青霉素瓶中，摇匀（使1ml=20万单位）→取1ml注射器配皮试液取上液0.1ml＋等渗盐水0.9ml摇匀（1ml=20 000单位）推剩上液0.1ml＋等渗盐水0.9ml摇匀（1ml=2 000单位）推剩上液0.25ml＋等渗盐水至1ml 摇匀（1ml=500单位）核对，贴上标签
  - 注　射：双人床边核对，选部位（前臂掌侧下段）→70%乙醇消毒皮肤→排气**二查对**→进针（斜面向上呈5°角）→放平注射器→左手拇指固定针栓→注入0.1ml→拔针（勿按压），观察皮丘情况→**三查对**→放好急救物品
  - 记　录：交待注意事项→洗手、记录执行时间、观察结果时间、批号、部位→签名
  - 结果判断：20分钟后观察皮丘及全身反应→记录结果
- 整理
  - 患　者：助患者取舒适体位，询问感受
  - 病床单元：整齐、清洁
  - 用　物：妥善处理（符合医疗废物处理原则）、归原

评价
- 患者感觉：良好、安全、无不良反应
- 操作效果：无菌观念强，严格遵守三查七对原则，皮试剂量、部位、浓度准确，皮丘符合要求，结果判断及时、正确

皮内注射法（青霉素过敏试验）操作评分标准

考生姓名＿＿＿＿＿＿　班别＿＿＿＿＿＿　学号＿＿＿＿＿＿　成绩＿＿＿＿＿＿

项目		分值	要求	占分	实扣分	备注
评估		7	病情、注射部位 询问过敏史、用药史、家族史、饮食情况、二便、合作程度 告知相关事宜	各1 3 2		
计划	操作者	3	着装规范 洗手、戴口罩	1 2		
	用物准备	5	按需备物齐全，少一件扣1分 摆放妥当 符合无菌要求	2 1 2		
	环境准备	2	符合无菌操作要求	2		
实施	皮试液配制	26	双人核对医嘱、检查药物正确 物品放置妥当，操作无跨越无菌区 选择注射器针头正确 抽吸药液、排气方法正确 稀释步骤正确 摇匀药液手法正确 配药后核对准确	各2 3 2 各2 8 3 2		
	注射过程	26	双人床边查对（三查、七对原则） 选择部位正确、消毒正确 进针前查对准确 待干后进针、绷紧皮肤规范 进针角度和深度正确 固定手法正确 剂量准确，皮丘符合要求 两人查对、洗手并记录时间正确	2 各2 2 2 各3 2 各2 各2		
	观察	8	交代注意事项妥当 抢救用物放置妥当 判断结果准确（口述） 记录结果准确	2 2 2 2		
	整理	5	整理床单位规范 协助患者所取体位舒适 医疗污物处理符合要求	2 1 2		
评价	操作质量	12	操作准确、熟练、整体性好 无菌观念强，无违反无菌操作原则 查对步骤及项目清晰、准确 关爱患者，沟通技巧佳	3 3 3 3		
	操作时间	3	10分钟，超时30秒扣1分	3		
	相关知识	3	相关知识熟悉	3		
总分		100	注：严重违反无菌操作原则、执行医嘱错误、部位偏差过大者均为不及格			

主考老师＿＿＿＿＿＿　　　　考核日期＿＿＿＿＿＿

实训二十九　密闭式静脉输液法（头皮针）

一、目的

1. 补充水分及电解质。
2. 增加循环血量，改善微循环。
3. 供给营养物质。
4. 输入药物，治疗疾病。

二、要求

1. 掌握静脉输液的目的、评估内容。
2. 掌握常见静脉输液故障的原因及排除方法。
3. 掌握静脉输液的操作要点及注意事项。
4. 熟练完成密闭式周围静脉输液（头皮针）的操作。
5. 操作中严格执行无菌技术原则和查对制度，操作准确、规范，关爱患者。

三、用物准备

按医嘱备药及加药用注射器及针头1套、按需备输液管、头皮针、输液贴、止血带及小垫枕、消毒液、棉签、砂轮、治疗碗、治疗执行单、输液卡、输液瓶签、手表、笔、治疗盘、治疗巾、医疗垃圾桶、锐器盒、必要时备小夹板和绷带、启瓶器。

四、注意事项

1. 严格执行查对制度和无菌操作原则。
2. 根据病情及药物性质选择合适静脉，避开关节、从远心端开始；合理安排输液顺序。
3. 注意药物的配伍禁忌，对刺激性药物应确定穿刺成功后再输入。
4. 严格掌握输液的速度。
5. 输液中应加强巡视，注意观察，并做好记录。

五、思考题

1. 静脉输液过程中，溶液不滴可能有哪些原因？如何处理？
2. 如何调节静脉输液速度？
3. 如何防治输液微粒的产生？
4. 常见静脉输液反应有哪些？如何观察与处理？

密闭式静脉输液法（头皮针）操作程序

- **评估**
  - 患者
    - 病　情：年龄、心肺功能、局部皮肤、血管状况
    - 心　理：心理状态、合作程度
    - 认　知：对静脉输液的认知
    - 告　知：输液目的、过程、注意事项、可能出现的不适，征得其同意
  - 药物
    - 医嘱、药物性质和量
- **计划**
  - 准备
    - 操作者：仪表符合要求，洗手、戴口罩
    - 用　物：按需备齐用物，按医嘱备药物
      - 一查对：双人查对医嘱、药物、输液卡、输液瓶签
    - 环　境：清洁、安静
    - 患　者：查对、解释、排便、体位舒适
- **实施**
  - 操作步骤
    - 配液：核对、对光检查药液→开启瓶盖→消毒→按医嘱加药→贴瓶签→套网袋→消毒→检查输液管→插管→核对
    - 穿刺：双人床边核对→解释→挂瓶→排气→选静脉(由远端到近端)→消毒皮肤，系止血带(同静脉注射)→戴手套→二查对→嘱握拳→再排气→穿刺→见回血三松(拳、止血带、调速器)
    - 固定：胶布固定针头→复盖无菌方纱→脱手套
    - 调速：（根据年龄、病情、药物性质）
    - 记录：三查对 双人核对→洗手→签名→挂输液卡
    - 观察：局部，全身反应
  - 整理
    - 患　者：询问患者感觉，交待注意事项，助取舒适体位
    - 病床单元：整齐清洁
    - 用　物：妥善处理（符合医疗废物处理原则）、归原
- **评价**
  - 患者感觉：良好，安全，无不适
  - 操作效果：严守三查七对原则，无菌观念强，一次排气成功，一针见血，调速适当

密闭式静脉输液法（头皮针）操作评分标准

考生姓名__________ 班别__________ 学号__________ 成绩__________

项目		分值	要求	占分	实扣分	备注
评估		7	病情、血管情况，局部皮肤情况 心理、合作程度，物品符合无菌标准 告知相关事宜	2 3 2		
计划	操作者	3	着装规范、洗手、戴口罩	3		
计划	用物准备	5	用物齐全 放置合理	3 2		
计划	环境准备	2	符合无菌操作要求	2		
实施	配液	12	双人核对医嘱、检查药物准确 用物放置妥当，操作不跨越无菌区 按医嘱配制液体 加药、插管过程无污染	各2 2 3 3		
实施	排气	8	排气正确、一次排气成功 不浪费药液 茂菲氏滴管内液面高度合适	各2 2 2		
实施	输液	40	双人床边查对、问二便正确 选择血管恰当或尊重患者意愿 注意患者安全、取合适体位 系止血带方法正确 消毒皮肤范围、方法妥当 戴手套 进针前再次查对准确 进针位置、角度、深度适宜 一次穿刺成功 及时松拳、止血带及调节器开关 固定牢固、美观 脱手套时机合适 滴速调节适当 操作后双人查对，交代注意事项准确 洗手、记录规范	3 3 1 2 2 2 2 各3 3 2 2 1 3 3 2		
实施	整理	5	医疗污物处理妥当 询问患者感觉 协助患者取舒适卧位	3 1 1		
评价	操作质量	12	操作熟练、准确、动作连贯、整体性好 对患者关爱 沟通技巧佳 遵守无菌操作原则	3 3 3 3		
评价	操作时间	3	时间15分钟，超时30秒扣1分	3		
评价	相关知识	3	相关知识熟悉	3		
总分		100	注：严重违反无菌操作原则、穿刺失败、有大量气泡输入、执行医嘱错误者均为不及格			

主考老师__________ 考核日期__________

实训三十　密闭式静脉输液法（留置针）

一、目的

保护静脉，减少因反复穿刺造成的痛苦和血管损伤。

二、要求

1. 掌握静脉留置针输液的目的、评估内容。
2. 熟练完成静脉留置针输液环境、用物及患者的准备。
3. 熟练进行密闭式输液法（留置针）的观察与护理。
4. 操作中严格执行无菌技术规范和查对制度，能主动关爱患者，轻柔、安全的实施操作。

三、用物准备

按医嘱备药及加药用注射器及针头、按需备输液管、静脉留置针、肝素帽、透明敷料、封管液、止血带及小垫枕、消毒液、棉签、砂轮、治疗碗、治疗执行单、输液卡、输液瓶签、手表、笔、治疗盘、治疗巾、医疗垃圾桶、锐器盒、必要时备小夹板和绷带、启瓶器。

四、注意事项

1. 严格执行查对制度和无菌操作原则。
2. 选择弹性好、走向直、充盈的血管。
3. 静脉留置针一般可保留3～5天，最长不超过7天。留置期间严密观察留置针有无脱出、断裂、阻塞、局部有无红肿热痛等静脉炎表现，及时处理相关并发症。
4. 敷料固定稳妥、美观。
5. 告知患者留置针可能出现的并发症，嘱患者注意保持留置针口的干燥，敷料潮湿及时更换，留置针一侧肢体避免剧烈运动及长时间下垂等。

五、思考题

1. 静脉留置针适用于哪些患者？
2. 静脉留置针输液法常用封管液有哪些？为什么需要封管？如何进行封管？
3. 留置针型号的选择有什么原则？
4. 在留置期间如发生导管堵塞应如何处理？

密闭式静脉输液法（留置针）操作程序

- **评估**
  - 患者
    - 病　情：年龄、心肺功能、局部皮肤、血管状况
    - 心　理：心理状态、合作程度
    - 认　知：对静脉输液及留置针的认知
    - 告　知：留置针静脉输液的目的、可能出现的不适、留置期间的注意事项，征得其同意
  - 药物
    - 医嘱、药液性质和量
- **计划**
  - 准备
    - 操作者：仪表符合要求，洗手、戴口罩
    - 用　物：按需备齐用物，按医嘱备药物
      - 一查对：双人查对医嘱、药物、输液卡、输液瓶签
    - 环　境：清洁、安静
    - 患　者：查对、解释、排便、体位舒适
- **实施**
  - 操作步骤
    - 配液：核对、对光检查药液→开启瓶盖→消毒→按医嘱加药→贴瓶签→套网袋→消毒→检查输液管→插管→核对
    - 穿刺：双人床边查对→挂输液瓶→排尽管内空气→头皮针插入留置针的肝素帽→排尽肝素帽内气体→戴手套→选静脉→消毒皮肤（8cm×10cm）→系止血带→二查对→嘱握拳→再排气→穿刺→见回血三松(拳、止血带、调速器)→固定针翼，退出针芯→将全部软管送入血管
    - 固定：固定留置针→脱手套→注明穿刺时间
    - 调速：（根据年龄、病情、药物性质）
    - 记录：三查对 双人查对→洗手、签名→挂输液卡
    - 封管：输液毕→注入2～5ml肝素盐水，边推注边拔出头皮针→用无菌纱布包好肝素帽→固定
    - 观察：局部、全身反应
  - 整理
    - 患者：询问患者感觉，助患者采取舒适体位，针对性指导
    - 病床单元：清洁整齐
    - 用　物：妥善处理（符合医疗废物处理原则）、归原
- **评价**
  - 患者感觉：良好，安全，无不适
  - 操作效果：严守三查七对，无菌观念强，一次排气成功，一针见血，调速适当，封管方法正确

密闭式静脉输液法（留置针）操作评分标准

考生姓名＿＿＿＿＿　班别＿＿＿＿＿　学号＿＿＿＿＿　成绩＿＿＿＿＿

项目		分值	要求	占分	实扣分	备注
评估		7	病情、血管情况 合作程度、自理能力 告知相关事宜	2 3 2		
计划	操作者	3	着装规范，洗手、戴口罩	3		
	用物准备	5	备物齐全 物品放置合理	2 3		
	环境准备	2	符合无菌操作要求	2		
实施	加药	8	双人核对医嘱、检查药物 加药、插管过程无污染 配液后查对准确	3 2 3		
	排气	8	排气正确或一次成功 未浪费药液 茂菲氏滴管内液面高度合适	各2 2 2		
	输液	38	双人查对解释、问二便 静脉选择合适 止血带使用方法正确 皮肤消毒范围、方法妥当 穿刺前戴手套 进针前再次核对 进针角度、深度适宜 一次穿刺成功 及时松拳、止血带及调节器开关 正确退出针芯 固定牢固/美观 滴速调节恰当 操作后双人查对 交代注意事项 洗手记录/记录规范	各2 2 2 2 2 2 各2 4 2 2 2 2 2 4 2		
	封管	6	封管液体选择恰当、封管方法妥当 封管后肝素帽处理妥当	各2 2		
	整理	5	医疗污物处理正确 询问患者感觉、协助取舒适卧位	3 各1		
评价	操作质量	12	操作熟练、准确、动作连贯、整体性好 对患者关爱 沟通技巧佳 遵守无菌操作原则	3 3 3 3		
	操作时间	3	时间18分钟，超时30秒扣1分	3		
	相关知识	3	相关知识熟悉	3		
总分		100	注：严重违反无菌操作原则、穿刺失败、有大量气泡输入、执行医嘱错误者均为不及格			

主考老师＿＿＿＿＿　　考核日期＿＿＿＿＿

实训三十一　静脉输血法

一、目的

1. 补充血容量、增加有效循环血量。
2. 补充血红蛋白，促进携氧能力。
3. 补充血小板和各种凝血因子。
4. 补充抗体、补体。
5. 补充白蛋白。

二、要求

1. 掌握静脉输血的目的、评估内容。
2. 掌握静脉输血法的操作要点和注意事项。
3. 掌握静脉输血故障的处理方法和常见输血反应及护理。
4. 熟悉血型和交叉相容配血试验。
5. 熟练完成静脉输血的环境、用物的准备。
6. 学会密闭式输血的方法。
7. 操作中严格执行无菌技术规范和查对制度，能主动关爱患者，规范、准确、安全的实施操作。

三、用物准备

按医嘱备药物、0.9％生理盐水、按需备输血管、头皮针、输液贴、止血带及小垫枕、消毒液、棉签、砂轮、治疗碗、治疗执行单、输液卡、输液瓶签、手表、笔、治疗盘、治疗巾、快速手消毒剂、医疗垃圾桶、锐器盒、必要时备小夹板和绷带、启瓶器。

四、注意事项

1. 严格执行查对制度和无菌操作规程。
2. 根据输血申请单正确采集血标本，禁止同时采集两个患者的血标本。
3. 输入库存血之前必须认真检查血液保存时间和血液质量。
4. 血液制品及输血器内不可随意加入其他药物，以防发生凝集或溶解。
5. 输血过程中，应加强巡视，严密观察有无输血反应发生。
6. 输多种血液制品时须注意：首先输成分血，其次为新鲜血，最后为库存血。

五、思考题

1. 输血前需做哪些准备工作？
2. 取血时三查八对包括哪些内容？
3. 静脉输血易发生什么反应？其表现怎样？如何处理？
4. 静脉输血的注意事项？

静脉输血法操作程序

- **评估**
  - 患者
    - 病　情：年龄、血型、心肺功能、局部皮肤血管状况
    - 心　理：心理状态、合作程度
    - 认　知：对静脉输血的认知
    - 告　知：输血的目的、操作过程、配合事项及不良反应，征得患者同意，签输血同意书
  - 血液
    - 血液的有效期、血液质量、血液包装
- **计划**
  - 准备
    - 操作者：仪表符合要求，洗手、戴口罩
    - 用　物：按需备齐用物，按医嘱备血液
      一查对：双人查对医嘱、血液、配血单、输血卡等
    - 环　境：清洁、安静
    - 患　者：查对、解释、排便、体位舒适
- **实施**
  - 操作步骤
    - 查 对：携用物至病床前→核对、解释→双人床边核对，检查质量（八对）→签名
    - 给 药：按医嘱用药
    - 建立静脉通道：二查对→戴手套→取出输血管→按静脉输液流程输入0.9%氯化钠溶液
    - 固 定：胶布固定针头→复盖无菌方纱→核对
    - 输 血：三查对→轻摇血袋→消毒血袋口→输血管接血袋口→观察→脱手套
    - 调 速：先慢后快（根据年龄、病情、血液成分）
    - 记 录：四查对 双人查对→洗手→签名→挂输血卡
    - 观 察：局部，全身反应
  - 整理
    - 患　者：问患者感觉，交待注意事项，助取舒适体位
    - 病床单元：整齐清洁
    - 用　物：妥善清理（按医疗废物处理原则）、归原
- **评价**
  - 患者感觉：良好，安全，无不适
  - 操作效果：严守四查八对原则，无菌观念强，输血液准确无误，输入速度符合病情

静脉输血法操作评分标准

考生姓名__________　班别__________　学号__________　成绩__________

项目		分值	要求	占分	实扣分	备注
评估		7	病情、配血结果 血管情况、合作程度、物品符合无菌标准 告知相关事宜	2 3 2		
计划	操作者	3	着装规范、洗手、戴口罩	3		
	用物准备	5	按需备物齐全，少一件扣1分 放置合理	3 2		
	环境准备	2	符合无菌操作要求	2		
实施	排气	8	排气正确且一次成功 无浪费药液 输血滴管内液面高度合适	3 2 3		
	建立静脉通道	30	双人床边查对、解释、问二便 选择血管正确 注意患者安全、协助所取体位合适 按医嘱输血 止血带、消毒皮肤范围方法正确 戴手套穿刺正确 进针前再次查对妥当 进针位置、角度、深度适宜 一次穿刺成功 固定牢固、美观	3 2 各2 3 各2 2 2 3 5 2		
	输血	22	输血器用生理盐水冲管 轻摇血袋、成功插入输血管 脱手套时机合适 滴速调节适当 操作后双人查对准确 交代注意事项正确 洗手记录规范	2 各3 2 3 2 3 各2		
	整理	5	医疗污物处理正确 询问患者感觉 协助患者取舒适卧位	3 1 1		
评价	操作质量	12	操作熟练，动作连贯，方法正确，计划性好 关爱患者，患者感觉安全、舒适 严守查对、无菌和知情同意原则 沟通技巧运用适当	3 3 3 3		
	操作时间	3	时间15分钟，超时30秒扣1分	3		
	相关知识	3	相关知识熟悉	3		
总分		100	注：严重违反无菌操作原则、穿刺失败、有大量气泡输入、执行医嘱错误者均为不及格			

主考老师__________　　考核日期__________

实训三十二 尸体护理

一、目的

1. 使尸体清洁，维护良好的尸体外观，易于辨认。
2. 安慰家属，减少哀痛。

二、要求

1. 掌握尸体护理的目的、评估内容。
2. 掌握尸体护理的操作要点及注意事项。
3. 掌握患者死亡后医疗护理文件的处理、病室环境及物品的清洁消毒方法。
4. 熟悉死者家属的心理护理的需求。
5. 学会尸体护理的用物准备。
6. 模仿尸体护理的操作。
7. 操作过程中态度严肃、认真，能注意保护死者的隐私。

三、用物准备

擦洗用物一套、尸单、衣裤或尸袍、不脱脂棉球适量、血管钳、剪刀、绷带、尸体识别卡3张、松节油、梳子等，有伤口者需备换药敷料。

四、注意事项

1. 物品准备齐全，减少多次进出房间而引起家属的不安。
2. 用屏风遮挡，维护死者的隐私或影响同病房其他患者的情绪。
3. 装上义齿、仰卧、垫枕，避免脸形改变、面部淤血变色，维持尸体的外观。
4. 用棉花垫塞孔，防止括约肌松弛使污物流出，棉花勿外露。
5. 用尸单包裹尸体，尸单两角（上、下角）遮盖头部和脚，再用两角（左右角）将尸体包严。
6. 如死者为传染病，应按传染病患者终末消毒处理。
7. 在体温单40～42℃之间用红笔纵写死亡时间。
8. 停止各种执行单，如药物、治疗及饮食等，按出院程序办理死亡结账。

五、思考题

1. 如何判断死亡？
2. 医生开出死亡诊断书后，为何要使尸体仰卧、垫枕并装上义齿？
3. 在尸体料理时，如何避免对其他患者造成不良影响？如何使家属减轻悲痛？
4. 死者遗物如何处理？

尸体护理操作程序

- **评估**
  - 患者
    - 确认患者死亡
    - 死者的遗愿，满足合理要求(宗教和特殊风俗习惯)
  - 家属
    - 告　知：实施尸体护理的原因与必要性
    - 心　理：家属的心理状态，合作程度
  - 环境
    - 安静，肃穆
- **计划**
  - 准备
    - 操作者：仪表符合要求，戴口罩，戴手套，必要时穿隔离衣
    - 用　物：按需要备物，尸体卡三张
    - 环　境：安慰家属、劝其离开，用屏风遮挡
    - 尸　体：放平、仰卧、垫枕
- **实施**
  - 操作步骤
    - 清洁：洗脸、闭上双眼、装上假牙→血管钳夹棉球填塞孔道(鼻、口腔、耳、阴道、肛门)→依次抹净上肢、胸腹、背、下肢→梳头→有伤口进行处理(换敷料或缝合)
    - 穿衣包裹：穿上衣裤→系尸体卡(手腕)→尸单包裹(两端盖头，足两边对齐包好)固定→别尸体卡(尸单外)→移尸体于平车上→大单遮盖
    - 送太平间；通知卫生员→运尸体(太平间)→尸体卡挂在停尸抽屉
  - 整理
    - 清点遗物交给家属
    - 患者单元、用　物 → 按出院消毒处理(死者为传染病，按终末消毒处理)
    - 脱手套→洗手→处理医疗文件
- **评价**
  - 尸　体：整洁、位置良好、易于鉴别
  - 家　属：节哀、对尸体料理/护理表示满意

尸体护理操作评分标准

考生姓名＿＿＿＿＿＿　班别＿＿＿＿＿＿　学号＿＿＿＿＿＿　成绩＿＿＿＿＿＿

项目		分值	要求	占分	实扣分	备注
评估		7	确认患者死亡、清点遗物 患者有无传染病、伤口、管道 特殊宗教信仰及民族习惯 告知家属相关事宜、评估家属心理	1 2 各 1 各 1		
计划	操作者	3	着装规范 洗手	1 2		
	用物准备	5	用物准备齐全，少一件扣 1 分 放置合理	3 2		
	环境准备	2	劝家属离开 用床围帘或屏风遮挡	1 1		
实施	尸体护理	50	核对死亡诊断书准确 戴手套正确 体位恰当 垫枕头正确 填写尸体识别卡准确（3 张） 撤除管道妥当 脱衣裤方法正确 处理伤口、合眼、装义齿正确 托下颌方法正确 尸体清洁彻底 填塞孔道正确 正确放置识别卡（3 张） 去枕方法正确	2 2 2 2 各 3 3 3 各 3 3 3 4 各 2 2		
	包尸单	6	包尸单方法正确，一处错误扣 2 分	6		
	送太平间	4	通知担架组及时 按要求交付有关单据	2 2		
	整理	5	污物处理妥当 消毒床单位正确 操作后脱手套、洗手、记录规范	1 1 各 1		
评价	操作质量	12	操作熟练、动作连贯 态度严肃、认真 沟通技巧良好 做到人性化护理	3 3 3 3		
	操作时间	3	时间 30 分钟，超时 2 分钟扣 1 分	3		
	相关知识	3	相关知识熟悉	3		
总分		100				

主考老师＿＿＿＿＿＿　　　　考核日期＿＿＿＿＿＿

第三篇　专科护理技能

第一章　内科护理技能

实训一　尿糖测定

一、目的

1. 监测糖尿病控制状况。
2. 为糖尿病患者用药提供依据。

二、要求

1. 熟悉评估过程中的注意事项和要求。
2. 正确评估患者病情和对尿糖测定的认知、指导患者正确留取尿液。
3. 独立完成尿糖测定的用物准备。
4. 熟练为患者进行尿糖测定，操作规范、准确。
5. 具有认真、严谨的工作态度。

三、用物准备

尿糖试纸、清洁尿杯。

四、注意事项

1. 接触患者时要先做自我介绍，向患者解释尿糖测定目的及过程，指导患者正确留取尿液。
2. 尿液要新鲜，随排随测，容器要清洁。
3. 将尿糖试纸带色部分浸入尿液中约2秒，顺容器边缘取出试纸，除去多余的尿液。
4. 取出试纸后在1分钟内与标准比色板对照观察颜色，最好在光线充足处观察。
5. 试纸取出后立即将瓶塞盖紧，防晒、防潮，放于阴凉干燥处。
6. 使用试纸时要注意试纸的生产日期及有效期，避免过期试纸影响结果。

五、思考题

1. 尿糖测定的步骤？
2. 尿糖测定的注意事项？
3. 尿糖阳性的临床意义？

尿糖测定操作程序

- **评估**
  - 患者
    - 病 情：身体状况、尿量
    - 心 理：对尿糖测定的了解，合作程度
    - 认 知：尿糖测定的配合及注意事项
    - 告 知：尿糖测定的目的、过程
- **计划**
  - 准备
    - 操作者：仪表符合要求，洗手、戴口罩
    - 用 物：按需备齐用
    - 患 者：查对、解释
    - 环 境：清洁、安静、光线充足
- **实施**
  - 操作步骤
    - 留取新鲜尿液：嘱患者用清洁容器准确留取尿液
    - 取出尿糖试纸：检查试纸有效期，正确取出试纸
    - 测定尿糖：将尿糖试纸带色部分放入盛有小便的容器内→即刻（约2秒）取出，稍待片刻（约30秒）
    - 判断结果：在1分钟内与试纸包上的不同尿糖尝试比色，以确定尿糖的含量→结果以“+”表示
  - 整理
    - 用物：妥善清理
    - 洗手
    - 记录：结果
- **评价**
  - 操作效果：操作熟练、动作协调，结果准确
  - 环境整洁，物品放置合理

尿糖测定操作评分标准

项　目		分值	要　求	占分	实扣分	备注
评　估		7	了解病情 告知相关事宜 心理、合作程度	2 2 3		
计划	操作者	4	着装规范、仪表大方、态度和蔼 洗手	2 2		
	用物准备	4	用物准备齐全、放置有条理	4		
	环境准备	2	环境安静、清洁	2		
	查对	5	查对患者、床号、疾病	5		
实施	留取新鲜尿液	6	正确指导患者留取尿液	6		
	取出尿糖试纸	12	检查试纸的有效期 取出方法正确	4 8		
	测定尿糖	25	方法正确 测定过程规范	12 13		
	结果判断	10	检查结果判断正确	10		
	整　理	7	用物处理恰当 洗手 记录	3 2 2		
评价	操作质量	10	操作熟练、准确 结果判断正确	6 4		
	操作时间	4	3 分钟内完成	4		
	相关知识	4	熟悉相关知识	4		
总　分		100				

主考老师____________　　　　　　　　考核日期____________

实训二　微量血糖测定

一、目的

1. 通过测试血糖，准确掌握血糖含量。
2. 为健康体检、胰岛素治疗、糖尿病患者的血糖控制等提供依据。

二、要求

1. 掌握微量血糖测定的评估内容。
2. 掌握微量血糖测定的操作要点及注意事项。
3. 熟练完成微量血糖测定的操作。
4. 在操作中关爱患者，做到轻柔、准确、安全 。

三、用物准备

治疗盘、血糖仪、采血笔、血糖试纸，75%酒精、棉签。

四、注意事项

1. 操作前检查血糖仪与试纸代码是否一致，注意试纸的有效期。
2. 操作前按说明书的指示，检查血糖仪的性能及与试纸的匹配情况。
3. 操作前嘱患者采血前应先清洁双手。
4. 取血时针刺手指内外两侧可以减轻痛楚。
5. 取血时不要涂血，以免手上的油脂影响测定效果；勿过度挤压采血部位，采到的血应立刻使用。
6. 不要触摸试纸条测试区和滴血区。
7. 监测时避免血糖仪发生移动和倾斜。
8. 采血针不可重复使用，以免感染，用过的采血针小心弃置。
9. 错误的高或低的血糖结果会带来严重的后果。如测得的血糖值异常高（高于16.7mmol/L），或者异常低（低于2.8mmol/L），应按正确方法重测一次。
10. 用毕，血糖仪按要求清洁。

五、思考题

1. 血糖测量的一般顺序与要求有哪些?
2. 血糖测量的注意事项有哪些?
3. 血糖的正常范围。

微量血糖测量操作程序

- **评估**
  - 患者
    - 病　情：血循环情况、是否存在影响血糖因素、采血部位皮肤情况、有无酒精过敏史
    - 心　理：对血糖测量的了解，合作程度
    - 知　识：血糖测量中配合及注意事项
    - 告　知：血糖测量的目的、作用，测量前的准备、测量中的配合
- **计划**
  - 准备
    - 操作者：仪表符合要求，洗手、戴口罩
    - 用　物：按需备齐用物
    - 患　者：查对、解释
    - 环　境：清洁、安静、光线充足
- **实施**
  - 操作步骤
    - 安置体位：舒适体位，揉搓采血部位
    - 仪器准备：检查血糖仪与试纸代码是否一致→插入试纸自动开机→安装采血笔针头
    - 消　　毒：选择采血部位→酒精皮肤消毒→待干
    - 采　血：将采血笔端放在手指侧面→按下中间按钮→将被采血者手臂下垂10°～15°→轻轻挤压手指使血滴轻触试纸顶部→5秒后读数值→记录
    - 穿刺点处理：用棉球按压片刻
  - 整理
    - 患　者：适当休息
    - 床单位：整齐清洁
    - 血液标本：准确记录
    - 用　物：妥善处理
- **评价**
  - 患者状况：穿刺部位皮肤无出血　、
  - 操作效果：顺利完成血糖测量，记录结果，与患者有效沟通

微量血糖测量操作评分标准

考生姓名＿＿＿＿＿＿ 班别＿＿＿＿＿＿ 学号＿＿＿＿＿＿ 成绩＿＿＿＿＿＿

项目		分值	要求	占分	实扣分	备注
评估		10	评估患者情况 嘱患者排尽小便 告知有关事宜	3 1 6		
计划	操作者	4	着装规范、洗手	4		
	用物准备	8	用物准备齐全，放置合理	8		
	环境准备	2	环境安静、清洁	2		
实施	核对	6	核对解释 助患者取舒适体位	各2分 2		
	检查	6	检查仪器功能 核对试纸的号码 检查试纸有效期	2 2 2		
	揉搓指部	3	揉搓被采血的手指直到血运丰富	3		
	开机	2	插入试纸，自动开机	2		
	消毒	5	酒精消毒指腹，待干	5		
	进针	9	正确安装采血针 采血笔紧挨指腹，按动弹簧开关 针刺指腹深度适宜	3 3 3		
	采血	8	采血者手臂下垂10°～15° 血样本合格 血糖仪勿倾斜	2 4 2		
	读数	2	正确读取血糖结果	2		
	记录	3	汇报结果并记录	3		
	病情观察	6	询问患者感受 观察穿刺部位情况 异常处理恰当	2 2 2		
	整理	8	压迫止血 正确卸掉采血针 整理床单位 用物分类放置 洗手	2 2 1 2 1		
评价	操作质量	10	关心患者、态度认真、沟通有效 操作熟练	6		
	操作时间	4	5分钟内完成	4		
	相关知识	4	相关知识熟悉	4		
总分		100				

主考老师＿＿＿＿＿＿ 考核日期＿＿＿＿＿＿

实训三 体位引流及拍背排痰

一、目的

促进痰液排出，保持呼吸道通畅。

二、要求

1. 掌握体位引流及拍背排痰的评估内容、适应证及禁忌证。
2. 掌握体位引流及拍背排痰的操作要点及注意事项。
3. 熟练完成用物和环境的准备。
4. 学会指导患者有效咳痰的方法。
5. 熟练完成体位引流及拍背排痰的操作，操作中关爱患者，做到动作轻柔、敏捷，准确、安全。

三、用物准备

听诊器、大毛巾、垫巾、弯盘、漱口杯、痰杯、纸巾、医疗垃圾袋。

四、注意事项

1. 操作前注意评估病情，根据病变部位选择合适体位。原则上抬高患部位置，引流支气管口向下，充分考虑患者的病情和耐受力。
2. 操作中指导患者进行有效的咳痰。
3. 引流时间通常在餐前半小时或餐后两小时后进行，每日1～3次，每次15分钟。
4. 操作过程密切观察病情变化，发现呼吸困难、发绀等异常情况，应立即停止操作，并采取相应的护理措施。

五、思考题

1. 体位引流及拍背排痰的适应证与禁忌证有哪些?
2. 如何指导患者进行有效咳嗽咳痰?
3. 体位引流及拍背排痰的一般顺序与要求?
4. 体位引流及拍背排痰的注意事项有哪些?

体位引流及拍背排痰操作程序

- **评估**
  - 患者
    - 病　情：确定病变部位选择合适体位
    - 认　知：体位引流及拍背排痰的准备及注意事项
    - 心　理：对体位引流及拍背排痰的了解、合作程度
    - 告　知：目的、作用、可能出现的不适和风险、配合方法
- **计划**
  - 准备
    - 操作者：仪表符合要求，洗手
    - 用　物：按需备齐用物
    - 患　者：查对、解释、排空小便
    - 环　境：清洁、安静、光线充足，必要时遮挡
- **实施**
  - 操作步骤
    - 安置体位：坐位或半卧位促进肺上叶引流；由一侧卧位转为仰卧位，再转为一侧卧位，以利于肺中叶引流
    - 拍背排痰：从下至上，从外至内，背部从第十肋间隙、胸部从第六肋间隙开始向上叩击至肩部。每个肺叶拍1～3分钟，嘱患者间歇深呼吸并用力咳痰
    - 观察：有无出现呼吸困难、发绀
  - 整理
    - 患者：取合适体位，询问操作后的感受，适当清洁面部及口腔
    - 床单位：整齐清洁
    - 痰液：记录痰液的性质、气味、颜色量等
    - 用物：妥善处理
- **评价**
  - 患者状况：有无出现呼吸困难、发绀
  - 操作效果：顺利完成操作，并记录痰液，与患者沟通有效

体位引流及拍背排痰操作评分标准

考生姓名__________ 班别__________ 学号__________ 考核成绩__________

项目		分值	要求	占分	实扣分	备注
评估		10	看病历、查对、问病情、饮食、大小便	10		
		5	告知操作的目的	2		
			指导有效咳嗽、咳痰的方法	3		
计划	操作者	5	着装规范	1		
			仪态大方	2		
			洗手、戴口罩	2		
	用物准备	3	用物准备齐全，放置合理	3		
	环境准备	2	环境安静、清洁	2		
实施	检查	5	听诊确定痰液部位	5		
	取体位	10	取合适体位	10		
	拍背	35	用薄毛巾包盖皮肤	3		
			确定背部第10肋间隙	2		
			手法采取五指并拢，掌心呈杯状	3		
			确定患者能承受的力度	2		
			顺序由背部第10肋间隙从下至上，从外至内向上叩击至肩部	5		
			避开肾区、脊柱、肩胛	4		
			每个肺叶拍1～2分钟，病变肺叶时间稍长	4		
			用腕力有节奏叩击	3		
			操作中注意观察呼吸及咳嗽、排痰情况	3		
			排痰后漱口及擦拭患者面部、撤巾	3		
			询问患者操作后感受，听诊肺部	3		
	健康指导	3	针对病情有效指导	3		
	整理	5	整理床单位	1		
			用物分类放置	1		
			洗手	1		
			记录痰液的颜色、气味、量、性状	2		
评价	操作质量	12	关心患者、态度认真，沟通有效	4		
			操作熟练	4		
			整体计划好，应变处理及时	4		
	操作时间	3	10分钟内完成	3		
	相关知识	2	相关知识熟悉	2		
总分		100		累计		实得分

主考老师__________ 考核日期__________

实训四　心电图描记

一、目的

对某些疾病特别是心血管病的诊断有重要价值。

二、要求

1. 掌握心电图描记的操作要点及注意事项。
2. 熟练完成用物和环境的准备。
3. 学会心电图描记的操作，操作中关爱患者，注意保暖，动作规范、准确。

三、用物准备

心电图机、心电图纸、电源（或充电电池）、酒精棉球（或导电膏）。

四、注意事项

1. 用屏风遮挡患者，冬天注意调节室温和保暖。
2. 操作前患者必须处于安静状态，进行活动后必须休息 10 分钟再行检查。
3. 操作前取下身上的首饰、手表等金属物，避免干扰。
4. 清洁皮肤、拭去污垢，增加良好接触性，避免干扰。
5. 操作过程中避免接打手机、电话，以免干扰。

五、思考题

1. 心电图描记的注意事项有哪些？
2. 如何正确连接心电图导联？
3. 如何计算心率？

自动心电图机描记操作程序

- **评估**
  - 患者
    - 病　情：生命体征、意识状态
    - 心　理：对心电图描记的了解，合作程度
    - 认　知：对心电图检查所具备的知识
    - 告　知：心电图描记的目的、作用及注意事项
- **计划**
  - 准备
    - 操作者：仪表符合要求、洗手
    - 用　物：按需备齐用物
    - 患　者：查对、解释
    - 环　境：清洁、安静、光线充足，必要时遮挡
- **实施**
  - 操作步骤
    - 置体位：协助患者取正确卧位
    - 清洁皮肤：解开衣扣→暴露胸部→酒精棉球清洁皮肤
    - 连接导联：连接肢导联→连接胸导连
    - 描　记：打开开关→设置模式为自动→设置灵敏度（10、2.5、5、10）→调节滤波器（交流、肌电、漂移），设置走纸速度25mm/s→按下封闭→按启动键→描记后按STOP关机
    - 皮肤处理：擦拭皮肤
  - 整理
    - 患　者：体位舒适
    - 床单位：整齐清洁
    - 心电图纸上：标记科室、床号、姓名、性别、年龄、录图时间、各导联名称
    - 用　物：妥善处理
- **评价**
  - 患者状况：无明显不适
  - 操作效果：顺利完成操作，心电图交医生，与患者沟通有效

自动心电图机描记操作评分标准

考生姓名__________　　班别__________　　学号__________　　成绩__________

项目		分值	要求	占分	实扣分	备注
评估		10	评估患者情况	3		
			嘱排尽小便	1		
			告知相关事宜	6		
计划	操作者	2	着装规范、洗手	2		
	用物准备	4	用物准备齐全，放置合理	4		
	环境准备	2	环境安静、清洁	2		
实施	取体位	4	核对、解释	2		
			体位正确	2		
	连接导联	23	连接心电图机电源及导线	2		
			正确连接地线	1		
			走纸，调节基线	3		
			暴露双腕部、双踝部及前胸	2		
			注意保暖，指导患者配合方法	2		
			用导电膏或湿棉签涂擦连接部位皮肤	3		
			连接肢导联	4		
			连接胸导连	6		
	描记	25	正确开机	2		
			设置模式为自动模式	2		
			设置灵敏度（∗10、2.5、5、10）	3		
			调节滤波器（交流、肌电、漂移）	3		
			设置走纸速度 25mm/s	3		
			按下封闭键→启动键开始描记	2		
			描记完检查有无导联错漏	3		
			正确标注心电图导联	4		
			标记科室、床号、姓名、性别、年龄 录图时间、操作者	3		
	病情观察	4	询问患者感受、观察患者情况	2		
			异常处理恰当	2		
	整理	5	整理患者，擦净患者局部皮肤	2		
			按要求整理用物及床单位	2		
			心电图机处于备用状态	1		
评价	操作质量	10	关心患者、态度认真、沟通有效	6		
			操作熟练	4		
	操作时间	6	完成时间 8 分钟	6		
	相关知识	5	相关知识熟悉（如何计算心率）	5		
总分		100				

主考老师__________　　　　考核日期__________

实训五　胸腔穿刺术的护理配合

一、目的

1. 协助诊断。
2. 排除积气或积液，缓解呼吸困难症状。
3. 胸腔内注射药物，协助治疗疾病。

二、要求

1. 掌握胸腔穿刺术的评估内容。
2. 掌握胸腔穿刺术术后并发症的观察与护理。
3. 熟练完成胸腔穿刺术的用物和环境的准备。
4. 学会胸腔穿刺术的护理配合方法。
5. 在穿刺中关爱患者，注意保暖，动作轻柔、敏捷，准确、安全，注意加强自身防护。

三、用物准备

1. 治疗盘：内置安尔碘、胸穿包、50ml 注射器 1 支、无菌手套 2 副、棉签、胶布、砂轮、标本瓶、量杯、酒精灯、火柴、污物回收袋。

2. 外用药：按需要准备。如 2%利多卡因 1～2 支、甲紫、必要时备 0.9%氯化钠溶液 500ml。

四、注意事项

1. 操作前向患者介绍胸腔穿刺的目的、作用、术前的准备，术中的配合及术后注意事项。

2. 严格无菌操作，防止胸腔感染。

3. 抽液或抽气速度不宜过快，量不宜过多，一般第一次抽液量不超过 600ml，以后每次不超过 1000ml。

4. 穿刺过程中注意准确、安全进行配合。

5. 穿刺过程中要安慰患者，嘱患者术中固定体位，避免咳嗽和深呼吸。

6. 穿刺过程中应密切观察患者的生命体征及病情变化，如出现头晕、恶心、心悸、脉速、血压下降、面色苍白等症状，应立即报告医生，以便及时处理。

7. 操作完毕记录穿刺的时间，抽液抽气的量、胸水的颜色及患者在术中的状态。

8. 术后嘱患者静卧，24 小时后方可洗澡，以免穿刺部位感染。

9. 术后密切观察患者的脉搏和呼吸状况，注意血胸、气胸、肺水肿等并发症的发生。观察穿刺部位，如出现红、肿、热、痛，体温升高或液体溢出等及时通知医生。

10. 术后鼓励患者深呼吸，促进肺膨胀。

五、思考题

1. 胸穿刺的适应证和禁忌证有哪些？
2. 胸腔穿刺术术中的如何进行护理配合？
3. 胸腔穿刺术抽液量有何要求？
4. 如何观察胸腔穿刺术术后并发症？护理措施有哪些？

胸腔穿刺术的护理配合操作程序

- **评估**
  - 患者
    - 病　情：意识状态及呼吸系统的情况及穿刺部位皮肤情况
    - 心　理：对胸腔穿刺术的了解，合作程度
    - 知　识：胸腔穿刺术前准备、术中配合及术后注意事项
    - 告　知：胸腔穿刺的目的、作用、穿刺中的配合及可能出现的不适和风险等
- **计划**
  - 准备
    - 操作者：仪表符合要求，洗手、戴口罩
    - 用　物：按需备齐用物
    - 患　者：查对、解释
    - 环　境：清洁、安静、光线充足，必要时遮挡
- **实施**
  - 操作步骤
    - 安置体位：根据病情协助患者坐于靠背椅上，面向椅背，两手平放椅背上缘，头扶于前臂上
    - 选择部位：暴露背部→选择穿刺部位(胸部叩实音最明显的部位或叩鼓音最明显的部位）→在皮肤上作标记
    - 术中配合：打开胸穿包→消毒皮肤→配合术者戴手套→铺洞巾→协助术者抽取局麻药→固定体位，术中提供术所需用物→穿刺成功，协助医生用血管钳固定→留取标本→严密观察病情，如有异常立即报告医生
    - 穿刺部位处理：术毕协助医生消毒针孔、无菌纱布覆盖加压、胶布固定，按压穿刺点片刻
  - 整理
    - 患　者：询问术后感受、对患者进行针对性指导
    - 床单位：整齐清洁
    - 胸水标本：记录抽出液量或气量，立即送检
    - 用　物：妥善处理
- **评价**
  - 患者状况：有无胸膜反应，穿刺点部位皮肤有无渗液、渗血及感染
  - 操作效果：顺利完成胸腔穿刺，并测量抽气或抽液量，观察患者的呼吸脉搏情况，与患者有效沟通

胸腔穿刺术的护理配合操作评分标准

考生姓名＿＿＿＿＿＿　班别＿＿＿＿＿＿　学号＿＿＿＿＿＿　成绩＿＿＿＿＿＿

项目		分值	要求	占分	实扣分	备注
评估		10	评估患者情况	3		
			嘱排尽大小便	1		
			告知相关事宜	6		
计划	操作者	4	着装规范	2		
			洗手	2		
	用物准备	6	用物准备齐全，放置合理	6		
	环境准备	2	环境安静、清洁	2		
实施	取体位	6	核对、解释	2		
			助患者取合适体位	4		
	操作配合	40	再次核对	4		
			正确打开胸穿包，协助消毒皮肤	4		
			按要求戴手套及铺巾	4		
			协助术者抽取局麻药动作规范	6		
			术中传递用物无污染	5		
			术中患者体位符合操作要求	5		
			术中指导正确	3		
			协助术者固定胸管正确	3		
			协助术者正确留取标本	2		
			术后按压穿刺点片刻，局部纱布固定	4		
	病情观察	6	严密观察病情	3		
			病情有变及时通知术者进行处理	2		
			注意心理护理	1		
	整理	10	整理床单位，给患者取合适体位	2		
			测量记录抽液量（气量），及时送检	2		
			用物分类放置、正确整理	2		
			洗手	2		
			交代术后注意事项	2		
评价	操作质量	10	态度认真，关心患者，沟通有效	6		
			整体计划好，按操作规程配合完成	4		
	相关知识	6	相关知识熟悉	6		
总分		100				

主考老师＿＿＿＿＿＿　　　　考核日期＿＿＿＿＿＿

实训六 腰椎穿刺术的护理配合

一、目的

检查脑脊液的性质及颅内压力，或鞘内注射药物和了解蛛网膜下腔是否阻塞。

二、要求

1. 掌握腰椎穿刺术的评估内容。
2. 掌握腰椎穿刺术术后并发症的观察与护理。
3. 熟练完成腰椎穿刺术的用物和环境的准备。
4. 学会腰椎穿刺术的护理配合方法。
5. 在穿刺中关爱患者，注意保暖，动作轻柔、敏捷，准确、安全，注意加强自身防护。

三、用物准备

1. 治疗盘：内置安尔碘、腰穿包、测压表、5ml 注射器 1 支、无菌试管及培养管、无菌手套 2 副、棉签、砂轮、持物钳、污物回收盘。

2. 外用药：按需要准备。如 2%利多卡因 1～2 支、甲紫、必要时备 0.9%氯化钠溶液 500ml。

四、注意事项

1. 术前向患者介绍腰椎穿刺的目的、作用、术前的准备，术中的配合及术后注意事项。
2. 术前对躁动患者实行四肢及体位固定或遵医嘱使用镇静剂，防止穿刺针折断。
3. 严格无菌操作，防止感染。
4. 穿刺术中嘱患者保持好腰椎穿刺的正确体位和测压体位。
5. 穿刺注药过程中，注意观察生命体征、意识、瞳孔、呼吸、脉搏、面色，发现异常立即报告医生。
6. 术后嘱患者去枕平卧六小时，告知卧床期间不可抬高头部，可适当转动身体。
7. 术后 15～30min 巡视一次，观察患者有无头痛、腰背痛、感染等并发症。
8. 术后密切观察穿刺部位有无渗液、渗血。
9. 术后嘱患者多饮水，遇有腰痛多卧床休息。

五、思考题

1. 腰椎穿刺的适应证和禁忌证有哪些？
2. 腰椎穿刺术术中如何进行护理配合？
3. 腰椎穿刺术术后的体位有何要求？
4. 如何观察腰椎穿刺术术后的并发症？护理措施有哪些？

腰椎穿刺术的护理配合操作程序

评估

- 患者
  - 病　情：生命体征、意识状态情况及穿刺部位皮肤情况
  - 心　理：对腰椎穿刺的了解，合作程度
  - 知　识：腰椎穿刺术前准备、术中配合及术后注意事项
  - 告　知：操作目的、作用、术中的配合及可能出现的不适和风险

计划

- 准备
  - 操作者：仪表符合要求，洗手、戴口罩
  - 用　物：按需备齐用物
  - 患　者：查对、解释、排空小便，静卧15～30分钟
  - 环　境：清洁、安静、光线充足，必要时遮挡

实施

- 操作步骤
  - 安置体位：去枕侧卧位、双膝屈曲，双手抱膝，腰部尽量后凸充分低头弯腰
  - 选择部位：铺中单或棉垫置于穿刺部位下→暴露腰背→打开腰穿包→选择穿刺部位（腰椎3～4间隙，亦可选腰椎4～5间隙）→消毒皮肤
  - 术中配合：配合术者戴手套→铺洞巾→协助术者抽取局麻药→固定体位→提供术者所需用物
  - 测　　压：嘱患者全身放松，头略伸，双下肢半屈曲，平静呼吸→协助术者打开测压管包布→取出压力管→配合测脑脊液压力→记录结果→留取脑脊液标本→严密观察病情，如有异常立即停止操作，并作相应处理
  - 术毕处理：协助术者消毒针孔→无菌纱布覆盖加压→胶布固定→按压穿刺点2～3分钟
- 整理
  - 患　者：询问术后感受，对患者进行针对性指导
  - 床单位：整齐清洁
  - 脑脊液标本：立即送检
  - 用物：妥善处理

评价

- 患者状况：有无头痛、腰背痛、穿刺部位皮肤有无渗液、渗血
- 操作效果：顺利完成腰椎穿刺，并抽取脑脊液送检，与患者有效沟通

腰椎穿刺术的护理配合操作评分标准

考生姓名＿＿＿＿＿＿ 班别＿＿＿＿＿＿ 学号＿＿＿＿＿＿ 成绩＿＿＿＿＿＿

项目		分值	要求	占分	实扣分	备注
评估		10	评估患者情况	3		
			嘱排尽小便，安静休息	1		
			告知相关事宜	6		
计划	操作者	4	着装规范	2		
			洗手	2		
	用物准备	6	用物准备齐全，放置合理。	6		
	环境准备	2	环境准备符合要求	2		
实施	取体位	6	核对、解释	2		
			取合适体位	4		
	操作配合	40	再次核对	2		
			开腰穿包，配合医生消毒皮肤	4		
			戴无菌手套和铺巾	4		
			协助术者抽取局麻药	4		
			术中传递用物无污染	5		
			术中固定患者体位正确	4		
			术中指导正确	5		
			正确协助测压、记录结果	4		
			正确协助留取脑脊液标本	4		
			正确协助固定，按压穿刺点	4		
	病情观察	6	严密观察病情	3		
			病情有变及时通知医生进行处理	2		
			注意心理护理	1		
	整理	10	整理床单，给患者取正确体位	2		
			记录抽液量，及时送检	2		
			用物分类放置、整理正确	2		
			洗手	2		
			交代术后注意事项	2		
评价	操作质量	10	态度认真，关心患者，沟通有效	6		
			整体计划好，按操作规程配合完成	4		
	相关知识	6	相关知识熟悉	6		
总分		100				

主考老师＿＿＿＿＿＿ 考核日期＿＿＿＿＿＿

实训七　骨髓穿刺术的护理配合

一、目的

1. 送检骨髓液，协助诊断。
2. 骨髓移植时通过骨髓穿刺术采集骨髓液。

二、要求

1. 掌握骨髓穿刺术的评估内容。
2. 掌握骨髓穿刺术术后并发症的观察与护理。
3. 熟练完成骨髓穿刺术的用物和环境的准备。
4. 学会骨髓穿刺术的护理配合方法。
5. 在穿刺中关爱患者，注意保暖，动作轻柔、敏捷，准确、安全，注意加强自身防护。

三、用物准备

1. 治疗盘：内置安尔碘、骨穿包、载玻片数张、20ml 注射器 1 支、2ml 注射器 1 支、无菌手套 2 副、棉签、砂轮、中单、污物回收盘。
2. 外用药：按需要准备。如 2%利多卡因 1～2 支、必要时备 0.9%氯化钠溶液 500ml。

四、注意事项

1. 向患者介绍骨髓穿刺的目的、作用、术前的准备，术中的配合及术后注意事项，可能出现的不适和风险等。
2. 玻片避免用酒精清洗，注射器与穿刺针必须干燥，防止溶血。
3. 严格无菌操作，防止感染。
4. 穿刺过程中嘱患者安静，防止穿刺针折断。
5. 穿刺术中观察患者的反应，穿刺注药过程中，注意观察意识、瞳孔、呼吸、脉搏、面色，发现异常立即报告医生。
6. 骨髓液抽出后，立即涂片以免凝固。
7. 术后嘱患者卧床休息。
8. 术后严密观察穿刺部位有无渗液、渗血，48～72 小时内不要弄湿穿刺处。
9. 术后注意观察生命体征及意识瞳孔的变化。

五、思考题

1. 骨髓穿刺的目的有哪些？
2. 骨髓穿刺的适应证和禁忌证有哪些？
3. 骨髓穿刺术前、术中、术后的护理要点有哪些？

骨髓穿刺术的护理配合操作程序

- **评估**
  - 患者
    - 病　情：意识状态、出血及凝血时间，穿刺部位皮肤情况
    - 心　理：对骨髓穿刺的了解，合作程度
    - 认　知：对骨髓穿刺术的认识
    - 告　知：骨髓穿刺的目的、作用，穿刺前的准备、穿刺中的配合及可能出现的不适和风险，签知情同意书
- **计划**
  - 准备
    - 操作者：仪表符合要求，洗手、戴口罩
    - 用　物：按需备齐用物
    - 患　者：查对、解释
    - 环　境：清洁、安静 、光线充足，必要时遮挡
- **实施**
  - 操作步骤
    - 安置体位：采取俯卧或仰卧位
    - 选择部位：暴露穿刺部位(髂后上棘，髂前上棘，胸骨柄）→铺中单或棉垫置于穿刺部位下→选择穿刺点
    - 术中配合：打开骨穿包→配合术者戴手套→铺洞巾→协助术者抽取局麻药→固定体位，提供术者所需用物，协助术者留取标本，观察患者，如有异常立即停止操作，并作相应处理
    - 术毕处理：协助术者消毒针孔→无菌纱布覆盖加压→胶布固定，血小板低者，按压时间不少于10分钟
  - 整理
    - 患　者：询问术后感受，交待患者48 ~ 72小时内不要弄湿穿刺处，观察有无出血现象。对患者进行针对性指导
    - 床单位：整齐清洁
    - 骨髓标本：立即送检
    - 用　物：按医疗废物处理办法分类处理
- **评价**
  - 患者状况：穿刺点部位皮肤有无渗液、渗血
  - 操作效果：顺利完成骨髓穿刺，观察穿刺部位皮肤情况，与患者有效沟通

骨髓穿刺术的护理配合操作评分标准

考生姓名__________ 班别__________ 学号__________ 成绩__________

项目		分值	要求	占分	实扣分	备注
评估		10	患者基本情况	4		
			嘱排尽大小便	2		
			告知患者相关事宜	4		
计划	操作者	4	着装规范	2		
			洗手	2		
	用物准备	6	用物准备齐全，放置合理	6		
	环境准备	2	环境安静、清洁	2		
实施	取体位	6	核对、解释	2		
			取合适体位	2		
			放好中单或垫巾	2		
	操作配合	40	再次核对	2		
			打开骨穿包无污染	4		
			戴无菌手套，铺洞巾	各4		
			协助抽取局麻药	4		
			协助摆体位并消毒穿刺部位皮肤	5		
			术中提供用物注意无菌操作	4		
			术中患者体位固定合适	3		
			按要求留取标本	3		
			术毕局部纱布固定	4		
			按压穿刺点时间正确	3		
	病情观察	6	严密观察病情	2		
			病情有变及时通知医生	2		
			注意心理护理	2		
	整理	10	整理床单位，给患者取正确体位	2		
			记录抽液量，及时送检	2		
			用物分类放置	2		
			交代术后注意事项	2		
			洗手	2		
评价	操作质量	10	态度认真，关心患者，沟通有效	6		
			整体计划好，按操作规程配合完成	4		
	相关知识	6	相关知识熟悉	6		
总分		100				

主考老师__________ 考核日期__________

实训八 腹腔穿刺术的护理配合

一、目的

1. 送检积液，协助诊断。
2. 对大量腹水患者，可适当抽放腹水，缓解腹胀、胸闷、气促症状。
3. 腹腔内注射药物，协助治疗疾病。
4. 施行腹水回输术。

二、要求

1. 掌握腹腔穿刺术的评估内容。
2. 掌握腹腔穿刺术术后并发症的观察与护理。
3. 熟练完成腹腔穿刺术的用物和环境的准备。
4. 学会腹腔穿刺术的护理配合方法。
5. 在穿刺中关爱患者，注意保暖，动作轻柔、敏捷，准确、安全，注意加强自身防护。

三、用物准备

1. 治疗盘：内置安尔碘、腹穿包、50ml、2ml 注射器各 1 支、无菌手套 2 副、棉签、腹带、砂轮、清洁空瓶、软尺、无菌试管、量杯、垫巾、酒精灯、火柴、污物回收盘。

2. 外用药：按需要准备。如 2%利多卡因 1~2 支、甲紫、必要时备 0.9%氯化钠溶液 500ml。

四、注意事项

1. 术前向患者介绍腹腔穿刺的目的、作用、术前的准备，术中的配合及术后注意事项，可能出现的不适和风险等。

2. 腹腔穿刺前嘱患者排尿，以免穿刺时损伤膀胱。

3. 腹腔穿刺前测量腹围、脉搏、血压和腹部体征，以观察病情变化。

4. 术中严格无菌操作，防止腹腔感染。

5. 放液速度不宜过快，一次放腹水量不超过 3000ml，同时观察腹水的颜色、性状、量、并记录。

6. 嘱患者术中保持良好心理状态，固定体位，避免咳嗽和深呼吸。

7. 术中应密切观察患者的生命体征及病情变化，如出现头晕、恶心、心悸、脉速、血压下降、面色苍白等症状，应立即报告医生，以便及时处理。

8. 术后注意取合适体位及休息；密切观察穿刺部位有无渗液、渗血，有无腹膜感染的征象。

五、思考题

1. 腹穿刺的适应证和禁忌证有哪些？
2. 腹腔穿刺术术中的如何进行护理配合？
3. 腹腔穿刺术抽腹水量的有何要求？
4. 如何观察腹腔穿刺术术后并发症？护理措施有哪些？

腹腔穿刺术的护理配合操作程序

- **评估**
  - 患者
    - 病　情：意识状态及腹水情况及穿刺部位皮肤情况
    - 心　理：对腹腔穿刺术的了解，合作程度
    - 认　知：对腹腔穿刺所具备的知识和对疾病所具备的知识
    - 告　知：目的、作用、穿刺前的准备、穿刺中的配合及可能出现的不适和风险等，签知情同意书
- **计划**
  - 准备
    - 操作者：仪表符合要求，洗手、戴口罩
    - 用　物：按需备齐用物
    - 病　人：查对、解释
    - 环　境：符合无菌操作要求、安静、光线充足，必要时遮挡
- **实施**
  - 操作步骤
    - 安置体位：根据病情采取侧卧位、平卧位或半坐卧位
    - 测量腹围：铺中单或棉垫置于穿刺部位下→暴露腹部→测量腹围→记录→打开腹穿包
    - 选择部位：脐与左髂前上棘连线中外1/3交界处，或脐与耻骨联合中点偏左1cm或偏右1.5cm）→消毒皮肤
    - 术中配合：配合术者戴手套→铺洞巾→协助术者抽取局麻药→
    - 固定体位→提供术者所需用物→协助留取标本→严密观察病情，有异常即停止放腹水，并作相应处理
    - 术毕处理：术毕协助医生消毒针孔→无菌纱布覆盖→加压、胶布固定→按压5～10分钟
  - 整理
    - 患者：询问术后感受，对患者进行针对性指导
    - 床单位：整齐清洁
    - 腹水标本：立即送检
    - 用物：按医疗废物处理办法分类处理
- **评价**
  - 患者状况：腹部有无压痛、反跳痛、腹肌紧张等征象，穿刺点部位皮肤有无渗液、渗血
  - 操作效果：顺利完成腹腔穿刺，测量腹围，与患者有效沟通

腹腔穿刺术的护理配合操作评分标准

考生姓名__________ 班别__________ 学号__________ 成绩__________

项目		分值	要求	占分	实扣分	备注
评估		10	评估患者情况	3		
			嘱患者排尽大小便	1		
			告知相关事宜	6		
计划	操作者	4	着装规范 洗手	4		
	用物准备	6	用物准备齐全，放置合理	6		
	环境准备	2	环境安静、清洁	2		
实施	取体位	6	核对、解释	1		
			取合适体位	2		
			测量腹围并记录	2		
			放好腹带、垫巾、清洁空瓶	1		
	操作配合	40	再次核对	2		
			打开腹穿包无污染	4		
			戴无菌手套、铺洞巾无污染	各4		
			打开安瓿协助术者抽取局麻药	5		
			术中提供术者用物注意无菌操作	5		
			术中注意固定患者体位	4		
			按要求留取标本	4		
			术毕协助医生局部纱布固定	4		
			按压穿刺点正确	4		
	病情观察	6	严密观察病情	2		
			病情有变及时通知医生	2		
			注意心理护理	2		
	整理	10	整理床单，用物分类正确	2		
			术后体位正确	2		
			测量腹围并记录	2		
			记录抽液量，及时送检	2		
			洗手、交代术后注意事项全面	2		
评价	操作质量	10	态度认真，关心患者，沟通技有效	6		
			整体计划好，按操作规程配合完成	4		
	相关知识	6	相关知识熟悉	6		
总分		100				

主考老师__________ 考核日期__________

第二章　外科护理技能

实训九　手术区皮肤准备（备皮）

一、目的

1. 清除切口及其周围皮肤上的污垢，防止切口感染。
2. 用于患者手术区的皮肤准备。

二、要求

1. 掌握手术区皮肤准备的评估内容、操作要点及注意事项。
2. 熟练完成用物和环境的准备。
3. 熟练完成备皮操作，在操作中关爱患者，做到轻柔、准确、安全。

三、用物准备

治疗盘、弯盘、备皮刀、滑石粉、一次性治疗巾、无菌纱布、棉签、松节油、75%酒精（按需准备）手电筒、脸盆（盛热水）毛巾。

四、注意事项

1. 防止交叉感染，注意勿刮伤皮肤。
2. 备皮刀与皮肤呈30°～45°，备皮时片片相连，不可间断。

五、思考题

1. 不同手术区皮肤准备的方法？
2. 特殊部位手术皮肤准备有何要求？

手术区皮肤准备（备皮）操作程序

- **评估**
  - 患者
    - 病　情：年龄、神志、身体状况、皮肤的完整性、清洁度
    - 心　理：对手术区皮肤准备的心理反应、合作程度
    - 认　知：对手术区皮肤准备的相关知识认知程度
    - 告　知：操作目的、操作过程、按需暴露外阴或胸、腹部、操作中的配合
- **计划**
  - 准备
    - 操作者：仪表符合要求，洗手、戴口罩
    - 用　物：按需备齐用物
    - 患　者：查对姓名及手术区皮肤，解释
    - 环　境：调节室温，按需遮挡屏风
- **实施**
  - 操作步骤
    - 核对解释：核对患者，说明操作目的，取得配合
    - 安置体位：按需安置体位，暴露备皮区域
    - 铺　巾：备皮区域铺一次性治疗巾
    - 刮除毛发：纱布沾取滑石粉抹备皮区域→左手绷紧皮肤，右手持备皮刀与皮肤呈30°～45°刮去毛发→清洁皮肤
    - 检查皮肤：手电筒照射，观察毛发是否刮净，皮肤有无划痕、划伤
    - 除垢洁肤：用松节油擦净皮肤上的胶布痕迹（按需除去脐窝污垢）→擦洗皮肤→沐浴更衣
  - 整理
    - 患　者：取舒适体位，询问患者感觉
    - 病床单元：整齐、清洁
    - 用　物：妥善处理
- **评价**
  - 患者感觉：满意，无不适
  - 操作效果：皮肤无污垢、毛发、无损伤

手术区皮肤准备（备皮）操作评分标准

考生姓名＿＿＿＿＿ 班别＿＿＿＿＿ 学号＿＿＿＿＿ 成绩＿＿＿＿＿

项目		分值	要求	占分	实扣分	备注
评估		7	环境 手术野皮肤情况 告知相关事宜	2 3 2		
计划	操作者仪态	3	着装规范 洗手、戴口罩	1 2		
	用物准备	6	用物准备齐全 放置合理 符合无菌要求	2 2 2		
	环境准备	2	环境清洁，根据需要遮挡屏风	2		
实施	备皮前	10	核对解释 铺一次性治疗巾 暴露充分，注意保暖	2 4 4		
	备皮	25	备皮范围正确 备皮手法正确 备皮顺序正确 及时清除刀内毛发	10 5 5 5		
	备皮后	20	检查毛发 皮肤无划痕、损伤 除去脐窝污垢胶布痕迹 毛巾擦洗皮肤	5 6 5 4		
	整理	7	撤除一次性治疗巾 取舒适体位 整理床单位 交代注意事项	1 2 2 2		
评价	操作质量	10	态度认真，关心患者，沟通有效 操作准确熟练	5 5		
	操作时间	5	8分钟内完成，每超30秒扣1分	5		
	相关知识	5	熟悉相关知识	5		
总分		100				

主考老师＿＿＿＿＿ 考核日期＿＿＿＿＿

实训十 手术室洗手（洁肤柔肥皂液洗手）

一、目的

1. 清除皮肤表面的污垢及细菌，配合无菌手术衣和无菌手套，防止细菌移位到皮肤表面而污染手术。

2. 用于手术人员手臂的刷洗与消毒。

二、要求

1. 掌握外科洗手的操作程序及注意事项。

2. 熟练完成用物和环境的准备。

3. 熟练完成外科洗手的操作。

三、用物准备

洁肤柔肥皂液、洁肤柔消毒液、灭菌手刷、灭菌小方巾。

四、注意事项

1. 进手术室前更换手术室专用的清洁鞋和手术室专用的洗手衣裤。

2. 洗手衣袖口卷至肘上 10cm 以上，下摆塞入裤腰内。戴好口罩及帽子，口罩要盖住口鼻，帽子要盖住全部头发。

3. 剪短指甲，并除去甲缘下积垢，手臂皮肤如有破损，不能参加手术。

4. 应特别注意指尖、甲缘、指间和手掌等部位的刷洗。

5. 洗手完毕，保持拱手姿势，双手远离胸部 30cm 以外，向上不能高于肩部，向下不能低于腰部，手臂不应下垂，也不可接触未经灭菌的物品。否则，应重新洗手。

五、思考题

1. 手术室洗手过程中，手部碰到其他物品，应如何处理？

2. 手术室洗手的范围包括哪些部位？

3. 洁肤柔洗手的时间大约是几分钟？

4. 请说出手术室洗手的顺序？

手术室洗手（洁肤柔肥皂液洗手）操作程序

评估
- 护　士：对手术的承受力（心理、体力、技术）
- 皮　肤：双手皮肤有无破损，对消毒液是否过敏

计划
- 准备
  - 着装：换鞋→换洗手衣裤→卷袖至肘上10cm，洗手衣下摆塞于裤腰内→戴口罩、帽子
  - 剪指甲：除去甲缘下积垢

实施
- 操作步骤
  - 洗　手：肥皂洗净双手、前臂、上臂10cm处→流水冲净
  - 涂消毒液：取灭菌刷→消毒液3～5ml→涂抹双手、前臂、上臂10cm
  - 刷　手：指尖、甲沟→手指、指间→手掌→手背→腕部（横向刷洗）→同法刷另一只手→刷前臂→同法刷对侧前臂→上臂10cm→同法刷对侧上臂
  - 冲　洗：双手向上，肘部向下，流水冲净消毒液
  - 擦　手：取小方巾，擦干双手→小方巾对折三角形，擦干前臂→上臂10cm→小方巾换另一面擦干对侧前臂→上臂10cm
  - 消　毒：取消毒液3～5ml→涂擦双手→前臂→再取消毒液3～5ml涂擦双手，自然待干，双手置于胸前

评价
- 操作效果：操作熟练、规范，无污染现象
- 环　　境：整洁

手术室洗手（洁肤柔肥皂液洗手）操作评分标准

考生姓名__________　班别__________　学号__________　成绩__________

<table>
<tr><th colspan="2">项　目</th><th>分值</th><th>要　求</th><th>占分</th><th>实扣分</th><th>备注</th></tr>
<tr><td colspan="2">评　估</td><td>7</td><td>环境
操作者自我评估
评估消毒液种类</td><td>2
3
2</td><td></td><td></td></tr>
<tr><td rowspan="3">计划</td><td>操作者</td><td>3</td><td>着装规范</td><td>3</td><td></td><td></td></tr>
<tr><td>用物准备</td><td>8</td><td>用物准备齐全
放置合理
符合无菌要求</td><td>1
2
5</td><td></td><td></td></tr>
<tr><td>环境准备</td><td>2</td><td>环境宽敞</td><td>2</td><td></td><td></td></tr>
<tr><td rowspan="3">实施</td><td>洗　手</td><td>42</td><td>刷手范围正确
刷手顺序正确
用力均匀
指尖、甲沟、手指、指间、手掌、手背、腕部、前臂、肘部、上臂（每个部位 2 分）
刷手方法正确
手指皱褶处刷洗干净
手臂冲洗干净</td><td>4
4
4
20

4
4
2</td><td></td><td></td></tr>
<tr><td>擦　手</td><td>15</td><td>取小方巾方法正确
小方巾换另一面
小方巾折叠方法正确
擦手臂顺序正确</td><td>4
4
3
4</td><td></td><td></td></tr>
<tr><td>涂消毒液</td><td>4</td><td>涂擦范围正确
涂擦顺序正确</td><td>2
2</td><td></td><td></td></tr>
<tr><td rowspan="3">评价</td><td>操作质量</td><td>10</td><td>态度认真
遵守无菌技术操作原则
操作熟练，动作连贯</td><td>2
4
4</td><td></td><td></td></tr>
<tr><td>操作时间</td><td>4</td><td>6 分钟内完成，每超 30 秒扣 1 分</td><td>4</td><td></td><td></td></tr>
<tr><td>相关知识</td><td>5</td><td>熟悉相关知识</td><td>5</td><td></td><td></td></tr>
<tr><td colspan="2">总　分</td><td>100</td><td></td><td></td><td></td><td></td></tr>
</table>

主考老师__________　　考核日期__________

实训十一 穿脱无菌手术衣、戴无菌手套

一、目的

1. 隔绝手术人员皮肤及衣服上的细菌，防止细菌移位到手术切口引起感染。
2. 用于手术人员的准备。

二、要求

1. 掌握穿脱手术衣、戴无菌手套的操作程序及注意事项。
2. 熟练完成用物和环境的准备。
3. 熟练完成穿脱无菌手术衣、戴无菌手套的操作。
4. 操作中严格执行无菌操作原则，做到作轻稳、准确。

三、用物准备

无菌手术衣、无菌手套。

四、注意事项

1. 使用无菌持物钳打开无菌手术衣包。
2. 穿无菌手术衣时应选择宽畅空间，防止穿无菌手术衣时接触污染物，不得用未戴手套的手接触衣袖或其他处，以免污染。
3. 手术完毕，手套未破，需连台手术时，可不用重新刷手，仅需用消毒液涂擦双手和前臂，更换无菌手术衣和戴无菌手套。
4. 手术结束，脱手套时，手套的外面不可接触手臂。

五、思考题

1. 穿好无菌手术衣、戴好无菌手套后，无菌范围包括哪些部位?
2. 穿好无菌手术衣、戴好无菌手套后，如等待手术时，双手应置于何位置?
3. 连台手术时如何更换无菌手术衣和无菌手套?
4. 戴无菌手套的原则包括哪些内容?

穿脱无菌手术衣、戴无菌手套操作程序

评估
- 用　　物：无菌手术衣、无菌手套大小是否合适
- 环　　境：是否宽敞，巡回护士是否在场

计划
- 准备
  - 手术护士：洗手完毕
  - 用　　物：备齐无菌手术衣、无菌手套
  - 环　　境：宽敞，符合无菌操作要求

实施
- 操作步骤
  - 取手术衣：取手术衣→抓紧衣领→抖开手术衣，正面向前
  - 穿手术衣：手术衣上抛，双手顺势插入衣袖内
  - 系衣带：巡回护士从后面拉衣服，露出双手→系衣带→洗手护士戴无菌手套→递腰带→系腰带
  - 脱手术衣、脱手套：巡回护士解衣带→脱手术衣→脱手套

评价
- 操作效果：操作熟练、规范，无污染现象
- 环　　境：宽敞、布置合理

穿脱无菌手术衣、戴无菌手套操作评分标准

考生姓名＿＿＿＿＿＿ 班别＿＿＿＿＿＿ 学号＿＿＿＿＿＿ 成绩＿＿＿＿＿＿

项目		分值	要求	占分	实扣分	备注
评估		5	环境 巡回护士在场	3 2		
计划	操作者	3	着装规范 拱手姿势	1 2		
	用物准备	10	用物准备齐全 放置合理 符合无菌要求	1 2 7		
	环境准备	3	环境宽敞	3		
实施	穿无菌手术衣	20	取手术衣方法正确 打开手术衣正面向前 穿手术衣方法正确 系带传递方法正确	4 4 8 4		
	戴无菌手套	25	打开无菌手套方法正确 取无菌手套方法正确 戴无菌手套方法正确 戴手套时双手高于腰部 手套翻折部盖住衣袖口 双手上举胸前	4 5 4 4 4 4		
	脱手术衣	5	脱手术衣方法正确 放置位置合理	3 2		
	脱手套	5	脱手套方法正确 放置位置合理	3 2		
评价	操作质量	15	态度认真 遵守无菌技术操作原则 操作熟练	5 5 5		
	操作时间	4	5分内完成，每超30秒扣1分	4		
	相关知识	5	熟悉相关知识	5		
总分		100				

主考老师＿＿＿＿＿＿ 考核日期＿＿＿＿＿＿

实训十二 开无菌手术包

一、目的

1. 充分做好术前准备，添加术中必需用物。
2. 用于手术前的用物准备。

二、要求

1. 掌握手术室无菌操作原则。
2. 掌握开无菌手术包的操作要点及注意事项。
3. 熟练完成开无菌手术包的操作，操作中动作轻稳，符合无菌操作原则。

三、用物准备

无菌手术包、无菌镊子、无菌持物钳、安尔碘、75%酒精、无菌手套等（按需准备用物）。

四、注意事项

1. 根据需要准备无菌手术包。
2. 注意检查无菌手术包的名称、灭菌日期、指示胶带、灭菌指示卡。
3. 正确持拿无菌持物钳。
4. 操作中严格遵守无菌操作原则。

五、思考题

1. 铺在无菌台面上的无菌巾要求有几层？
2. 无菌单应下垂无菌桌的多少厘米？
3. 打开无菌包后器械如何分类摆放？

开无菌手术包操作程序

评估

- 无菌手术包：名称、灭菌时间、指示胶带
- 环　境：整齐、宽敞

计划

准备
- 用　物：无菌镊子、无菌持物钳、安尔碘、75%酒精、无菌手套等（按需准备用物）无菌手术包
- 环　境：宽敞、安全、操作台清洁、干燥，物品放置合理

实施

操作步骤
- 开无菌包：查看名称、灭菌日期、指示胶带→解系带→揭开包布外层→用无菌镊打开内层包布（近侧及远侧均折叠在操作台边缘）→检查无菌包内灭菌指示卡→换药碗夹出→倒取安尔碘、75%酒精→按需夹取手术用物→关闭内层包布
- 再次开包：洗手、穿无菌手术衣、戴无菌手套→再次打开内层包布（先开近侧，再开远侧）

评价

- 操作效果：符合无菌操作原则
- 环　境：宽敞、布置合理

开无菌手术包操作评分标准

考生姓名＿＿＿＿＿＿ 班别＿＿＿＿＿＿ 学号＿＿＿＿＿＿ 成绩＿＿＿＿＿＿

项目		分值	要求	占分	实扣分	备注
评估		7	环境 手术包名称、灭菌日期	3 4		
计划	操作者	3	着装规范	3		
	用物准备	10	用物准备齐全 放置合理 符合无菌要求	1 2 7		
	环境准备	2	环境宽敞	2		
实施	开无菌手术包	25	查名称、日期、指示胶带 解带、系带 取无菌持物钳方法正确 开无菌包方法正确 检查包内灭菌指示卡 夹取物品方法正确 无菌区无跨越	6 2 2 4 4 2 5		
	消毒液	10	检查、核对 倒取消毒液方法正确 无菌物品符合要求	2 4 4		
	夹无菌物品	12	查看日期 夹取物品方法正确 无跨越无菌区	3 4 5		
	关闭手术包	8	顺序正确 无菌物品符合要求	4 4		
	再次开手术包	8	顺序正确 无菌物品符合要求	4 4		
评价	操作质量	6	遵守无菌技术操作原则 操作规范	4 2		
	操作时间	4	6 分钟内完成，每超 30 秒扣 1 分	4		
	相关知识	5	熟悉相关知识	5		
总分		100				

主考老师＿＿＿＿＿＿ 考核日期＿＿＿＿＿＿

实训十三　更换敷料（清洁伤口）

一、目的

1. 观察伤口愈合情况，清洁伤口，减少细菌繁殖和分泌物对局部组织的刺激。
2. 加速伤口肉芽组织生长，促进伤口愈合。
3. 用于手术后患者伤口敷料的更换。

二、要求

1. 掌握更换敷料的评估内容、操作要点及注意事项。
2. 熟练完成用物和环境的准备。
3. 熟练完成更换敷料的操作，在操作中关爱患者，做到轻柔、准确、安全。
4. 学会不同伤口的处理方法。

三、用物准备

无菌换药碗2个、无菌镊子2把、75%酒精棉球（按需准备）、无菌生理盐水棉球（按需准备）、无菌纱布（按需准备）、胶布、棉签、一次性治疗巾、无菌剪刀、屏风。

四、注意事项

1. 操作者应当稳、准、轻，严格遵守无菌操作原则。
2. 根据伤口情况准备用物，不应浪费。
3. 合理掌握更换敷料的间隔时间，因间隔时间过长不利于伤口愈合，间隔时间过短反复刺激伤口影响伤口愈合，同时增加患者痛苦，并造成浪费。

五、思考题

1. 如何根据伤口情况确定更换敷料的间隔时间？
2. 根据伤口情况应如何安排更换敷料的顺序？
3. 更换敷料前患者应做好哪些准备工作？

更换敷料（清洁伤口）操作程序

- **评估**
  - 患者
    - 病　情：年龄、神志、身体状况、伤口深度、宽度、有无异物
    - 心　理：对伤口更换敷料的心理反应、合作程度
    - 认　知：对伤口更换敷料等相关知识的认知程度
    - 告　知：操作目的、操作过程及可能的不适、操作中的配合
- **计划**
  - 准备
    - 操作者：仪表符合要求，洗手、戴口罩、帽子
    - 用　物：按需备齐用物
    - 患　者：查对姓名及换药部位，解释
    - 环　境：宽敞、清洁、安静
- **实施**
  - 操作步骤
    - 核对解释：核对换药部位，说明操作目的，取得配合
    - 安置体位：按需安置体位，暴露伤口
    - 铺治疗巾：根据换药部位铺一次性治疗巾
    - 揭除敷料：揭开胶布→用手揭除外层敷料→用无菌镊沿伤口纵轴方向揭除内层敷料（双手持无菌镊，左手镊专夹无菌物品，右手镊只接触伤口）
    - 清理伤口：75%酒精棉球消毒伤口周围皮肤2次
    - 覆盖敷料：2层纱布覆盖伤口→胶布固定（与躯体纵轴垂直方向粘贴胶布）
  - 整理
    - 患　者：取舒适体位，询问患者感受，交代注意事项
    - 病床单元：整齐、清洁
    - 用　物：妥善处理
- **评价**
  - 患者感觉：舒适、满意
  - 操作效果：患者伤口清洁，无损伤

更换敷料（清洁伤口）操作评分标准

考生姓名＿＿＿＿＿＿ 班别＿＿＿＿＿＿ 学号＿＿＿＿＿＿ 成绩＿＿＿＿＿＿

项目		分值	要求	占分	实扣分	备注
评估		7	环境 患者情况及伤口敷料 告知相关事宜	2 3 2		
计划	操作者	5	着装规范 洗手、戴口罩	2 3		
	用物准备	4	用物准备齐全 放置合理	2 2		
	环境准备	3	环境清洁，根据需要遮挡患者	3		
实施	更换敷料	50	核对解释 铺一次性治疗巾 用物放置正确 暴露充分，注意保暖 揭除外层敷料手法正确 揭除内层敷料手法正确 敷料与组织粘连时，处理正确 消毒规范正确 敷料覆盖方法正确 胶布固定牢固或方向正确 观察病情	2 2 2 6 6 6 6 6 6 6 2		
	整理	10	撤除一次性治疗巾 协助患者取舒适体位 整理床单位 用物处理正确 交代注意事项	2 2 2 2 2		
评价	操作质量	10	态度认真，关心患者，沟通有效 操作准确熟练 遵守无菌操作原则	2 4 4		
	操作时间	6	8分钟内完成，每超时30秒扣1分	6		
	相关知识	5	熟悉相关知识	5		
总分		100				

主考老师＿＿＿＿＿＿ 考核日期＿＿＿＿＿＿

实训十四 更换胃肠减压器

一、目的

1. 保持胃肠减压的引流通畅、预防感染。
2. 及时观察引流液的量、颜色、性质。

二、要求

1. 掌握更换胃肠减压器的评估内容、操作要点及注意事项。
2. 熟练完成用物和环境的准备。
3. 熟练完成更换胃肠减压器的操作，在操作中关爱患者，做到轻柔、准确、安全。

三、用物准备

胃肠减压器、实验人体模型（胃肠减压装置）、弯盘、纱布、棉签、冷开水、75%酒精、松节油、别针、胶布、一次性治疗巾、血管钳。

四、注意事项

1. 妥善固定管道防止滑脱，保持引流通畅。
2. 注意观察引流液的量、颜色、性质。
3. 每日清洗胃管插入鼻孔处的分泌物，按时做好口腔护理。
4. 长期留置胃管者，普通胃管每周更换一次，硅胶胃管一月更换一次。

五、思考题

1. 胃肠减压适应证有哪些？
2. 如何保持胃肠减压管的通畅？
3. 胃肠减压管拔管的指征包括哪些？

更换胃肠减压器操作程序

- **评估**
  - 患者
    - 病　情：年龄、神志、身体状况、引流情况
    - 心　理：对更换胃肠减压器的心理反应、合作程度
    - 认　知：对胃肠减压护理相关知识的认知程度
    - 告　知：操作目的、操作过程及可能的不适和操作中的配合
- **计划**
  - 准备
    - 操作者：仪表符合要求，洗手、戴口罩
    - 用　物：按需准备用物
    - 患　者：查对姓名及胃肠减压管的通畅情况，解释
    - 环　境：清洁、安静，屏风遮挡
- **实施**
  - 操作步骤
    - 核对解释：核对患者，说明操作目的，取得配合
    - 安置体位：取平卧位或半卧位
    - 铺治疗巾、戴手套：胃肠减压管连接处铺无菌治疗巾→戴一次性手套
    - 置弯盘、夹管：置弯盘→用管夹夹闭胃管
    - 分离引流管：将胃管和减压器接头分离→注射器抽吸胃液，检查是否通畅→更换下的胃肠减压器置于污物桶内
    - 脱手套、消毒双手：将脱掉的手套置于污物桶内→消毒双手
    - 检查、更换：取胃肠减压器→检查性能→连接接头及更换胃肠减压器→纱布包裹连接处
    - 观察、固定：将胃肠减压器固定好→打开管夹→观察引流
  - 整理
    - 患　　者：取舒适体位，询问患者感受，交代注意事项
    - 病床单元：整齐清洁
    - 用　　物：妥善处理
- **评价**
  - 患者感觉：无不适感
  - 操作效果：操作中无污染、无管道脱落等现象

更换胃肠减压器操作评分标准

考生姓名＿＿＿＿＿　班别＿＿＿＿＿　学号＿＿＿＿＿　成绩＿＿＿＿＿

项目		分值	要求	占分	实扣分	备注
评估		7	病情	2		
			引流情况	3		
			告知相关事宜	2		
计划	操作者	4	着装规范	2		
			洗手、戴口罩	2		
	用物准备	8	用物准备正确	1		
			放置合理	2		
			符合无菌要求	5		
	环境准备	2	环境清洁，根据需要遮挡患者	2		
实施	检查	20	核对解释	2		
			体位正确	2		
			检查胃肠减压器消毒日期	4		
			检查胃肠减压器是否通畅	4		
			检查胃管是否通畅	8		
	操作	30	铺一次性治疗巾	2		
			戴一次性手套	2		
			关闭胃管	2		
			分离胃管连接处时未污染床单	8		
			确认胃管连接是否紧密	4		
			胃管放置位置合理	2		
			观察胃管是否通畅	6		
			观察病情、交代注意事项	4		
	整理	10	撤除一次性治疗巾	1		
			协助患者取舒适体位	2		
			整理床单位	1		
			用物处理正确	4		
			及时记录引流量	2		
评价	操作质量	10	态度认真，关心患者，沟通有效	2		
			操作准确熟练	4		
			遵守无菌技术原则	4		
	操作时间	4	6 分钟内完成，每超 30 秒扣 1 分	4		
	相关知识	5	熟悉相关知识	5		
总分		100				

主考老师＿＿＿＿＿　　　　考核日期＿＿＿＿＿

实训十五 更换T管引流袋

一、目的

1. 更换T管引流袋以保持引流管道的通畅，预防感染。
2. 便于观察胆汁、量、颜色、性质。
3. 用于胆道手术后患者的护理。

二、要求

1. 掌握T管引流的评估内容。
2. 掌握更换T管引流袋的操作要点及注意事项。
3. 熟练完成用物和环境的准备。
4. 熟练完成更换T管引流袋的操作。
5. 在操作中严格遵守无菌操作原则，关爱患者，做到轻柔、准确、安全。

三、用物准备

治疗车、治疗盘（内盛安尔碘、无菌纱布2块、无菌镊子、止血钳1把、弯盘2个、无菌引流袋、棉签、无菌治疗巾、一次性手套、无菌剪刀、胶布、洗手液）。

四、注意事项

1. 保持T管引流通畅，防止牵拉脱出。
2. 准确观察、记录引流液的量、颜色、性质。
3. 严格遵守无菌操作原则，每日更换引流袋。
4. 注意观察及保护引流口周围皮肤。

五、思考题

1. 如何观察记录胆汁量、颜色、性质？
2. 如何观察和保持T管引流管通畅？
3. 拔除T管的指征有哪些？

更换T管引流袋操作程序

- **评估**
  - 患者
    - 病　情：年龄、神志、身体状况、伤口敷料、T管引流情况
    - 心　理：对更换T管引流袋的心理反应、合作程度
    - 认　知：对T管引流护理相关知识的认知程度
    - 告　知：操作目的、操作过程及可能的不适、操作中的配合
- **计划**
  - 准备
    - 操作者：仪表符合要求，洗手、戴口罩
    - 用　物：按需备齐用物
    - 患　者：查对姓名及T管引流管通畅情况、解释
    - 环　境：清洁、安静，屏风遮挡
- **实施**
  - 操作步骤
    - 核对解释：核对患者，向其说明操作目的，取得配合
    - 安置体位：取平卧位
    - 铺巾、置弯盘：铺无菌治疗巾于引流管连接处→置弯盘
    - 夹管、戴手套：血管钳夹闭T管→双手戴一次性手套
    - 分离T管：将T管与引流袋分离→并将引流袋置于污物桶内
    - 脱手套、消毒双手：脱手套置污物桶内→消毒双手→检查引流袋
    - 消　毒：用安尔碘消毒T管连接处，范围2～3cm
    - 连接引流袋：连接接头及无菌引流袋→无菌纱布包裹连接处→胶布固定
    - 观　察：打开血管钳→将引流袋固定于床边→观察引流情况
  - 整理
    - 患　者：取舒适体位，向其交代注意事项
    - 病床单元：整齐
    - 用　物：妥善处理
- **评价**
  - 患者感觉：舒适、无不适
  - 操作效果：操作中无污染、无引流管脱落等现象

更换T管引流袋操作评分标准

考生姓名＿＿＿＿＿＿　班别＿＿＿＿＿＿　学号＿＿＿＿＿＿　成绩＿＿＿＿＿＿

项目		分值	要求	占分	实扣分	备注
评估		7	病情	2		
			引流情况	3		
			告知相关事宜	2		
计划	操作者仪态	4	着装规范	2		
			洗手、戴口罩	2		
	用物准备	4	用物准备齐全	2		
			放置合理	2		
	环境准备	2	环境清洁	2		
实施	更换引流袋	50	查对解释	2		
			检查引流管通畅情况	2		
			体位正确，注意保暖	2		
			铺无菌治疗巾、戴一次性手套	4		
			夹闭T管	5		
			分离引流管正确	4		
			消毒双手	2		
			检查引流袋灭菌日期	4		
			消毒引流管范围正确	4		
			消毒引流管方法正确	6		
			连接引流管正确无污染	4		
			松开止血钳	4		
			观察引流情况	3		
			观察病情	2		
			交代注意事项	2		
	终末处理	10	撤除治疗巾	1		
			协助患者取舒适体位	2		
			整理床单位	1		
			用物处理正确	4		
			及时记录引流液	2		
评价	操作质量	10	态度认真、关心患者，沟通有效	2		
			操作准确熟练	4		
			遵守无菌操作原则	4		
	操作时间	8	12分钟内完成，每超时30秒扣1分	8		
	相关知识	5	熟悉相关知识	5		
总分		100				

主考老师＿＿＿＿＿＿　考核日期＿＿＿＿＿＿

实训十六 更换胸腔闭式引流瓶

一、目的

1. 更换胸腔闭式引流瓶以保持引流管道的通畅，预防感染。
2. 便于观察引流液的量、颜色、性质。
3. 用于开胸手术后患者的护理。

二、要求

1. 掌握胸腔闭式引流护理的评估内容。
2. 掌握更换胸腔闭式引流瓶的操作要点及注意事项。
3. 熟练完成用物和环境的准备。
4. 学会更换胸腔闭式引流瓶的操作。
5. 在操作中严格遵守无菌操作原则，关爱患者，做到轻柔、准确、安全。

三、用物准备

无菌水封瓶、无菌生理盐水500ml、治疗盘内盛安尔碘、无菌纱布1块、无菌镊子、止血钳2把、弯盘2个、棉签、一次性治疗巾1块、无菌治疗巾1块、一次性手套，无菌剪刀、胶布、洗手液。

四、注意事项

1. 术后应定时挤压引流管，以保持引流通畅。
2. 准确记录引流量（每小时或24小时量）、颜色、性质。

五、思考题

1. 如何保持胸腔闭式引流管通畅？
2. 二次开胸的指征包括哪些？
3. 胸腔闭式引流的拔管指征包括哪些？

更换胸腔闭式引流瓶操作程序

- **评估**
  - 患者
    - 病　情：年龄、神志、身体状况、引流情况
    - 心　理：对更换胸腔闭式引流瓶的心理反应、合作程度
    - 认　知：对胸腔闭式引流护理的相关知识的认知程度
    - 告　知：操作目的、操作过程及可能的不适和操作中的配合
- **计划**
  - 准备
    - 操作者：仪表符合要求，洗手、戴口罩
    - 用　物：按需准备用物
    - 患　者：查对姓名及胸腔闭式引流管通畅情况，解释
    - 环　境：清洁、安静，屏风遮挡
- **实施**
  - 操作步骤
    - 核对解释：核对患者，说明操作目的，取得配合
    - 安置体位：取仰卧位，再次检查引流管通畅情况
    - 铺治疗巾、戴手套：胸腔引流管连接处铺无菌治疗巾，胸腔引流瓶下铺一次性治疗巾→戴一次性手套
    - 置弯盘、夹管：置弯盘→两把血管钳对夹胸腔引流管
    - 分离引流管：将胸管和水封瓶接头分离→观察引流量→更换下的引流瓶置于污物桶内
    - 脱手套、消毒双手：将脱掉的手套置于污物桶内→消毒双手
    - 消　毒：用安尔碘消毒胸管连接处，范围2～3cm
    - 连接肠腔引流瓶：连接接头及肠腔闭式引流瓶→无菌纱布包裹连接处→胶布固定
    - 观察、固定：再次检查各连接处是否紧密→打开血管钳，嘱患者咳嗽，观察其引流通畅情况→引流瓶固定床边
  - 整理
    - 患　者：取舒适体位，询问患者感受，交代注意事项
    - 病床单元：整齐清洁
    - 用　物：妥善处理
- **评价**
  - 患者感觉：无不适感
  - 操作效果：操作中无污染、无胸管脱落等现象

更换胸腔闭式引流瓶操作评分标准

考生姓名＿＿＿＿＿　班别＿＿＿＿＿　学号＿＿＿＿＿　成绩＿＿＿＿＿

项目		分值	要求	占分	实扣分	备注
评估		7	病情	2		
			引流情况	3		
			告知相关事宜	2		
计划	操作者	3	着装规范	1		
			洗手、戴口罩	2		
	用物准备	5	用物准备齐全，放置合理	3		
			符合无菌要求	2		
	环境准备	2	环境清洁，遮挡患者	2		
实施	连接引流管	10	检查灭菌日期	2		
			熟练连接管道	3		
			管道连接处用无菌纱布包裹	2		
			水封瓶做标记	3		
	更换水封瓶	38	核对解释	2		
			检查胸管固定、密封情况	2		
			铺巾、戴一次性手套	2		
			夹止血钳方法正确	3		
			夹闭胸管	6		
			脱手套、消毒双手	2		
			消毒引流管接口范围、方法正确	4		
			连接管道正确	4		
			用无菌纱布包裹	2		
			打开止血钳	3		
			观察引流管紧密、通畅	4		
			观察病情	2		
			交代注意事项	2		
	整理	10	撤除治疗巾，协助患者取舒适体位	4		
			整理床单位	2		
			用物处理正确	2		
			及时记录引流液	2		
评价	操作质量	10	态度认真，关心患者，沟通有效	2		
			操作准确熟练	4		
			遵守无菌操作原则	4		
	操作时间	10	15 分钟内完成，每超时 30 秒扣 1 分	10		
	相关知识	5	熟悉相关知识	5		
总分		100				

主考老师＿＿＿＿＿　　　　考核日期＿＿＿＿＿

实训十七　膀胱冲洗术

一、目的

1. 保持尿管引流通畅。
2. 治疗某些膀胱疾患。
3. 清除膀胱内的血凝块、黏液、细菌，预防膀胱感染。

二、要求

1. 掌握膀胱冲洗的评估内容、操作要点及注意事项。
2. 熟练完成用物和环境的准备。
3. 熟练完成膀胱冲洗的操作方法。
4. 在操作中关爱患者，做到轻柔、准确、安全，注意保护患者隐私。

三、用物准备

安尔碘、棉签、一次性冲洗袋1个、治疗巾1块、无菌纱布2块、生理盐水、胶布、弯盘1个、三通管、洗手液、屏风。

四、注意事项

1. 严格执行无菌操作，防止医源性感染。

2. 冲洗时若患者感觉不适，应减缓冲洗速度及量，必要时停止冲洗。密切观察，若患者感到剧痛或引流液中有鲜血时应停止冲洗，通知医生。

3. 冲洗速度一般为80～100滴/分，如滴入药液，需在膀胱内保留15～30分钟或根据需要延长保留时间。

4. 天气寒冷，冲洗液应加温至35℃左右，温度过低易引起膀胱痉挛。

5. 冲洗过程中注意观察引流管是否通畅。

五、思考题

1. 膀胱冲洗的适应证有哪些?
2. 常用的膀胱冲洗液有哪些?

膀胱冲洗术操作程序

- **评估**
  - 患者
    - 病　情：年龄、神志、身体状况、引流情况
    - 心　理：对膀胱冲洗的心理反应、合作程度
    - 认　知：对膀胱冲洗护理的相关知识的认知程度
    - 告　知：操作目的、操作过程及可能的不适和操作中的配合
- **计划**
  - 准备
    - 操作者：仪表符合要求，洗手、戴口罩
    - 用　物：按需准备用物
    - 患　者：查对姓名及尿管的通畅情况，解释
    - 环　境：清洁、安静，屏风遮挡
- **实施**
  - 操作步骤
    - 核对解释：核对患者，说明操作目的，取得配合
    - 安置体位：取平卧位→冲洗液挂于输液架→屏风遮挡
    - 铺治疗巾、戴手套：铺无菌治疗巾→戴一次性手套
    - 检查、夹管：检查尿管的固定、密闭→夹闭尿管
    - 分离尿管：将尿管和引流袋分离→脱手套、消毒双手
    - 消毒：用安尔碘消毒尿管口，范围2～3cm→更换冲洗液→纱布包裹连接处
    - 固定、观察：将引流管、尿管固定好→打开三通管
    - 调节滴速：一般100滴/分左右，观察是否通畅
  - 整理
    - 患　者：取舒适体位，询问患者感受，交代注意事项
    - 病床单元：整齐清洁
    - 用　物：妥善处理
- **评价**
  - 患者感觉：无不适感
  - 操作效果：操作中无污染、无管道脱落等现象

膀胱冲洗术操作评分标准

考生姓名________ 班别________ 学号________ 成绩________

项目		分值	要求	占分	实扣分	备注
评估		7	病情	2		
			尿管情况	3		
			告知相关事宜	2		
计划	操作者仪态	3	着装规范	1		
			洗手、戴口罩	2		
	用物准备	8	用物准备齐全	2		
			放置合理	2		
			检查用物消毒日期	4		
	环境准备	2	环境清洁，遮挡患者	2		
实施	引流冲洗	50	查对解释	2		
			检查尿管是否通畅	2		
			体位正确，注意保暖	3		
			铺巾，戴一次性手套	4		
			关闭尿管，分离尿管	4		
			脱手套、消毒尿管范围正确	6		
			连接尿管时不污染	6		
			确认尿管连接紧密	6		
			调节冲洗速度	6		
			观察尿管是否通畅	5		
			观察冲洗液	4		
			交代注意事项	2		
	整理	10	撤离一次性治疗巾协助患者取舒适体位	4		
			整理床单位	2		
			用物处理正确	2		
			及时记录尿量	2		
评价	操作质量	10	态度认真，关心患者，沟通有效	2		
			操作准确熟练	4		
			遵守无菌技术原则	4		
	操作时间	5	8分钟内完成，每超30秒扣1分	5		
	相关知识	5	熟悉相关知识	5		
总分		100				

主考老师________ 考核日期________

实训十八 止血与包扎

一、目的

1. 止血是为了防止伤口继续出血而危及患者的生命。
2. 包扎可保护伤口、减少污染、固定敷料、压迫止血。

二、要求

1. 掌握止血（环形绷带）与包扎的适应证、操作要点及注意事项。
2. 熟练完成止血与包扎的用物准备。
3. 学会不同部位止血与包扎法。
4. 在操作中关爱患者，做到轻柔、准确、安全。

三、用物准备

1. 治疗盘、弯盘、75%酒精棉球、无菌镊子、无菌纱布、生理盐水棉球、棉垫、绷带、胶布、不同类型止血带、松油等。
2. 院外急救时可选用清洁毛巾、手绢、布单、衣物等替代。

四、注意事项

1. 使患者舒适，肢体保持功能位。
2. 皮肤皱折处用衬垫保护。
3. 选择宽度合适、干燥、清洁的绷带。
4. 包扎时应松紧适度，用力均匀。
5. 四肢包扎从伤口远心端开始，暴露肢端。
6. 包扎开始与结束均需环形缠绕两周，后一圈压住前一圈 1/2～2/3。
7. 结打在肢体的前外侧。

五、思考题

1. 止血、包扎的方法有哪些？不同部位的选择方法？
2. 止血带止血的适应证有哪些？注意事项有哪些？
3. 现场发现患者有骨折时，应如何救治？

止血与包扎操作程序

- **评估**
  - 患者
    - 病　情：意识状态、出血状况等
    - 心　理：对止血与包扎心理反应，合作程度
    - 认　知：对止血与包扎相关知识的认知程度
    - 告　知：操作目的、操作过程及可能的不适和操作中的配合。
- **计划**
  - 准备
    - 操作者：仪表符合要求，洗手、戴口罩（视情况而定）
    - 用　物：按需备齐用物
    - 患　者：查对姓名、部位，做好解释
    - 环　境：清洁、安静
- **实施**
  - 操作步骤
    - 核对解释：安置体位→仰卧或坐位→铺一次性治疗巾（可根据情况）→放置弯盘→暴露出血部位→托扶肢体
    - 伤口处理：清洗皮肤（根据伤口情况合理选择冲洗液）→清洁伤口（用生理盐水棉球清洁→由内向外清洁伤口）→75%酒精棉球消毒伤口周围→覆盖纱布（用无菌镊子夹取纱布覆盖于伤口上）
    - 包扎：按需安置体位、暴露伤口→一手持绷带，另一手拉开绷带→将绷带在开始处环绕两周、然后卷带折角斜旋→缠绕绷带时后一圈压住前一圈1/2～2/3→将绷带作环形重叠缠绕
    - 固定：将绷带尾中间剪开分成两头，打结固定
    - 观察：观察血液循环及肢体功能状态
    - 整理：妥善处理
    - 记录：记录出血量→包扎时间、肢体远端血供及功能状态
  - 整理
    - 体位：安置患者舒适体位，交代注意事项
    - 环境：整齐、清洁
- **评价**
  - 患者感觉：舒适、安全、疼痛减轻
  - 操作效果：包扎后观察伤肢血运、伤口包扎松紧合适、无出血

止血与包扎操作评分标准

考生姓名＿＿＿＿＿＿　班别＿＿＿＿＿＿　学号＿＿＿＿＿＿　成绩＿＿＿＿＿＿

项　目		分值	要　求	占分	实扣分	备注
评　估		5	环境 患者身体状况及伤口情况 告知相关事宜	1 2 2		
计划	操作者	5	着装规范 洗手、戴口罩	2 3		
	用物准备	5	用物准备齐全 放置合理	3 2		
	环境准备	5	安静、清洁 根据需要遮挡患者	2 3		
实施	患者准备	10	核对解释 安置体位 暴露充分，注意保暖 铺一次性治疗巾	2 3 3 2		
	伤口清洁	20	伤口及周围皮肤清洁方法正确 伤口周围皮肤消毒方法正确 消毒范围正确	8 6 6		
	包　扎	20	敷料覆盖方法正确 手法正确 固定正确、美观	5 10 5		
	整　理	10	撤除一次性治疗巾 协助患者取舒适体位 整理环境 用物处理正确 交代注意事项	1 2 1 3 3		
评价	操作质量	10	态度认真，关心患者，沟通有效 操作准确熟练 遵守无菌操作原则	2 4 4		
	操作时间	5	一般 10～20 分钟（根据伤口情况而定，每超 30 秒扣 1 分）	5		
	相关知识	5	熟悉相关知识	5		
总　分		100				

主考老师＿＿＿＿＿＿　　考核日期＿＿＿＿＿＿

实训十九 中心静脉压（CVP）监测

一、目的

1. 了解血容量，指导输液量和输液速度。
2. 了解大手术后及危重症患者的血容量及心功能。

二、要求

1. 掌握中心静脉压（CVP）的正常范围、临床意义。
2. 掌握测量中心静脉压的操作要点及注意事项。
3. 熟悉影响中心静脉压的因素。
4. 熟练完成用物和环境的准备。
5. 学会中心静脉压监测的操作。
6. 操作中严格遵守无菌操作原则，关爱患者，动作轻柔敏捷、准确安全。

三、用物准备

无菌输液管 2 套、无菌生理盐水 250ml、无菌三通接头 2 个、CVP 尺、无菌治疗巾一块、0.5%聚维酮碘或 75%酒精、棉签。

四、注意事项

1. 中心静脉管道可作为输液途径，因此不测压时可持续输液以保持通畅。
2. 防止空气栓塞，管道系统连接紧密，测压时护士不要离开。
3. 穿刺部位每天消毒、更换敷料 1 次，测压管每天更换，污染时随时更换。
4. 患者改变体位后要重新调整零点，以平卧位测压为宜。
5. 咳嗽、吸痰、呕吐、躁动、抽搐等均影响中心静脉压值，应在安静后 10～15 分钟测量。
6. 疑有管腔堵塞时不能强行冲注，只能拔除，以防血块栓塞。

五、思考题

1. 中心静脉压正常范围是多少？
2. 中心静脉压与补液有何关系？
3. 在测量中心静脉压过程中，如何调整零点？

中心静脉压（CVP）监测操作程序

- **评估**
  - 患者
    - 病　情：年龄、神志、身体情况、心功能
    - 心　理：对CVP测量的心理反应，合作程度
    - 认　知：对CVP测量相关知识的认知程度
    - 告　知：操作目的、操作过程及可能的不适和操作中配合
- **计划**
  - 准备
    - 操作者：仪表符合要求，洗手，戴口罩
    - 用　　物：按需备齐用物
    - 患　　者：查对姓名及CVP管道通畅情况，解释
    - 环　　境：宽敞、清洁
- **实施**
  - 操作步骤
    - 调整零点：患者取平卧位→测压尺零点与右心房同一水平→固定CVP尺
    - 测压准备：输液瓶排气→连接三通接头和测压管→排三通接头和测压管中的空气→固定测压管
    - 测　压：关闭静脉导管→测压管与输液管相通→使测压管充满液体→关闭静脉输液→测压管与中心静脉相通→观察测压管水柱下降的速度→记录观察值
    - 测压完毕：关闭测压管道→关闭冲管生理盐水→开放其他静脉通道或肝素盐水封管
  - 整理
    - 患　　者：安全、舒适
    - 病床单元：整齐清洁
    - 用　　物：妥善处理
- **评价**
  - 患　　者：无不良反应，安全
  - 操作效果：操作熟练，无菌观念强

中心静脉压（CVP）监测操作评分标准

考生姓名________　班别________　学号________　成绩________

项目		分值	要求	占分	实扣分	备注
评估		7	病情、环境、合作程度	2		
			检查测压管通畅情况	3		
			告知相关事宜	2		
计划	操作者	3	着装规范	1		
			洗手、戴口罩	2		
	用物准备	7	用物准备齐全	3		
			放置合理	2		
			符合无菌要求	2		
	环境准备	3	环境清洁	3		
实施	连接测压管	15	检查灭菌日期	3		
			连接生理盐水进行排气	3		
			管道连接正确	3		
			三通连接正确	3		
			确定测压管标尺的零点刻度	3		
	测压	35	核对解释	2		
			检查管道的固定、连接情况	2		
			消毒双手	2		
			管道连接处铺无菌治疗巾	2		
			三通应用熟练	4		
			生理盐水与测压管相通	2		
			测压管的液面上升高度合适	2		
			关闭生理盐水及所有补液	2		
			测压管与中心静脉相通	2		
			观察测压管液面下降情况	5		
			正确记录 CVP 值	2		
			关闭测压管道，开放其他补液	4		
			观察病情	2		
			交代注意事项	2		
	整理	10	撤除治疗巾	2		
			协助患者取舒适体位	2		
			整理床单位	2		
			用物处理正确	4		
评价	操作质量	10	沟通技巧好	2		
			操作熟练	4		
			遵守无菌操作原则	4		
	操作时间	5	10 分钟内完成，每超 30 秒扣 1 分	5		
	相关知识	5	熟悉相关知识	5		
总分		100				

主考老师________　　　　考核日期________

第三章　妇科护理技能

实训二十　外阴清洁与消毒

一、目的

清洁消毒外阴，避免产时污染，预防产后感染。

二、要求

1. 掌握外阴清洁与消毒的范围、操作目的。
2. 掌握外阴清洁与消毒的操作要点及注意事项。
3. 熟练完成外阴清洁与消毒的操作。
4. 操作中严格遵守无菌操作原则，保护患者隐私，动作轻柔敏捷、准确安全。

三、用物准备

冲洗壶，弯盘 2 个，无菌持物钳 3 把，肥皂水棉球 1 个，干无菌棉球 2 个，0.5%聚维酮碘棉球 3 个，治疗巾，温开水（水温 38～40℃），一次性手套 1 副。

四、注意事项

1. 天冷时注意保暖。
2. 会阴部加强擦洗和消毒。
3. 操作的时机选择：操作后有十几分钟时间准备接产为最好时机。初产妇一般在宫口开全后开始准备操作；经产妇产程进展快，宫口开至 3～4cm 即该开始准备。
4. 冲洗过程中密切观察产程进展。

五、思考题

1. 三个产程的划分？
2. 如何选择操作时间？
3. 如何正确指导产妇用力？

外阴清洁与消毒操作程序

- **评估**
  - 患者
    - 病　情：外阴情况，产程进展情况
    - 心　理：对外阴清洁与消毒的心理反应，合作程度
    - 认　知：对外阴清洁与消毒所具有的认识
    - 告　知：操作目的、过程、注意事项、配合方法及暴露外阴的需要
- **计划**
  - 准备
    - 操作者：仪表符合要求，洗手、戴口罩
    - 用　物：按需备齐用物
    - 产　妇：嘱其排空膀胱，查对
    - 环　境：清洁、安静，屏风遮挡
- **实施**
  - 操作步骤
    - 核　对：核对产妇
    - 摆体位：取膀胱截石位
    - 湿　润：戴手套，用温开水淋湿外阴
    - 清　洁：持持物钳夹肥皂棉球擦洗，丢钳（顺序：由上—下，外—内。阴阜→大腿内侧上1/3→大阴唇→小阴唇→前庭→会阴→臀部→肛门）
    - 冲　水：一手拿水壶，一手用持物钳夹取一干棉球洗净皂液，顺序同上
    - 擦　干：取一新棉球擦干，顺序同上，丢钳
    - 消　毒：每次取碘伏棉球一个消毒，重复3遍，丢钳（顺序：上→下，内→外。前庭→小阴唇→大阴唇→阴阜→大腿内侧上1/3→会阴→臀部→肛门）
  - 整理
    - 产　妇：更换垫巾，助产妇采取舒适体位，询向产妇感受，对产妇进行针对性指导
    - 病床单元：整齐，便于接产
    - 用　物：妥善清理
- **评价**
  - 产妇感觉：满意
  - 操作效果：动作轻稳熟练，达到清洁消毒目的

外阴清洁与消毒操作评分标准

考生姓名＿＿＿＿＿＿ 班别＿＿＿＿＿＿ 学号＿＿＿＿＿＿ 成绩＿＿＿＿＿＿

项目		分值	要求	占分	实扣分	备注
评估		7	认真收集产妇的相关资料 告知操作目的、注意事项等 心理、合作程度	2 2 3		
计划	操作者	3	着装规范 洗手	2 1		
	用物准备	4	用物准备齐全、放置有条理	各2		
	环境准备	3	室温适宜，环境隐蔽	3		
实施	核对	3	核对产妇	3		
	摆体位	3	协助患者取膀胱截石位	3		
	湿润	5	湿润手法正确，到位	5		
	清洁	15	夹棉球方法正确，钳尖不外露 擦洗顺序、手法正确 无漏擦并且清洗干净	2 8 5		
	冲水	8	冲洗顺序、手法正确 洗净肥皂液、无漏擦	4 4		
	擦干	8	擦干顺序、手法正确 无漏擦	4 4		
	消毒	18	擦洗顺序正确 无漏擦	10 8		
	整理	5	产妇妥善安置 用物妥善整理 环境整洁舒适，便于接产	2 2 1		
评价	操作质量	12	关心产妇 沟通技巧良好 操作中无菌观念强，动作正确熟练 擦洗干净，患者舒适	3 3 4 2		
	操作时间	3	时间6分钟内（超时30秒扣1分）	3		
	相关知识	3	熟悉相关知识	3		
总分		100				

主考老师＿＿＿＿＿＿ 考核日期＿＿＿＿＿＿

实训二十一 阴道灌洗术

一、目的

1. 清洁阴道，促进阴道血液循环，减少阴道分泌物，缓解局部充血。
2. 常用于控制和治疗阴道炎、宫颈炎以及妇科手术前的阴道准备。

二、要求

1. 掌握阴道灌洗的操作目的。
2. 掌握阴道灌洗的操作要点及注意事项。
3. 熟练完成阴道灌洗的操作。
4. 操作中严格遵守无菌原则，保护患者隐私，动作轻柔敏捷、准确安全。

三、用物准备

一次性垫巾，无菌盘1个，一次性手套，无菌灌肠袋1个，弯盘1个，钳子2把，窥阴器一个，干棉球2个，根据病情选用灌洗液800～1000ml，水温38～41℃（或患者感觉舒适为宜）。

四、注意事项

1. 天冷时注意保暖。
2. 对宫颈癌活动性出血、月经期、妊娠期、产褥期、人工流产术后及不规则阴道流血者不宜作阴道灌洗术，否则易引起逆行感染。某些产后10天或妇产科术后2周后的患者，若合并阴道分泌物混浊、有臭味、阴道伤口愈合不良、黏膜坏死等，进行低位阴道灌洗，灌肠袋高度不超过30cm。
3. 未婚妇女一般不作阴道灌洗术，必要时用小号灌洗头或导尿管代替。
4. 操作时动作轻柔，避免患者疼痛及擦伤阴道黏膜。
5. 不同病情需用的灌洗液：2％～4％碳酸氢钠溶液（念珠菌性阴道炎）；1∶5000高锰酸钾溶液（滴虫性阴道炎）；2.5％乳酸溶液、4％硼酸溶液（滴虫性阴道炎）；0.5％醋酸溶液（滴虫性、细菌性、老年性阴道炎）；生理盐水（细菌性、老年性阴道炎）；0.025％聚维酮碘溶液（术前准备）。
6. 注意水温及溶液配制方法。

五、思考题

1. 该操作的禁忌证有哪些？
2. 如何根据病情选择灌洗液？
3. 如何做好阴道炎患者的健康教育？

阴道灌洗术操作程序

- **评估**
  - 患者
    - 病　情：阴道炎类型或手术前准备、有无操作禁忌证
    - 心　理：对阴道灌洗的反应，合作程度
    - 认　知：个人清洁卫生的习惯，对阴道灌洗所具有的认识
    - 告　知：操作目的、注意事项、配合方法、暴露外阴的需求及用窥阴器带来的不适
- **计划**
  - 准备
    - 操作者：仪表符合要求，洗手、戴口罩
    - 用　物：按需要备齐用物，按病情准备灌洗液
    - 患　者：嘱其排空膀胱，查对
    - 环　境：酌情调节室温，屏风遮挡，合理摆设用物
- **实施**
  - 操作步骤
    - 核　对：核对患者
    - 摆体位：垫好治疗巾，取膀胱截石位
    - 准备灌洗液：灌洗液倒入灌肠袋，悬挂液平面高度为60~70cm
    - 戴手套：正确戴手套
    - 湿　润：湿润窥器及外阴，之后关闭开关
    - 放置窥器：左手拿窥器，斜下方向进入，边进边转正，进入至阴道4~5cm时缓慢张开，再稍进以暴露宫颈
    - 观　察：观察宫颈及阴道情况
    - 灌洗阴道：灌洗左右壁及宫颈穹隆（灌洗液约一半）→顺时针转动窥阴器90°→灌洗前后壁及穹隆（灌洗液留100ml）
    - 吸干余液：逆时针转动窥阴器90°，将窥阴器复位→向下稍压窥阴器引出余液→干棉球吸干余液→再次观察
    - 出窥器：稍退出再闭合窥器，顺着阴道方向缓慢退出
    - 再次冲洗外阴：将剩余灌洗液冲洗外阴
    - 擦　干：干棉球擦干（术前准备由内向外；阴道炎症由外向内）
  - 整理
    - 患　者：协助患者下床，询问感受，根据病情进行针对性指导
    - 病床单元：整齐
    - 用　物：妥善清理
- **评价**
  - 患者感觉：满意
  - 操作效果：动作轻稳熟练，达到清洁消毒目的

阴道灌洗术操作评分标准

考生姓名＿＿＿＿＿＿　班别＿＿＿＿＿＿　学号＿＿＿＿＿＿　成绩＿＿＿＿＿＿

项目		分值	要求	占分	实扣分	备注
评估		7	认真收集患者的相关资料 告知操作目的、注意事项等 心理、合作程度	2 2 3		
计划	操作者	3	着装规范，洗手、戴口罩	3		
	用物准备	4	用物准备齐全、放置有条理	各2		
	环境准备	3	室温适宜，环境隐蔽	3		
实施	核对	2	核对清楚	2		
	摆体位	4	铺巾并且铺放位置准确 协助患者取膀胱截石位	2 2		
	准备灌洗液	4	倒液手法正确 悬挂高度正确	2 2		
	戴手套	3	戴手套方法正确	3		
	湿润	2	湿润到位	2		
	放置窥器	8	放置窥器方法正确，到位	8		
	观察	2	观察并排除操作禁忌证	2		
	灌洗阴道	15	阴道暴露充分 灌洗方法正确 旋转窥器方法正确 灌洗到位无缺漏 阴道冲洗方法正确、冲洗干净	3 3 3 3 3		
	吸干余液	6	窥阴器复位方法正确 压水动作正确 吸液方法正确	2 2 2		
	再次观察	2	再次观察	2		
	出窥器	5	出窥器方法正确	5		
	再次冲洗外阴	2	外阴冲洗到位	2		
	擦干	5	擦干外阴顺序、方法正确	5		
	整理	5	患者妥善安置，告知注意事项 用物妥善整理 环境整洁舒适	2 2 1		
评价	操作质量	12	关心患者，沟通有效 擦洗干净，患者舒适 操作中无菌观念强，动作正确熟练	4 4 4		
	操作时间	3	时间10分钟（超时30秒扣1分）	3		
	相关知识	3	熟悉相关知识	3		
总分		100				

主考老师＿＿＿＿＿＿　考核日期＿＿＿＿＿＿

实训二十二 腹部四步触诊

一、目的

1. 判定胎产式、胎先露、胎方位及胎先露是否衔接。
2. 判定子宫大小是否与孕周相符。
3. 估计胎儿的大小和羊水量的多少。

二、要求

1. 掌握腹部四步触诊的操作目的。
2. 掌握腹部四步触诊的操作要点及注意事项。
3. 学会腹部四步触诊的操作。
4. 操作中关爱孕妇，动作轻柔敏捷、准确安全。

三、用物准备

软尺。

四、注意事项

1. 操作前要重点评估孕妇是否能取仰卧位，子宫是否过度膨胀或有瘢痕而致宫壁肌层过薄，B超显示子宫肌层厚度≤3mm时避免行四步触诊，若是前置胎盘、胎盘早剥、耻骨联合分离症避免四步触诊。

2. 操作时注意观察孕妇是否出现仰卧位低血压综合征，若出现时应先停止操作，再使孕妇取左侧卧位或右侧腰部放垫枕垫高20°～30°。症状缓解后才能继续操作。

五、思考题

1. 仰卧位低血压综合征的原因及后果？
2. 子宫大小与孕周关系如何？
3. 每一步触诊的目的是什么？

腹部四步触诊操作程序

- **评估**
  - 孕妇
    - 病　情：孕周
    - 心　理：对腹部触诊的合作程度
    - 认　知：对腹部触诊的了解程度
    - 告　知：操作目的、过程、配合方法及暴露腹部的需要
- **计划**
  - 准备
    - 操作者：仪表符合要求，洗手、戴口罩
    - 用　物：软尺
    - 孕　妇：嘱其排空膀胱，查对
    - 环　境：清洁、安静，屏风遮挡
- **实施**
  - 操作步骤
    - 核 对：核对孕妇
    - 摆体位：取仰卧位，双腿略屈曲分开，露出腹部
    - 测量宫高：测耻骨联合上方至子宫底的弧形长度
    - 测量腹围：测量绕肚脐一周的长度
    - 第一步手法：检查者面向孕妇头部，两手置子宫底部，了解子宫外形并测得宫底高度，然后以两手指腹相对轻推，判断子宫底的胎儿部分是胎头还是胎臀
    - 第二步手法：检查者左右手分别置于腹部两侧，一手轻轻深按触摸。两手交替进行，仔细分辨胎背及胎背的位置
    - 第三步手法：检查者右手拇指与其余四指分开，置于耻骨联合上方，握住先露部，进一步查清是胎头还是胎臀，左右推动以确定是否衔接
    - 第四步手法：检查者面向孕妇足端，两手分别放于胎先露两侧，轻轻深按，再次核对胎先露部的诊断是否正确，并确定先露部入盆程度
  - 整理
    - 孕 妇：协助孕妇下床，询问孕妇感受，对孕妇进行针对性指导
    - 病床单元：整齐
    - 用 物：妥善清理
- **评价**
  - 孕妇感觉：满意
  - 操作效果：手法正确，动作轻稳熟练

腹部四步触诊操作评分标准

考生姓名＿＿＿＿＿ 班别＿＿＿＿＿ 学号＿＿＿＿＿ 成绩＿＿＿＿＿

项目		分值	要求	占分	实扣分	备注
评估		7	认真收集孕妇的相关资料 告知操作目的、注意事项等 心理、合作程度	2 2 3		
计划	操作者	3	着装规范 洗手	2 1		
	用物准备	4	用物准备齐全、放置有条理	各 2		
	环境准备	3	室温适宜，环境隐蔽	3		
实施	核对解释	3	核对，解释清楚	3		
	摆体位	3	协助孕妇取仰卧位，双腿略屈曲分开，露出腹部	3		
	测量宫高	8	测量宫高手法正确 测量结果准确	6 2		
	测量腹围	6	测量腹围手法正确 测量结果准确	4 2		
	第一步手法	10	触诊手法正确 触诊结果准确	6 4		
	第二步手法	10	触诊手法正确 触诊结果准确	6 4		
	第三步手法	10	触诊手法正确 触诊结果准确	6 4		
	第四步手法	10	触诊手法正确 触诊结果准确	6 4		
	整理	5	孕妇妥善安置 用物妥善整理 记录准确	2 2 1		
评价	操作质量	12	关心孕妇 沟通技巧良好 操作动作正确熟练	4 4 4		
	操作时间	3	时间 5 分钟（超时 30 秒扣 1 分）	3		
	相关知识	3	熟悉相关知识	3		
总分		100				

主考老师＿＿＿＿＿ 考核日期＿＿＿＿＿

实训二十三 骨盆外测量

一、目的

通过骨盆外测量间接判断骨盆大小及其形状，从而初步判断胎儿能否通过骨产道。

二、要求

1. 掌握骨盆外测量的正常范围、临床意义。
2. 掌握骨盆外测量的操作要点及注意事项。
3. 学会骨盆外测量的操作。
4. 操作中关爱孕妇，动作轻柔敏捷、准确安全。

三、用物准备

柯氏骨盆测量器、一次性手套1副。

四、注意事项

1. 评估孕妇配合能力，身体移动能力，能否自动保持相应体位，是否需要协助。
2. 骨盆外测量时应结合骨盆倾斜度进行分析，若骨盆倾斜度过大可影响胎头衔接和娩出。
3. 手法正确，保证测量结果的准确性。

五、思考题

1. 骨盆外测量各径线的正常值？
2. 如何根据骨盆外测量结果判断骨盆类型？

骨盆外测量操作程序

评估
- 孕妇
  - 病　情：孕周
  - 心　理：对骨盆外测量的合作程度
  - 认　知：对骨盆外测量的认识
  - 告　知：操作目的、过程、配合方法及暴露腹部的需要

计划
- 准备
  - 操作者：仪表符合要求，洗手
  - 用　物：柯氏骨盆测量器
  - 孕　妇：嘱其排空膀胱，查对、解释
  - 环　境：清洁、安静，屏风遮挡

实施
- 操作步骤
  - 核 对：核对孕妇
  - 摆体位：取仰卧位，解松裤带，露出腹部
  - 测量髂棘间径：孕妇取伸腿仰卧位，测量两侧髂前上棘外缘的距离（正常值23～26cm）
  - 测量髂嵴间径：孕妇体位同上，测量两侧髂嵴外缘最宽的距离（正常值25～28cm）
  - 测量骶耻外径：孕妇取左侧卧位，上腿伸直，下腿屈曲，测量第5腰椎棘突下（相当于米氏菱形窝的上角）至耻骨联合上缘中点的距离（正常值18～20cm）
  - 测量坐骨结节间径：孕妇取仰卧位，两腿屈曲，双手紧抱双膝，测量两侧坐骨结节内侧缘之间的距离。正常值为8.5～9.5cm。也可用检查者的拳头测量，若其间能容纳成人手拳，则大于8.5cm，属正常
  - 测量耻骨弓角度：用两拇指指尖斜着对拢，放在两耻骨降支的上面，测量两拇指间的角度
- 整理
  - 孕　妇：协助孕妇下床，询向孕妇感受，对孕妇进行针对性指导
  - 用　物：妥善清理
  - 记　录

评价
- 孕妇感觉：满意
- 操作效果：手法正确，动作轻稳熟练

骨盆外测量操作评分标准

考生姓名＿＿＿＿＿　班别＿＿＿＿＿　学号＿＿＿＿＿　成绩＿＿＿＿＿

<table>
<tr><th colspan="2">项　目</th><th>分值</th><th>要　求</th><th>占分</th><th>实扣分</th><th>备注</th></tr>
<tr><td colspan="2">评　估</td><td>7</td><td>认真收集孕妇的相关资料
告知操作目的、注意事项等
心理、合作程度</td><td>2
2
3</td><td></td><td></td></tr>
<tr><td rowspan="3">计划</td><td>操作者</td><td>3</td><td>着装规范
洗手</td><td>2
1</td><td></td><td></td></tr>
<tr><td>用物准备</td><td>4</td><td>用物准备齐全、放置有条理</td><td>各 2</td><td></td><td></td></tr>
<tr><td>环境准备</td><td>3</td><td>室温适宜，环境隐蔽</td><td>3</td><td></td><td></td></tr>
<tr><td rowspan="8">实施</td><td>核　对</td><td>2</td><td>核对清楚</td><td>2</td><td></td><td></td></tr>
<tr><td>摆体位</td><td>6</td><td>协助孕妇取仰卧位
双腿略屈曲分开，露出腹部</td><td>3
3</td><td></td><td></td></tr>
<tr><td>测量髂棘间径</td><td>10</td><td>测量手法正确
测量结果准确</td><td>6
4</td><td></td><td></td></tr>
<tr><td>测量髂嵴间径</td><td>10</td><td>测量手法正确
测量结果准确</td><td>6
4</td><td></td><td></td></tr>
<tr><td>测量骶耻外径</td><td>12</td><td>指导孕妇正确更换体位
测量手法正确
测量结果准确</td><td>2
6
4</td><td></td><td></td></tr>
<tr><td>测量坐骨结节间径</td><td>12</td><td>指导孕妇正确更换体位
触诊手法正确
触诊结果准确</td><td>2
6
4</td><td></td><td></td></tr>
<tr><td>测量耻骨弓角度</td><td>8</td><td>测量手法正确
测量结果准确</td><td>4
4</td><td></td><td></td></tr>
<tr><td>整　理</td><td>5</td><td>孕妇妥善安置
用物妥善整理
记录准确</td><td>2
2
1</td><td></td><td></td></tr>
<tr><td rowspan="3">评价</td><td>操作质量</td><td>12</td><td>关心孕妇
沟通技巧良好
操作动作正确熟练</td><td>4
4
4</td><td></td><td></td></tr>
<tr><td>操作时间</td><td>3</td><td>时间 8 分钟（超时 30 秒扣 1 分）</td><td>3</td><td></td><td></td></tr>
<tr><td>相关知识</td><td>3</td><td>熟悉相关知识</td><td>3</td><td></td><td></td></tr>
<tr><td colspan="2">总　分</td><td>100</td><td></td><td></td><td></td><td></td></tr>
</table>

主考老师＿＿＿＿＿　　　　考核日期＿＿＿＿＿

实训二十四　新生儿沐浴

一、目的

1. 保持婴儿皮肤清洁，舒适。
2. 协助皮肤排泄。
3. 促进血液循环。
4. 预防尿布疹和脐部感染。

二、要求

1. 掌握新生儿沐浴的操作目的。
2. 掌握新生儿沐浴的操作要点及注意事项。
3. 学会新生儿沐浴的操作。
4. 操作中关爱新生儿，做到轻柔、准确、安全。

三、用物准备

大毛巾、小毛巾、婴儿衣服、纸尿裤、沐浴露、抗生素眼液、75%酒精、消毒脐包、纱块和棉枝、洗澡盆、水温计、温水（38～42 ℃）、婴儿磅秤。

四、注意事项

1. 沐浴避免在新生儿过饿或者过饱的时候进行，常在新生儿吃奶后 1 小时沐浴。
2. 沐浴前先调节好室温（26～28℃）及水温（38～42℃），以防感冒、烫伤等。
3. 操作中注意安全，动作要轻柔，避免损伤。腕带脱落应及时补上。
4. 颈部、腋下、外生殖器等部位要注意清洗，胎脂可用液状石蜡油棉球轻柔地擦去。
5. 勿使浴水流入新生儿口腔、耳、鼻、眼内；严防浴水污染脐部。
6. 沐浴时注意观察五官、皮肤、脐部等，有异常报告医生。
7. 做好核对，并记录好婴儿的体重，大小便等情况。

五、思考题

1. 新生儿的生理特点有哪些？
2. 新生儿沐浴的注意事项有哪些？

新生儿沐浴操作程序

- **评估**
  - 新生儿
    - 一般情况：询问母亲关于新生儿的一般情况，喂奶时间，并观察新生儿全身、四肢活动、皮肤情况
    - 心 理：母亲对新生儿沐浴的合作程度
    - 认 知：母亲对新生儿沐浴所具有的认识
    - 告 知：告知母亲操作的目的、过程、配合方法
- **计划**
  - 准备
    - 操作者：仪表符合要求，修剪指甲、洗手、戴口罩
    - 用 物：按需要备齐用物，放置合理
    - 新生儿：核对
    - 环 境：关门窗，调室温（26~28℃）
- **实施**
  - 操作步骤
    - 核对，松解衣服
    - 洗 脸：抹洗眼（内眦向外眦）→额部→鼻唇→面部→下颌→耳
    - 抱新生儿：左手抱新生儿于腋下→手掌托起新生儿头颈部→左手拇指和中指分别将小儿耳廓折向前方，堵住外耳道口→右手持湿毛巾依次清洗
    - 洗 头：按压双耳→温水湿发→沐浴液揉搓→冲洗→松开按压双耳的手指→擦干头发
    - 洗躯干、双上肢：颈部→胸部→上腹部→腋下→双上肢→背部
    - 洗下肢、臀部：新生儿头部放左手臂上，左手抓紧大腿，右手洗下腹部→腹股沟→外阴→下肢→足→臀部
    - 揩干全身：躯干→腋窝→上肢→下肢→臀部→磅体重
    - 眼部护理：滴抗生素滴眼液
    - 脐部护理：放新生儿在干净衣服上，臀下垫纸尿布→75%酒精擦脐轮及脐周皮肤2次（消毒直径5cm）→无菌脐包包好
    - 穿 衣：包尿布→穿衣
    - 核 对：核对腕带、胸卡、包裹婴儿
  - 整理
    - 婴 儿：抱婴儿回婴儿车上，送回母亲身边并作指导
    - 环 境：清理用物，单位整洁，打开门窗
    - 记 录
- **评价**
  - 新生儿：安全、保暖，皮肤清洁干净，舒适护理
  - 操作效果：操作轻、稳、准、快、安全，顺序和方法正确

新生儿沐浴操作评分标准

考生姓名________　班别________　学号________　成绩________

项目		分值	要求	占分	实扣分	备注
评估		7	收集新生儿资料，观察新生儿 告知操作目的、注意事项等 心理、合作程度	2 2 3		
计划	操作者	3	着装规范，洗手、剪指甲	3		
	用物准备	4	用物准备齐全、放置有条理	各2		
	环境准备	3	室温、水温适宜	3		
实施	松解衣服	4	核对清楚 松解衣服手法正确	2 2		
	洗　脸	6	洗脸方向、方法正确	6		
	抱新生儿	6	抱新生儿手法正确	6		
	洗　头	10	洗头方法正确、安全 双耳未进水	6 4		
	洗躯干、双上肢	4	洗躯干、双上肢方法、顺序正确	4		
	洗下肢、臀部	6	洗下肢、臀部方法、顺序正确	6		
	揩干全身	4	揩干全身方法、顺序正确	4		
	磅体重	2	磅体重安全、准确记录	2		
	眼部护理	2	滴眼方法正确	2		
	脐部护理	8	脐部护理范围正确 脐部护理方法正确	4 4		
	穿　衣	4	穿衣方法正确	4		
	核　对	4	准确核对	4		
	整　理	5	抱新生儿回婴儿车上，送回母亲身边并作指导 清理用物，单位整洁，打开门窗 记录，签名	2 2 1		
评价	操作质量	12	新生儿安全，保暖，舒适 操作轻、稳、准、快、安全，顺序和方法正确	6 6		
	操作时间	3	时间15分钟（超时30秒扣1分）	3		
	相关知识	3	熟悉相关知识	3		
总　分		100				

主考老师________　　考核日期________

实训二十五　新生儿抚触

一、目的

1. 促进婴儿的生长发育，增强免疫力，促进食物的消化和吸收，减少婴儿哭闹，增加睡眠。

2. 增强婴儿与父母的交流，帮助婴儿获得安全感，发展对父母的信任感。

二、要求

1. 掌握婴儿抚触的操作目的。

2. 掌握婴儿抚触的操作要点及注意事项。

3. 模仿婴儿抚触的操作。

4. 操作中关爱婴儿，动作轻柔敏捷、准确安全。

三、用物准备

抚触油一瓶，大毛巾1条、纸尿布1块、婴儿替换的衣物、背景音乐等。

四、注意事项

1. 在抚触前，先倒一些婴儿抚触油于掌心，并相互揉搓使双手温暖。

2. 保持适宜的房间温度（26～28℃），抚触时间开始时每次5分钟，逐渐适应至每次15～20分钟，一般每天进行三次抚触。

3. 采用舒适的体位，选择安静、清洁的房间，放一些柔和的音乐作背景。

4. 选择适当的时候进行抚触。婴儿不宜太饱或太饿，抚触最好在婴儿沐浴后进行。

5. 婴儿出牙时，面部抚触和亲吻可使其脸部肌肉放松。

6. 不要强迫婴儿保持固定姿势，如果婴儿哭了，先设法让他安静，然后才可继续。一旦婴儿哭得很厉害应停止抚触。

7. 不要让婴儿的眼睛接触抚触油。

8. 抚触应避开乳头及未脱落的脐痂。抚触时注意与婴儿的情感交流，面带微笑，语言柔和。

9. 窒息抢救、颅内出血、皮下出血等有特殊情况的婴儿暂停抚触。

五、思考题

1. 婴儿抚触适用于哪些婴儿？

2. 婴儿抚触的一般顺序与要求？

3. 如果婴儿哭了应当如何处理？

4. 婴儿抚触以多长时间为宜？

新生儿抚触操作程序

- **评估**
  - 婴儿
    - 一般情况：了解患儿的孕周、出生时间、出生体重、日龄、生命体征、有无并发症、喂奶情况
    - 心　理：母亲对婴儿抚触的合作程度
    - 认　知：母亲对婴儿抚触所具有的认识
    - 告　知：告知母亲操作的目的、过程、配合方法
- **计划**
  - 准备
    - 操作者：仪表符合要求，洗手，脱下戒指和手表
    - 用　物：按需备齐用物
    - 婴　儿：换尿布，体位舒适
    - 环　境：关门窗，调室温26~28℃，柔和音乐
- **实施**
  - 操作步骤
    - 摆体位，搓热双手：操作区域铺大毛巾→裸露婴儿置操作床上→取合适卧位→操作者手上涂油搓热双手
    - 头面部抚触：双拇指指腹分别从婴儿前额中央向两侧推压；再从下颌中央向两侧上滑，使双唇呈微笑状；最后两手从前额发际抚向脑后（避开囟门），并在双耳后乳突部轻压一下
    - 胸部抚触：双手放在两侧肋下缘，右手向上滑向宝宝对侧上方，至左侧肩部，左手用同样方法，双手交叉进行，避开乳头
    - 腹部抚触：食指、中指在婴儿腹部呈顺时针方向画圆（右下腹→上腹部→左下腹→返回右下腹），做3遍，再以手指在腹部写I Love You的形式抚触一遍
    - 四肢抚触：两手抓住婴儿的一侧上肢，从上臂至手腕轻轻挤捏，或者两手抓住婴儿手臂上下搓滚，双下肢做法同上肢
    - 手足抚触：用拇指指腹从婴儿手掌根部、掌面向手指方向推进，并捏拉手指各关节，双足做法同手部
    - 背部抚触：婴儿俯卧，头偏向一侧，以脊柱为中分线，两手分别放在脊柱两侧向外侧移动，从背部上端逐步向下抚触至臀部，3遍；最后手掌从头顶部沿脊柱抚触至骶部、臀部
  - 整理
    - 婴　儿：舒适体位，穿衣
    - 床单位：整齐清洁
    - 用　物：妥善清理
- **评价**
  - 婴　儿：无哭闹，舒适
  - 操作效果：动作力度适合，操作熟练

新生儿抚触操作评分标准

考生姓名__________ 班别__________ 学号__________ 成绩__________

项目		分值	要求	占分	实扣分	备注
评估		7	收集婴儿资料，观察婴儿情况 告知操作目的、注意事项等 心理、合作程度	2 2 3		
计划	操作者	3	着装规范 洗手、脱戒指、手表	1 2		
	用物准备	5	用物准备齐全 放置有条理	3 2		
	环境准备	2	温度适宜，柔和音乐	2		
实施	摆体位 搓热双手	4	铺大毛巾，裸露婴儿，卧位合适 操作者用润肤油搓热双手	2 2		
	头面部抚触	10	部位准确 手法准确（避开囟门）	5 5		
	胸部抚触	9	部位准确 手法准确（避开乳头）	4 5		
	腹部抚触	9	部位准确 手法准确（避开脐部）	4 5		
	四肢抚触	8	部位准确 手法准确	4 4		
	手足部抚触	8	部位准确 手法准确	4 4		
	背部抚触	12	正确更换体位 部位准确 手法准确	4 4 4		
	整理	5	婴儿体位舒适 整理床单位，用物妥善归原	2 3		
评价	操作质量	12	关心婴儿，与婴儿目光接触，语言柔和，婴儿安静舒适 动作力度适合，操作熟练	6 6		
	操作时间	3	时间 20 分钟（超时 30 秒扣 1 分）	3		
	相关知识	3	熟悉相关知识	3		
总分		100				

主考老师__________ 考核日期__________

第四章　儿科护理技能

实训二十六　身高（身长）测量

一、目的

准确测量小儿身高（身长），评价其生长发育情况。

二、要求

1. 掌握身高（身长）测量的意义及各年龄正确范围、小儿身高的计算方法。
2. 掌握身高（身长）测量的操作要点、注意事项。
3. 熟练完成身高（身长）测量的用物准备和操作。
4. 在操作中关爱小儿，做到轻柔、准确、安全。

三、用物准备

身高坐高测量器或量床。

四、注意事项

1. 解释要清楚，以取得小儿或家长的合作。
2. 脱去小儿鞋、袜、帽子。
3. 量板轻贴小儿头顶或足底，与量柱垂直。
4. 准确读数至小数点后一位。
5. 在测量过程中注意小儿安全。
6. 熟悉不同年龄的身高情况。

五、思考题

1. 测量小儿身高（身长）有什么意义？
2. 计算不同年龄小儿的正常身高（身长）。
3. 小儿身高异常可见于哪些疾病？

身高测量操作程序

- **评估**
  - 小儿
    - 病　情：意识状态、配合能力等
    - 心　理：对身高测量的需要，合作程度
    - 认　知：对身高测量所具有的认知
    - 告　知：身高测量的目的、过程、注意事项及配合方法
- **计划**
  - 准备
    - 操作者：仪表符合要求，洗手
    - 用　物：按需备齐用物，检查量杆
    - 环　境：清洁、安静
- **实施**
  - 操作步骤
    - 安置小儿：脱去鞋帽，嘱小儿站在量杆前
    - 摆正姿势：双眼平视，双手自然下垂，头、肩胛、臀、脚跟四点成一直线紧贴量杆，足跟靠拢，足尖分开约60°
    - 测　量：将量杆推至头顶，量杆与立柱呈90°，测出身高数，以厘米计算
    - 读　数：准确读数，精确至小数点后一位
  - 整理
    - 记　录：记录测量值
    - 小　儿：协助小儿离开量杆，穿好鞋帽，送归家长
    - 用　物：还原用物
- **评价**
  - 小儿感觉：舒适
  - 操作效果：动作轻巧、稳重、准确、舒适

身高测量操作评分标准

考生姓名________　班别________　学号________　成绩________

项目		分值	要求	占分	实扣分	备注
评估		7	了解小儿基本情况 告知相关事项 心理、合作程度	3 2 2		
计划	操作者	3	着装规范 洗手	1 2		
	用物准备	5	用物准备齐全、放置有条理 选择的测量工具符合要求	2 3		
	环境准备	2	环境安静、清洁	2		
实施	安置小儿	6	核对、解释清楚 脱去小儿帽、鞋、袜及外衣 协助小儿站在量杆前 注意小儿安全	1 2 2 1		
	摆正姿势	18	挺胸，双眼平视，双手自然下垂 准确做到四点成一直线紧贴量杆 足跟、足尖位置正确	6 8 4		
	测量	10	量杆位置正确 手法正确	5 5		
	读数	20	准确读数，误差在0.1cm以内 精确至小数点后一位	10 10		
	记录	3	准确记录测得值	3		
	整理	6	协助小儿离开量杆，穿好鞋 还原磅秤量杆	3 3		
评价	操作质量	12	关心小儿 沟通技巧良好 操作熟练	4 4 4		
	操作时间	3	时间10分钟（超时30秒扣1分）	3		
	相关知识	5	熟悉相关知识	5		
总分		100				

主考老师________　考核日期________

身长测量操作程序

- **评估**
  - 小儿
    - 病　情：意识状态、配合能力等
    - 心　理：对身长测量的需要，合作程度
    - 认　知：对身长测量所具有的认知（家长）
    - 告　知：身长测量的目的、过程、注意事项及配合方法
- **计划**
  - 准备
    - 操作者：仪表符合要求，洗手
    - 用　物：按需备齐用物，检查量杆
    - 环　境：清洁、安静
- **实施**
  - 操作步骤
    - 安置小儿：脱去鞋帽及外衣，抱小儿仰卧于量床中线上，头顶接触头板
    - 摆正姿势：双眼平视，双手自然放身体两侧，眼睛、耳尖连线与量床垂直
    - 测　量：一手按直小儿膝部，一手移动足板紧贴小儿足底，并与底板相互垂直，测出身长数，以厘米计算
    - 读　数：准确读数，精确至小数点后一位
  - 整理
    - 小　儿：抱小儿离开量床，穿好鞋袜、帽子，送归家长
    - 用　物：还原量床
- **评价**
  - 小儿感觉：舒适
  - 操作效果：动作轻巧、稳重、准确、舒适

身长测量操作评分标准

考生姓名＿＿＿＿＿　班别＿＿＿＿＿　学号＿＿＿＿＿　成绩＿＿＿＿＿

项目		分值	要求	占分	实扣分	备注
评估		7	了解小儿基本情况 告知相关事项 心理、合作程度	3 2 2		
计划	操作者	3	着装规范 洗手	1 2		
	用物准备	5	用物准备齐全、放置有条理 选择的测量工具符合要求	2 3		
	环境准备	2	环境安静、清洁、保暖	2		
实施	安置体位	6	核对、解释清楚 脱去小儿帽、鞋、袜及外衣 抱小儿仰卧于量床中线上 头顶接触头板	1 2 2 1		
	摆正姿势	15	双眼平视 双手自然放身体两侧 眼睛、耳尖连线与量床垂直	5 5 5		
	测量	13	正确固定小儿膝部及移动足板 移动足板与底板垂直 卧位正确	5 5 3		
	读数	20	准确读数，误差在0.1cm以内 精确至小数点后一位	10 10		
	记录	3	准确记录测量值	3		
	整理	6	抱小儿离开量杆，整理着装 还原量床	3 3		
评价	操作质量	12	关心小儿 沟通技巧良好 操作熟练	4 4 4		
	操作时间	3	时间10分钟（超时30秒扣1分）	3		
	相关知识	5	熟悉相关知识	5		
总分		100				

主考老师＿＿＿＿＿　　　　考核日期＿＿＿＿＿

实训二十七 体重测量

一、目的

准确测量小儿体重，评价其生长发育情况，特别是营养状态。

二、要求

1. 掌握体重测量的意义及各年龄小儿体重的计算方法。
2. 掌握体重测量的操作要点及注意事项。
3. 熟练完成体重测量的用物准备和操作。
4. 在操作中关爱小儿，做到轻柔、准确、安全。

三、用物准备

磅秤或婴儿秤、尿片、毛巾等。

四、注意事项

1. 解释要清楚，以取得小儿或家长的合作。
2. 脱去小儿鞋、袜、帽子及外衣。
3. 在晨起排尿后或进食后 2 小时测量最佳。称前必须校正秤至零点。
4. 小婴儿准确读数至 10g，小儿准确读数至 50g，7 岁以上准确读数至 100g。
5. 熟悉不同年龄小儿正常的体重。
6. 操作过程中注意小儿的安全。

五、思考题

1. 测量小儿体重有什么意义?
2. 计算不同年龄小儿的正常体重。
3. 小儿体重异常可见于哪些疾病?

体重测量操作程序

- **评估**
  - 患儿
    - 病　情：意识状态、配合能力等
    - 心　理：对体重测量的需要，合作程度
    - 认　知：对体重测量所具有的认知（家长）
    - 告　知：体重测量的目的、过程、注 意事项及配合方法
- **计划**
  - 准备
    - 操作者：仪表符合要求，洗手
    - 用　物：按需要备齐用物，检查测量工具，调零
    - 环　境：清洁、安静
- **实施**
  - 操作步骤
    - 安置小儿：脱去鞋帽、外衣，嘱小儿站在磅秤上或坐在磅秤座上；小婴儿抱上婴儿秤
    - 摆正姿势：双眼平视，双手自然下垂，在秤上保持安静，手脚勿乱动；小婴儿在秤上要予以保护，防止滚动、跌落
    - 测　量：双眼平视刻度盘，直接读数
    - 读　数：精确至小数点后一位
    - 记　录：记录测量值
  - 整理
    - 小　儿：协助小儿离开秤座，穿好鞋，送归家长
    - 用　物：磅秤刻度归零，归还用物
- **评价**
  - 小儿感觉：舒适
  - 操作效果：动作轻巧、稳重、准确、舒适

体重测量操作评分标准

考生姓名＿＿＿＿＿　班别＿＿＿＿＿　学号＿＿＿＿＿　成绩＿＿＿＿＿

项目		分值	要求	占分	实扣分	备注
评估		7	了解小儿基本情况 告知相关事项 心理、合作程度	3 2 2		
计划	操作者	3	着装规范 洗手	1 2		
	用物准备	7	用物准备齐全、放置有条理 选择的测量工具符合要求、调零 婴儿秤上铺毛巾	2 3 2		
	环境准备	2	环境安静、清洁	2		
实施	安置小儿	10	核对、解释清楚 脱去小儿帽、鞋、袜及外衣 协助小儿站在磅秤上或平卧于婴儿秤上 注意小儿安全	1 3 3 3		
	摆正姿势	12	姿势正确 安全提醒及保护	6 6		
	测量	10	双眼平视刻度盘	10		
	读数	20	读数准确 按要求精确小数点后的位数	10 10		
	记录	3	记录	3		
	整理	6	协助小儿离开秤，整理着装 还原磅秤	3 3		
评价	操作质量	12	关心小儿 沟通技巧良好 操作熟练	4 4 4		
	操作时间	3	时间 10 分钟（超时 30 秒扣 1 分）	3		
	相关知识	5	熟悉相关知识	5		
总分		100				

主考老师＿＿＿＿＿　　　　考核日期＿＿＿＿＿

实训二十八　头围测量

一、目的

准确测量小儿头围，评价其脑和颅骨的发育情况。

二、要求

1. 掌握头围测量的意义及各年龄小儿正常的头围。
2. 掌握头围测量的操作要点及注意事项。
3. 熟练完成头围测量的用物准备和操作。
4. 在操作中关爱小儿，做到轻柔、准确、安全。

三、用物准备

软尺、梳子、橡皮筋等。

四、注意事项

1. 解释要清楚，以取得小儿或家长的合作。
2. 脱去小儿帽子，长头发的女孩重新沿枕骨粗隆扎起头发。
3. 测量时软尺必须经过两侧眉弓上缘及枕部的枕骨粗隆，并紧贴皮肤。
4. 回归零点后准确读数至 0.1cm 。
5. 熟悉不同年龄小儿正常的头围。

五、思考题

1. 测量小儿头围有什么意义？
2. 刚出生、1 岁、2 岁时正常头围是多少？
3. 小儿头围异常可见于哪些疾病？

头围测量操作程序

- **评估**
  - 小儿
    - 病　情：意识状态、配合能力等
    - 心　理：对头围测量的需要，合作程度
    - 认　知：对头围测量所具有的认知
    - 告　知：头围测量的目的、过程、注意事项及配合方法
- **计划**
  - 准备
    - 操作者：仪表符合要求，洗手
    - 用　物：按需备齐用物，检查皮尺刻度是否标准
    - 环　境：清洁、安静
- **实施**
  - 操作步骤
    - 安置小儿：脱去帽子，嘱小儿安静坐在椅子上→按需整理头发
    - 摆正姿势：双眼平视，双手自然下垂
    - 测　量：一手固定软尺零点于一侧眉弓上缘→另一手持软尺紧贴头皮→经枕骨粗隆及另一侧眉弓上缘绕头一周回到零点，排除干扰因素
    - 读　数：准确读数，精确至小数点后一位
    - 记　录：记录测量值
  - 整理
    - 小　儿：重新整理好小儿头发，戴帽，送归家长
    - 用　物：整理归原
- **评价**
  - 小儿感觉：舒适
  - 操作效果：动作轻巧、稳重、准确、舒适

头围测量操作评分标准

考生姓名＿＿＿＿＿　班别＿＿＿＿＿　学号＿＿＿＿＿　成绩＿＿＿＿＿

项目		分值	要求	占分	实扣分	备注
评估		7	了解小儿基本情况 告知相关事项 心理、合作程度	3 2 2		
计划	操作者	3	着装规范 洗手	1 2		
	用物准备	5	用物准备齐全、放置有条理 选择的测量工具符合要求、检查	2 3		
	环境准备	2	环境安静、清洁	2		
实施	安置小儿	7	核对、解释清楚 脱去帽子 嘱小儿安静坐在椅子上	2 3 2		
	摆正姿势	9	双眼平视 双手自然下垂	5 4		
	测量	18	定位准确（三点） 有效固定软尺，不发生上下滑动 操作手法正确 排除干扰因素方法正确	各3 3 3 3		
	读数	20	准确读数，误差在0.1cm以内 按要求精确小数点后的位数	10 10		
	记录	3	记录	3		
	整理	6	重新整理好小儿头发，戴帽，送归家长 软尺归原	3 3		
评价	操作质量	12	关心小儿 沟通技巧良好 操作熟练	4 4 4		
	操作时间	3	时间10分钟（超时30秒扣1分）	3		
	相关知识	5	熟悉相关知识	5		
总分		100				

主考老师＿＿＿＿＿　　　　考核日期＿＿＿＿＿

实训二十九　胸围测量

一、目的

准确测量小儿胸围，评价小儿胸廓、胸背肌肉、皮下脂肪及肺的发育情况。

二、要求

1. 掌握胸围测量的意义及各年龄小儿正常的胸围。
2. 掌握胸围测量的操作要点及注意事项。
3. 熟练完成胸围测量的用物准备和操作。
4. 在操作中关爱小儿，做到轻柔、准确、安全。

三、用物准备

软尺。

四、注意事项

1. 解释要清楚，以取得小儿或家长的合作。
2. 脱去小儿外衣，注意保暖，适当保护小儿隐私。
3. 测量时软尺必须经过前胸两侧乳头下缘（乳腺已发育的女孩经过胸骨中线第 4 肋间）及背部两肩胛骨下缘，并紧贴皮肤。
4. 回归零点后准确读数至 0.1cm。
5. 熟悉不同年龄小儿正常的胸围。

五、思考题

1. 测量小儿胸围有什么意义？
2. 刚出生、1 岁、2 岁时正常胸围是多少？
3. 小儿胸围什么时候与头围相等？

胸围测量操作程序

- **评估**
  - 小儿
    - 病　情：意识状态、配合能力等
    - 心　理：对头围测量的需要，合作程度
    - 认　知：对头围测量所具有的认知
    - 告　知：头围测量的目的、过程、注意事项及配合方法
- **计划**
  - 准备
    - 操作者：仪表符合要求，洗手
    - 用　物：软尺，检查刻度是否标准
    - 环　境：清洁、安静
- **实施**
  - 操作步骤
    - 安置小儿：脱去外衣，小儿取卧位或立位
    - 摆正姿势：双眼平视，双手自然平放或下垂
    - 测　量：一手固定软尺零点于一侧乳头下缘，另一手持软尺紧贴皮肤，经背部两肩胛骨下缘及另一侧乳头下缘回到零点
    - 读　数：取平静呼吸时呼气和吸气的平均数，准确读数，精确至小数点后一位
    - 记　录：记录测量值
  - 整理
    - 小　儿：给小儿穿好衣物，送归家长
    - 用　物：归原
- **评价**
  - 小儿感觉：舒适
  - 操作效果：动作轻巧、稳重、准确、舒适

胸围测量操作评分标准

考生姓名__________ 班别__________ 学号__________ 成绩__________

<table>
<tr><th colspan="2">项 目</th><th>分值</th><th>要 求</th><th>占分</th><th>实扣分</th><th>备注</th></tr>
<tr><td colspan="2">评 估</td><td>7</td><td>了解小儿基本情况
告知相关事项
心理、合作程度</td><td>3
2
2</td><td></td><td></td></tr>
<tr><td rowspan="3">计划</td><td>操作者</td><td>3</td><td>着装规范
洗手</td><td>1
2</td><td></td><td></td></tr>
<tr><td>用物准备</td><td>5</td><td>用物准备齐全、放置有条理
检查测量工具</td><td>2
3</td><td></td><td></td></tr>
<tr><td>环境准备</td><td>2</td><td>环境安静、清洁、温度适宜</td><td>2</td><td></td><td></td></tr>
<tr><td rowspan="6">实施</td><td>安置小儿</td><td>8</td><td>核对、解释清楚
脱去上衣</td><td>4
4</td><td></td><td></td></tr>
<tr><td>摆正姿势</td><td>10</td><td>小儿取卧位或立位
双眼平视
双手自然平放或下垂</td><td>4
3
3</td><td></td><td></td></tr>
<tr><td>测 量</td><td>15</td><td>定位准确
测量方法正确</td><td>10
5</td><td></td><td></td></tr>
<tr><td>读 数</td><td>20</td><td>读数准确
按要求精确小数点后的位数</td><td>10
10</td><td></td><td></td></tr>
<tr><td>记 录</td><td>4</td><td>准确记录测量值</td><td>4</td><td></td><td></td></tr>
<tr><td>整 理</td><td>6</td><td>给小儿穿好衣物，送归家长
软尺归原</td><td>3
3</td><td></td><td></td></tr>
<tr><td rowspan="3">评价</td><td>操作质量</td><td>12</td><td>关心小儿
沟通技巧良好
操作熟练</td><td>4
4
4</td><td></td><td></td></tr>
<tr><td>操作时间</td><td>3</td><td>时间 10 分钟（超时 30 秒扣 1 分）</td><td>3</td><td></td><td></td></tr>
<tr><td>相关知识</td><td>5</td><td>熟悉胸围测量的相关知识</td><td>5</td><td></td><td></td></tr>
<tr><td colspan="2">总 分</td><td>100</td><td></td><td></td><td></td><td></td></tr>
</table>

主考老师__________ 考核日期__________

实训三十 更换尿布护理

一、目的

1. 保持患儿皮肤清洁、舒适。
2. 预防臀红。

二、要求

1. 掌握臀部皮肤评估内容。
2. 掌握更换尿布的操作要点及注意事项。
3. 熟练完成更换尿布的用物和环境准备及操作。
4. 在操作中关爱婴儿，做到轻柔、准确、安全。

三、用物准备

1. 物品准备：尿布（以白色、柔软、易吸水的棉布或一次性尿布为宜）；尿布带；小盆及温水1盆（有尿布皮炎时备1∶5000高锰酸钾溶液；水温38～40℃）；小毛巾；按臀部皮肤情况准备治疗药物（如油类、软膏、抗生素）及烤灯等。

2. 环境准备：病室环境温度适宜（24～28℃），避免对流风。

四、注意事项

1. 操作中注意婴儿保暖。
2. 注意尿布的叠法。
3. 用尿布清洁端擦净会阴部及臀部。
4. 将污湿的尿布取下后应用清水清洗会阴部。

五、思考题

婴儿出现臀红应该如何处理？

更换尿布护理操作程序

- **评估**
  - 患儿
    - 一般情况：出生时间、体重、生命体征、有无并发症、臀部皮肤情况
    - 告　知：告知家属更换尿布的注意事项
- **计划**
  - 准备
    - 操作者：仪表符合要求，洗手、戴口罩，脱下戒指和手表
    - 用　物：尿布、尿布带、温水、必要时软膏和烤灯
    - 环　境：清洁、安静、保暖、没有对流风
- **实施**
  - 操作步骤
    - 准　备：降下床栏杆、掀开小儿下半身被褥，轻提小儿双足，解开污湿尿布
    - 擦　干：用尿布清洁端擦干会阴部及臀部；有大便时或会阴部污湿，将污尿布取下，放于污尿布桶中
    - 清　洗：以温水洗净会阴及臀部（必要时涂鞣酸软膏）
    - 叠尿布：两块尿布重合，两对角向中间叠
    - 放　置：一手握住小儿双足，并以一指夹于双脚中轻柔托起，使臀部稍抬高。另一手垫干净尿布于臀下。放下双足
    - 系尿布：正确兜好两块尿布使患儿舒适。尿布前后两端在腹部上方系好，拉平衣服
  - 整理
    - 婴　儿：盖好被褥、拉好床档
    - 用　物：妥善清理
    - 护　士：洗手、记录（尿、便、性状、时间、量）
- **评价**
  - 婴　儿：无哭闹，舒适
  - 操作效果：会阴部及臀部干燥清洁，无臀红发生

更换尿布护理操作评分标准

考生姓名________ 班别________ 学号________ 成绩________

项目		分值	要求	占分	实扣分	备注
评估		10	评估婴儿的基本情况	5		
			评估环境	5		
计划	操作者	3	着装规范	1		
			洗手	2		
	用物准备	4	用物准备齐全、放置有条理	4		
	环境准备	5	环境安静、清洁；	2		
			温度适宜	3		
实施	婴儿准备	8	降下床栏杆	2		
			掀开婴儿被褥适当	2		
			轻提小儿双足，力度柔和	2		
			放一手指在双足中间	2		
	擦干	12	用尿布清洁端擦会阴部及臀部	4		
			确认擦干	4		
			将污尿布取下，放置正确	4		
	清洗	3	水温合适	3		
	叠尿布	5	尿布叠法正确	5		
	放置	12	轻提小儿双足，方法正确	4		
			力度柔和	4		
			尿布放置合理	4		
	系尿布	12	尿布系法正确	4		
			松紧合理	4		
			拉平衣服	4		
	整理	8	盖好被褥	2		
			拉好床档	2		
			用物处理恰当	2		
			洗手、记录准确	2		
评价	操作质量	12	操作熟练、准确、整体性好	4		
			关心婴儿	4		
			擦洗干净，婴儿舒适	4		
	操作时间	3	时间 6 分钟（超时 30 秒扣 1 分）	3		
	相关知识	3	熟悉相关知识	3		
总分		100				

主考老师________ 考核日期________

实训三十一 婴儿口服喂药

一、目的

1. 使患儿遵照医嘱安全、正确地服下药物。
2. 以达到减轻症状、治疗疾病、维持正常生理功能、预防疾病。

二、要求

1. 掌握婴儿口服喂药的评估内容、操作要点及注意事项。
2. 正确评估婴儿家长对婴儿口服喂药的认知。
3. 熟练完成用物和环境的准备。
4. 学会婴儿口服喂药操作方法。
5. 在操作中关爱婴儿，做到轻柔、准确、安全。

三、用物准备

药物、服药本、小药卡、药盘、药杯、药匙、量杯、滴管、研钵、治疗巾、水壶（内盛温开水）、乳瓶。

四、注意事项

1. 对有些难吃的药，在不影响药效的前提下，可设法减轻药的苦味和难吃的程度。
2. 如吃药粉时可用等量的白糖拌和，或溶于糖水。
3. 对鱼肝油类的药，可滴在饼干或馒头上吃。
4. 咳嗽糖浆一类比较好吃的药，要耐心少量分次喂。
5. 中药剂量较大，应尽量煎浓些，并在吃药的同时，给予白糖甜嘴。
6. 不要采用捏鼻子灌服的方法，因婴儿哭闹时，容易把药灌到气管子里，造成呛咳、呕吐。
7. 如果婴儿不肯咽下，则可用两指轻捏双颊，帮助吞咽，服药后将婴儿抱起，轻拍背部。排出胃内空气。
8. 一般情况下给婴儿喂药时间应选在两餐之间，但如果怕孩子因吃食导致呕吐，可选在进食前30分钟到1小时。
9. 某些对胃有较大刺激的药物，如铁剂等，可以选在餐后1小时喂服，这样就可以防止药物损伤胃黏膜。

五、思考题

1. 婴儿喂药时如果不肯张嘴应如何处理？
2. 如何根据不同药物选择不同喂药方法？
3. 给婴儿喂药一般应选择在什么时间进行？为什么？

婴儿口服喂药操作程序

- **评估**
  - 患儿
    - 一般情况：婴儿病情、治疗情况、生命体征、是否适合口服喂药，有无口腔疾患
    - 告　知：告知家属口服喂药的注意事项
- **计划**
  - 准备
    - 操作者：仪表符合要求，洗手、戴口罩，脱下戒指和手表
    - 用　物：药物、服药本、小药卡、药盘、药杯、药匙、量杯、滴管、研钵、治疗巾、乳瓶（内盛温开水）
    - 环　境：清洁、安静、保暖
- **实施**
  - 操作步骤
    - 核　对：核对药名、浓度、剂量、方法、用药时间
    - 准备药物：若是片剂，应先碾碎，并捣成散粉状。取适量粉末倒在小勺上，并在药粉上撒少许糖粉，用以遮盖药粉的味道
    - 安置体位：小儿头部枕在操作者左臂上呈半卧位，在胸前铺治疗巾
    - 喂　药：先用拇指轻压婴儿的下唇或者抚摸其脸颊，使其张口将药粉直接送入口中；若是液体，可用滴管将药液从口角旁沿舌下或牙齿缝内滴入
    - 喂　水：取装有适量白开水的奶瓶给婴儿吮吸，以利于婴儿将药粉咽下
    - 拍　背：将婴儿抱起，轻拍其背部，排出胃内空气
  - 整理
    - 婴　儿：盖好被褥、拉好床档
    - 用　物：妥善清理
    - 护　士：洗手、记录
- **评价**
  - 婴　儿：无哭闹，舒适
  - 操作效果：婴儿无呛咳，顺利将药服下

婴儿口服喂药操作评分标准

考生姓名__________　班别__________　学号__________　成绩__________

项目		分值	要求	占分	实扣分	备注
评估		10	评估婴儿的基本情况 评估环境	5 5		
计划	操作者	3	着装规范 洗手	1 2		
	用物准备	4	用物准备齐全、放置有条理	4		
	环境准备	5	环境安静、清洁； 温度适宜	2 3		
实施	核对	10	核对药名 核对浓度 核对剂量 核对方法 核对用药时间	2 2 2 2 2		
	准备药物	12	片剂捣成散粉状 倒在药匙上的粉末适量 在药粉上撒少许糖粉	4 4 4		
	安置体位	8	小儿头部枕在操作者左臂上呈半卧位 在胸前铺治疗巾	4 4		
	喂药	10	先用拇指轻压婴儿的下唇或者抚摸其脸颊，力度适中 若是液体，用滴管将药液从口角旁沿舌下或牙齿缝内滴入	5 5		
	喂水	8	给婴儿适量白开水吮吸 确保婴儿将药粉咽下	4 4		
	拍背	4	将婴儿抱起 轻拍其背部，排出胃内空气	2 2		
	整理	8	盖好被褥 拉好床档 用物处理恰当 洗手、记录准确	2 2 2 2		
评价	操作质量	12	操作熟练、准确、整体性好 关心婴儿 婴儿无呛咳	4 4 4		
	操作时间	3	时间10分钟（超时30秒扣1分）	3		
	相关知识	3	熟悉相关知识	3		
总分		100				

主考老师__________　考核日期__________

实训三十二　婴儿乳瓶喂乳

一、目的

满足有吸吮能力及吞咽能力小儿的进食需要。

二、要求

1. 掌握婴儿乳瓶喂乳的操作要点及注意事项。
2. 正确评估婴儿家长对婴儿乳瓶喂乳的认知。
3. 熟练完成用物和环境的准备。
4. 学会婴儿乳瓶喂乳操作方法。
5. 在操作中关爱婴儿，做到轻柔、准确、安全。

三、用物准备

乳瓶、无菌乳头、镊子、饭巾、托盘、记录单。

四、注意事项

1. 乳液要始终充满乳头，乳瓶颈不要压在小儿唇上。
2. 操作者在喂乳过程中要集中注意力，观察小儿吸吮能力及进乳情况。
3. 有呛咳时应暂停喂哺，轻拍其背，稍休息后再喂。
4. 喂乳结束后应竖着抱起婴儿轻拍其背部数分钟。

五、思考题

1. 喂乳结束后为何应竖着抱起婴儿轻拍其背部？
2. 喂乳后的婴儿为何要采用右侧卧位？

婴儿乳瓶喂乳操作程序

- **评估**
  - 患儿
    - 一般情况：出生时间、体重、生命体征、上次喂乳时间
    - 告　知：告知家属乳瓶喂乳的注意事项
- **计划**
  - 准备
    - 操作者：仪表符合要求，洗手、戴口罩，脱下戒指和手表
    - 用　物：乳瓶、无菌乳头、镊子、饭巾、托盘、记录单
    - 环　境：清洁、安静、保暖、没有对流风
- **实施**
  - 操作步骤
    - 准　备：更换婴儿尿布，洗手，核对床号、姓名、乳液的种类、乳量及时间
    - 温乳液：取出温好的乳液，备齐用物，放于托盘内携至床旁
    - 套乳头：用镊子选择大小适宜的无菌乳头，按无菌操作的原则把乳头套在瓶口上
    - 抱婴儿：将小儿包起，围好饭巾，操作者坐在凳上，小儿头部枕在操作者左臂上呈半卧位。不宜抱起者，将头部抬高、侧卧，以防溢入呛入气管
    - 试温度：操作者右手将乳瓶倒转，先试乳液温度。滴1–2滴乳液于手背或手臂内侧以温热不烫手为宜
    - 吸　吮：然后让小儿含住乳头
    - 拍　背：喂毕将小儿抱起伏于肩上，轻拍后背，使咽下的空气排出，右侧卧位
  - 整理
    - 婴　儿：盖好被褥、拉好床档
    - 用　物：妥善清理
    - 护　士：洗手，记录小儿进乳量及进乳情况
- **评价**
  - 婴　儿：无哭闹，舒适
  - 操作效果：婴儿无呛咳

婴儿乳瓶喂乳操作评分标准

考生姓名＿＿＿＿＿＿ 班别＿＿＿＿＿＿ 学号＿＿＿＿＿＿ 成绩＿＿＿＿＿＿

项目		分值	要求	占分	实扣分	备注
评估		10	评估婴儿的基本情况 评估环境	5 5		
计划	操作者	3	着装规范 洗手	1 2		
	用物准备	4	用物准备齐全、放置有条理	4		
	环境准备	5	环境安静、清洁 温度适宜	2 3		
实施	婴儿准备	8	更换婴儿尿布 洗手 核对床号、姓名 核对乳液的种类、乳量及时间	2 2 2 2		
	温乳液	5	乳液温度适中	5		
	套乳头	10	乳头大小合适 能遵循无菌原则 能顺利套在瓶口上	3 4 3		
	抱婴儿	10	将小儿包起，围好饭巾 小儿头部枕在操作者左臂上呈半卧位 不宜抱起者，将头部抬高、侧卧	3 4 3		
	试温度	8	滴1～2滴乳液于手背或手臂内侧 温热不烫手	4 4		
	吸吮	5	能让小儿顺利含住乳头	5		
	拍背	6	喂毕将小儿抱起伏于肩上，轻拍后背 右侧卧位	3 3		
	整理	8	盖好被褥 拉好床档 用物处理恰当 洗手、记录准确	2 2 2 2		
评价	操作质量	12	操作熟练、准确、整体性好 关心婴儿 擦洗干净，婴儿舒适	4 4 4		
	操作时间	3	时间20分钟（超时30秒扣1分）	3		
	相关知识	3	熟悉相关知识	3		
总分		100				

主考老师＿＿＿＿＿＿ 考核日期＿＿＿＿＿＿

实训三十三　蓝光箱的使用

一、目的

通过荧光照射治疗新生儿高胆红素血症，使原本不溶于水的胆红素转变为可溶于水的异构体，从而易于从胆汁和尿液中排出体外。

二、要求

1. 掌握蓝光疗法的评估内容及目的、操作要点及注意事项。
2. 熟悉蓝光治疗常见并发症及观察。
3. 熟练完成用物和环境的准备。
4. 学会蓝光疗法护理。
5. 在操作中关爱患儿，做到轻柔、准确、安全。

三、用物准备

蓝光箱（单面与双面两种）、温湿度计、眼罩、尿布、胶布、纱块、消毒用物等。

四、注意事项

1. 入箱前患儿身上不宜擦润肤油及爽身粉。
2. 检查蓝光箱性能完好，保证安全，用前清洁消毒。
3. 保证水分及营养供给。
4. 严密观察病情。
5. 保持灯管及反射板清洁，及时更换灯管。
6. 光疗床的维护与保养。

五、思考题

1. 蓝光疗法适用于哪些新生儿？
2. 如何对蓝光疗法的新生儿做准备？
3. 新生儿入箱后应如何观察其病情？

蓝光箱的使用操作程序

- **评估**
  - 患儿
    - 病　情：患儿的一般情况及黄疸情况
    - 心　理：对蓝光疗法的需要，合作程度
    - 认　知：对黄疸治疗所具有的认知
    - 告　知：光疗护理目的、过程、注意事项及配合方法
- **计划**
  - 准备
    - 操作者：仪表符合要求，洗手、戴口罩、戴墨镜
    - 用　物：按需备齐用物，开启蓝光箱进行预热
    - 患　儿：查对，做好准备
    - 环　境：安静，调节室内温度、湿度
- **实施**
  - 操作步骤
    - 开启蓝光箱：检查电插头有无漏电、松脱→接电源→启亮光管
    - 患儿保护：测量体温，剪指甲→戴眼罩，尿布遮盖外阴，足部用纱布包裹
    - 入　箱：将患儿裸体置于光疗床上进行光疗
    - 观　察：黄疸进展情况，是否出现光疗副作用，脱水情况
    - 记　录：记录入箱时间，每4小时测体温一次，并记录箱温
    - 停止光疗：关闭电源→患儿放回婴儿床→记录
  - 整理
    - 患　儿：穿衣保暖，取下眼罩，擦净痕迹
    - 用　物：蓝光箱常规消毒，患儿用物妥善整理
- **评价**
  - 患　儿：良好，无出现护理不当所致并发症
  - 操作效果：达到蓝光照射目的

蓝光箱的使用操作评分标准

考生姓名＿＿＿＿＿ 班别＿＿＿＿＿ 学号＿＿＿＿＿ 成绩＿＿＿＿＿

项目		分值	要求	占分	实扣分	备注
评估		10	了解小儿基本情况 告知相关事项 心理、合作程度	4 4 2		
计划	操作者	3	着装规范 洗手，戴口罩、戴墨镜	1 2		
	用物准备	5	用物准备齐全 放置有条理	3 2		
	环境准备	2	环境安静、清洁	2		
实施	开启蓝光箱	10	检查并连接电源 开启蓝光箱，开启光管 正确设置箱内温、湿度	3 3 4		
	患儿准备	20	测体温 剪指甲 眼罩使用准确 尿布覆盖外阴 足部纱块包裹松紧适宜	4 4 4 4 4		
	入箱	10	患儿裸体入箱 关箱门	5 5		
	监测	15	按要求检测各项指标 记录完整	10 5		
	出箱	10	关闭电源，将患儿放回婴儿床 记录完整 整理光疗床，用物妥善归原	4 3 3		
评价	操作质量	7	关心患儿 患儿舒适 操作熟练	2 2 3		
	操作时间	3	时间 15 分钟（超时 30 秒扣 1 分）	3		
	相关知识	5	熟悉相关知识	5		
总分		100				

主考老师＿＿＿＿＿ 考核日期＿＿＿＿＿

实训三十四　新生儿暖箱的使用和护理

一、目的

为婴儿创造一个温度和湿度均相适宜的环境，以保持患儿体温的恒定。

二、要求

1. 熟悉暖箱使用的评估内容。
2. 掌握新生儿暖箱的使用的操作要点及注意事项。
3. 熟练完成用物和环境的准备。
4. 学会新生儿暖箱使用方法。
5. 在操作中关爱小儿，做到轻柔、准确、安全。

三、用物准备

婴儿温箱，无菌蒸馏水。

四、注意事项

1. 新生儿进温箱前应检查温箱性能，保证安全，用前进行温箱的清洁消毒。
2. 密切观察使用效果，如温箱发出报警信号，应及时查找原因，妥善处理。
3. 温箱不宜放置在阳光直射、有对流风或取暖设备附近，以免影响温箱内温度。
4. 要掌握温箱性能，严格执行操作规程，并要定期检查有无故障、失灵现象，如有漏电应立即拔除电源进行检修，保证绝对安全使用。
5. 严禁骤然提高温箱温度，以免患儿体温上升造成不良后果。
6. 掌握出温箱的原则，熟悉不同出生体重早产儿的温箱温度设置和常见温箱报警原因。

五、思考题

1. 温箱适用于哪些新生儿？
2. 如何对温箱内的新生儿监测体温？
3. 新生儿入箱后应如何根据患儿情况调节箱温？
4. 新生儿在什么情况下可以出箱？

新生儿暖箱的使用和护理操作程序

- **评估**
  - 患儿
    - 病　情：患儿的孕周、出生体重、日龄、生命体征、有无并发症等
    - 心　理：对温箱使用的需要，合作程度
    - 认　知：对新生儿保暖所具有的认知
    - 告　知：温箱使用的目的、过程、注意事项及配合方法
- **计划**
  - 准备
    - 操作者：仪表符合要求，洗手、戴口罩
    - 用　物：按需备物，选择适合的箱温，开启温箱预热
    - 患　儿：查对，做好准备
    - 环　境：清洁、安静
- **实施**
  - 操作步骤
    - 入箱前：预热温箱至所需温度
    - 入　箱：患儿穿单衣，裹尿布入箱→取平卧位或抬高上身15°～30°
    - 监　测：体温不升时每小时测一次，体温正常时每4小时测一次→监测箱温→观察患儿一般情况→记录
    - 清洁消毒：每天用消毒液将温箱内外擦拭一遍，水箱用水每天更换一次，湿度在60%～70%之间
    - 出　箱：评估患儿情况，符合出箱条件者予出箱
  - 整理
    - 用　物：温箱及温箱内用物清洁消毒，归原
    - 患　儿：穿衣包裹，放回婴儿床
- **评价**
  - 患　儿：无不良反应
  - 操作效果：患儿体温维持在正常范围

新生儿暖箱的使用和护理操作评分标准

考生姓名＿＿＿＿＿ 班别＿＿＿＿＿ 学号＿＿＿＿＿ 成绩＿＿＿＿＿

项目		分值	要求	占分	实扣分	备注
评估		7	了解小儿基本情况	3		
			告知相关事项	2		
			心理、合作程度	2		
计划	操作者	3	着装规范	1		
			洗手	2		
	用物准备	5	用物准备齐全、放置有条理	2		
			清洁温箱	3		
	环境准备	2	环境安静、清洁；温度适宜	2		
实施	预热温箱	10	核对患儿及其体重	5		
			开启温箱，预热温度符合要求	5		
	入箱	10	患儿衣着适宜	5		
			患儿体位正确	5		
	监测	25	正确监测体温	10		
			正确监测箱温	5		
			观察患儿一般情况	5		
			正确记录	5		
	清洁消毒	8	温箱消毒方法正确	5		
			水箱换水时间正确	3		
	出箱	4	符合出箱条件者（口述）	4		
	整理	6	温箱及温箱内用物清洁消毒，归原患儿	3		
			穿衣包裹，放回婴儿床	3		
评价	操作质量	12	关心患儿	4		
			擦洗干净，患者舒适	4		
			操作熟练	4		
	操作时间	3	时间15分钟（超时30秒扣1分）	3		
	相关知识	5	熟悉相关知识	5		
总分		100				

主考老师＿＿＿＿＿ 考核日期＿＿＿＿＿

第五章　五官科护理技能

实训三十五　滴眼药水法

一、目的

1. 眼部用药预防治疗眼部疾病。
2. 用于散瞳、缩瞳或眼部表面麻醉。

二、要求

1. 掌握滴眼药水的评估内容、操作要点及注意事项。
2. 熟练完成滴眼药水的用物准备和操作。
3. 操作中关爱患者，轻柔、规范、准确、安全地实施操作。

三、用物准备

治疗盘内放置眼药水、消毒棉签。

四、注意事项

1. 滴眼药水前操作者要先洗手，核对眼药水名称、浓度、有效期及所滴眼别，并检查眼药水有无雾状沉淀等变质等现象。

2. 滴药时，药瓶口距离眼部 2～3cm，勿触及睑缘、睫毛和手指，以免污染。

3. 滴眼时动作应轻巧，勿压迫眼球（如角膜溃疡、眼球穿孔及术后患者）。

4. 注意眼药水不要直接滴在角膜上。

5. 滴用阿托品、毒扁豆碱性等剧毒性药品，应于滴药后用干棉球按压泪囊 2～3 分钟，以免药液经泪道流入鼻腔引起毒性反应。

6. 同时滴数种药液时，先滴刺激性弱的药物，再滴刺激性强的药物，一般间隔时间为 10 分钟以上。

7. 眼药水与眼药膏同时使用时，先滴眼药水后涂眼膏。

五、思考题

1. 滴眼药水的一般顺序与要求？
2. 滴眼药水的注意事项有哪些？
3. 如何预防某些眼药水引起患者中毒反应？

滴眼药水法操作程序

- **评估**
  - 患者
    - 病　情：年龄、意识状态、自理能力、眼部情况
    - 心　理：对眼部滴药的心理反应，合作程度
    - 认　知：对滴眼药水相关知识认知程度
    - 告　知：滴眼药水操作目的、过程及可能出现的不适、配合方法，药物名称浓度及作用
- **计划**
  - 准备
    - 操作者：仪表符合要求，洗手、戴口罩
    - 用　物：治疗盘、眼药水、消毒棉签
    - 患　者：查对姓名及患病眼别
    - 环　境：安静、清洁，有流水洗手设备
- **实施**
  - 操作步骤
    - 安置体位：助患者取坐位或仰卧位，头稍后仰
    - 滴眼药水：左手拇指和示指（或棉签）分开患者上下眼睑→右手持眼药水瓶距眼2～3cm→将药液1或2滴滴入结膜囊内→轻提上睑使药液充满结膜囊→嘱患者轻闭眼1～2分钟→用棉签擦干流出的药液→嘱患者压迫泪囊2～3分钟
    - 观察：滴眼药水后患者有无不适；滴散瞳眼药水时须用干棉球压迫泪囊2–3分钟
  - 整理
    - 患　者：助患者取舒适体位，询问感觉，交待注意事项
    - 病床单位：整理清洁
    - 用　物：分类处置
    - 洗手记录
- **评价**
  - 患者：感觉舒适
  - 操作效果：操作过程熟练、轻巧、无污染，与患者有效沟通

滴眼药水法操作评分标准

考生姓名__________　班别__________　学号__________　成绩__________

项目		分值	要求	占分	实扣分	备注
评估		10	患者病情、眼部情况、合作能力、心理、对操作的认知程度	5		
			告知患者配合方法及注意事项	5		
计划	操作者	3	着装规范	1		
			洗手、戴口罩	2		
	用物准备	6	用物准备齐全	2		
			放置合理	2		
			无污染	2		
	环境准备	1	环境安静、清洁	1		
实施	取体位	13	核对患者、患病眼别	4		
			协助患者取坐位或仰卧位，头稍后仰	7		
			注意患者舒适安全	2		
	滴眼药水	35	分开并固定眼睑正确	5		
			滴眼药水方法正确	10		
			提上睑闭眼动作轻柔	5		
			交代闭眼时间	5		
			正确擦干溢出的药液	5		
			交代压迫泪囊的方法及时间	5		
	观察	6	询问患者感觉	2		
			观察眼部情况	2		
			异常处理恰当	2		
	整理	6	床单位整齐	1		
			用物处理恰当	2		
			交代注意事项	1		
			洗手、记录	2		
评价	操作质量	15	无菌观念强，操作过程无污染	5		
			动作熟练、轻巧	5		
			操作过程关心患者	3		
			沟通技巧良好	2		
	操作时间	3	时间5分钟	3		
	相关知识	2	熟悉相关知识	2		
总分		100				

主考老师__________　考核日期__________

实训三十六　涂眼膏法

一、目的

1. 眼部用药预防及治疗眼部疾病。
2. 眼部检查前散瞳验光。

二、要求

1. 掌握涂眼膏的评估内容、操作要点及注意事项。
2. 熟练完成涂眼膏的用物准备和操作。
3. 操作中关爱患者，轻柔、规范、准确、安全地实施操作。

三、用物准备

治疗盘内放置眼膏、消毒圆头玻璃棒、消毒棉签。

四、注意事项

1. 双眼涂眼膏者，应分别使用玻璃棒，防止交叉感染。

2. 涂眼膏前应检查玻璃棒圆头是否光滑无破损，避免损伤结膜或角膜，用后及时消毒以备用。

3. 涂药时不要将睫毛卷入结膜囊内。

4. 眼膏软管不应触及眼睑或睫毛，以防污染眼膏。

五、思考题

1. 涂眼膏的一般顺序与要求？
2. 涂眼膏的注意事项有哪些？
3. 软管法与玻璃棒法涂眼膏有何异同？

涂眼膏法操作程序

- **评估**
  - 患者
    - 病情：年龄、意识状态、自理能力、眼部情况、分泌物量及性质视力有无障碍
    - 心理：对涂眼膏的心理反应，合作程度
    - 认知：对涂眼膏相关知识的认知程度
    - 告知：涂眼膏目的、过程及可能出现的不适、配合方法，药物名称浓度及作用
- **计划**
  - 准备
    - 操作者：仪表符合要求，洗手、戴口罩
    - 用　物：治疗盘、眼膏、消毒圆头玻璃棒、消毒棉签
    - 患　者：查对姓名及患病眼别
    - 环　境：安静、清洁，有流水洗手设备
- **实施**
  - 操作步骤
    - 安置体位：助患者取坐位或仰卧位，头稍后仰
    - 涂眼药膏：左手拇指和示指（或用棉签）分开患侧上下眼睑→右手持眼膏软管或蘸上药膏的玻璃棒，将药膏挤入下穹窿结膜囊内或将玻璃棒平放于下穹窿部结膜囊内水平旋转抽出玻璃棒→轻提患者上睑并使眼睑闭合→用棉签轻揉上睑使药膏均匀分布在结膜囊内，并擦去溢出的药膏→嘱患者闭眼休息
    - 观　察：涂眼药膏后患者有无不适
  - 整理
    - 患　者：助患者取舒适体位，询问感觉，交待注意事项
    - 病床单位：整理清洁
    - 用　物：分类处置
    - 洗手记录
- **评价**
  - 患　者：感觉舒适
  - 操作效果：操作过程熟练、轻巧、无污染，与患者有效沟通

涂眼膏法操作评分标准

考生姓名＿＿＿＿＿＿ 班别＿＿＿＿＿＿ 学号＿＿＿＿＿＿ 成绩＿＿＿＿＿＿

项目		分值	要求	占分	实扣分	备注
评估		10	患者病情、眼部情况、合作能力、心理、对操作的认知程度	5		
			告知患者配合方法及注意事项	5		
计划	操作者	3	着装规范	1		
			洗手、戴口罩	2		
	用物准备	6	用物准备齐全	2		
			放置合理	2		
			无污染	2		
	环境准备	1	环境安静、清洁	1		
实施	取体位	13	核对患者、患病眼别	4		
			协助患者取坐位或仰卧位，头稍后仰	7		
			注意患者舒适安全	2		
	涂眼膏	35	分开并固定眼睑正确	5		
			涂眼膏方法正确，无污染	15		
			提上睑闭眼动作轻柔	5		
			棉签先揉上睑后擦溢出眼膏	7		
			正确交代患者休息	3		
	观察	6	询问患者感觉	2		
			观察眼部情况	2		
			异常处理恰当	2		
	整理	6	床单位整齐	1		
			用物处理恰当	2		
			交代注意事项	1		
			洗手、记录	2		
评价	操作质量	15	无菌观念强，操作过程无污染	5		
			动作熟练、轻巧	5		
			操作过程关心患者	3		
			沟通技巧良好	2		
	操作时间	3	时间5分钟	3		
	相关知识	2	熟悉相关知识	2		
总分		100				

主考老师＿＿＿＿＿＿ 考核日期＿＿＿＿＿＿

实训三十七　结膜囊冲洗法

一、目的

1. 清除结膜囊内异物、酸碱化学物质和脓性分泌物。
2. 眼部手术术前清洁。

二、要求

1. 掌握结膜囊冲洗的评估内容、操作要点及注意事项。
2. 熟练完成结膜囊冲洗的用物准备和操作。
3. 操作中关爱患者，轻柔、规范、准确、安全地实施操作。

三、用物准备

治疗盘内放置洗眼壶、洗眼液、受水器、消毒棉球、消毒眼垫、无菌治疗巾、消毒眼睑拉钩（必要时用）。

四、注意事项

1. 冲洗时，洗眼壶距眼 3～5cm，不可接触眼睑及眼球，以免污染。
2. 冲洗液不可直接冲在角膜上，也不可进入健眼。
3. 冲洗液温度要适宜，勿过热过冷（32～37℃）。
4. 化学物质烧伤时，及时增加冲洗液，洗眼壶与眼距离稍高至 5～6cm，冲洗力应稍大，以便于充分冲洗，以便清除结膜囊内的化学物质，冲洗时间不少于 15 分钟。石灰烧伤者，应先取净后再行冲洗，冲洗后再检查有无异物残留。
5. 如患有传染性疾病：如急性细菌性结膜炎等，单眼冲洗时勿将冲洗液溅入健眼，以免交叉感染。物品用毕应严格消毒。
6. 对小儿及不合作者，可先表面麻醉，固定头部后再冲洗，必要时使用眼睑拉钩冲洗。
7. 有眼球穿通伤及较深的角膜溃疡者禁忌冲洗。

五、思考题

1. 结膜囊冲洗的一般顺序与要求？
2. 结膜囊冲洗的注意事项有哪些？
3. 化学性烧伤患者的冲洗应注意什么？
4. 传染性眼病的患者结膜囊冲洗应注意什么？
5. 石灰烧伤患者结膜囊冲洗应注意什么？

结膜囊冲洗法操作程序

- **评估**
  - 患者
    - 病　情：年龄、意识状态、自理能力、眼部情况、分泌物量及性质
    - 心　理：对结膜囊冲洗的心理反应，合作程度
    - 认　知：对结膜囊冲洗相关知识的认知程度
    - 告　知：结膜囊冲洗目的、过程、可能的不适、配合方法，冲洗液名称、浓度及作用
- **计划**
  - 准备
    - 操作者：仪表符合要求，洗手、戴口罩
    - 用　物：治疗盘、洗眼壶、洗眼液、受水器、消毒棉球、消毒眼垫、无菌治疗巾、消毒眼睑拉钩（必要时用）
    - 患　者：查对患者及患病眼别
    - 环　境：安静、清洁，有流水洗手设备
- **实施**
  - 操作步骤
    - 安置体位：助患者取坐位或仰卧位，头偏向冲洗侧
    - 冲　洗：将无菌治疗巾铺于冲洗侧肩部→嘱患者自持受水器紧贴于被洗眼一侧面颊部→操作者左手分开患者上下眼睑→右手持洗眼壶距患侧眼球3～5cm→先将水冲于面颊部，使患者适应后，再冲洗结膜囊→嘱患者向上下左右各方向转动眼球，并将上下睑翻开，彻底冲洗→用消毒干棉球擦干眼睑及面颊部→取下受水器，必要时遮盖眼垫
    - 观　察：结膜囊冲洗后患者有无不适，冲洗是否彻底
  - 整理
    - 患　者：助患者取舒适体位，询问感觉，交代注意事项
    - 病床单位：整理清洁
    - 用　物：分类处置
    - 洗手记录
- **评价**
  - 患　者：感觉舒适
  - 操作效果：正确执行医嘱，操作过程熟练、轻巧、无污染，与患者有效沟通

结膜囊冲洗法操作评分标准

考生姓名__________ 班别__________ 学号__________ 成绩__________

项目		分值	要求	占分	实扣分	备注
评估		10	患者病情、眼部情况、合作能力、心理、对操作的认知程度	5		
			告知患者配合方法及注意事项	5		
计划	操作者	3	着装规范	1		
			洗手、戴口罩	2		
	用物准备	6	用物准备齐全	2		
			放置合理	2		
			无污染	2		
	环境准备	1	环境安静、清洁	1		
实施	取体位	13	核对患者、患病眼别	4		
			助患者取坐位或仰卧位，头偏向冲洗侧	7		
			注意患者舒适安全	2		
	冲洗	35	铺治疗巾正确	2		
			受水器放置正确	3		
			分开并固定眼睑正确	5		
			洗眼壶离眼距离正确	2		
			冲洗正确	8		
			能彻底冲洗	10		
			正确擦干眼睑皮肤	3		
			正确处理受水器	2		
	观察	6	询问患者感觉	2		
			观察眼部情况	2		
			异常处理恰当	2		
	整理	6	床单位整齐	2		
			用物处理恰当	1		
			交代注意事项	1		
			洗手、记录	2		
评价	操作质量	15	无菌观念强，操作过程无污染	5		
			动作熟练、轻巧	5		
			操作过程关心患者	3		
			沟通技巧良好	2		
	操作时间	3	时间10分钟（化学伤患者结膜囊冲洗除外）	3		
	相关知识	2	熟悉相关知识	2		
总分		100				

主考老师__________ 考核日期__________

实训三十八 眼部绷带包扎法

一、目的

1. 眼部术后保护眼球、防止感染。
2. 使眼部包扎敷料固定牢固。
3. 眼部加压包扎止血。
4. 预防角膜溃疡。

二、要求

1. 掌握眼部绷带包扎的评估内容、操作要点及注意事项。
2. 熟练完成眼部绷带包扎的用物准备和操作。
3. 操作中关爱患者，轻柔、规范、准确、安全地实施操作。

三、用物准备

治疗盘内放置 20cm 长消毒纱条 1 条（双眼包扎不需）、消毒眼垫、眼膏、胶布、消毒绷带、剪刀。

四、注意事项

1. 包扎时不可过紧或过松，以能容纳一个手指为适宜。
2. 绷带不可压迫耳郭及鼻孔。
3. 绷带末端固定点必须在前额部，避免患者仰卧或侧卧时引起头部不适或摩擦造成绷带松脱，固定时将绷带末端向内反折后再用胶布固定。
4. 眼部加压包扎是在单眼包扎及双眼包扎的基础上，遮盖眼垫时多加几块眼垫固定，缠绕时增加压力即可。

五、思考题

1. 眼部绷带包扎的一般顺序与要求？
2. 眼部绷带包扎的注意事项有哪些？
3. 单眼包扎法与双眼包扎法有何不同？

眼部绷带包扎法操作程序

- **评估**
  - 患者
    - 病　情：年龄、意识状态、自理能力、眼部情况
    - 心　理：对眼部包扎的心理反应，合作程度
    - 认　知：对眼部包扎相关知识的认知程度
    - 告　知：眼部绷带包扎目的、过程及可能出现的不适，配合方法
- **计划**
  - 准备
    - 操作者：仪表符合要求，洗手、戴口罩
    - 用　物：治疗盘内放置20cm长消毒纱条1条（双眼包扎不需）、消毒眼垫、眼膏、胶布、消毒绷带、剪刀
    - 患　者：查对姓名及患病眼别
    - 环　境：安静、清洁，有流水洗手设备
- **实施**
  - 操作步骤
    - 安置体位：助患者取坐位
    - 涂眼膏：根据医嘱患眼涂眼膏→盖眼垫并用胶布固定
    - 单眼包扎：患者眉心放置20cm长小绷带→绷带自前额经耳上方由枕骨粗隆下方绕向前额，绕头2周→经患眼由上而下经患侧耳下，绕过枕骨至前额部→如此反复缠绕数圈→最后将绷带绕头1～2周→在前额将绷带末端向内反折后用胶布固定→结扎眉心部小绷带
    - 双眼包扎：将绷带自前额经耳上方由枕骨粗隆下方绕向前额→绕头2周→按“8”字形包扎双眼→反复缠绕，最后将绷带绕头1～2周→将绷带末端向内反折后用胶布固定
    - 观　察：绷带包扎松紧是否适宜，有无压迫耳郭及鼻孔，固定点是否在前额部
  - 整理
    - 患　者：助患者取舒适体位，询问感觉，交待注意事项
    - 病床单位：整理清洁
    - 用　物：分类处置
    - 洗手记录
- **评价**
  - 患　者：感觉舒适
  - 操作效果：正确执行医嘱，操作过程熟练、轻巧、无污染，与患者有效沟通

眼部绷带包扎法操作评分标准

考生姓名＿＿＿＿＿ 班别＿＿＿＿＿ 学号＿＿＿＿＿ 成绩＿＿＿＿＿

项目		分值	要求	占分	实扣分	备注
评估		10	患者病情、眼部情况、合作能力、心理、对操作的认知程度 告知患者配合方法及注意事项	5 5		
计划	操作者	3	着装规范 洗手、戴口罩	1 2		
	用物准备	6	用物准备齐全 放置合理 无污染	2 2 2		
	环境准备	1	环境安静、清洁	1		
实施	取体位	6	核对患者、患病眼别 助患者取坐位 注意患者舒适安全	2 2 2		
	包扎	40	正确涂眼膏 绷带开始端固定稳妥 缠绕方法正确 绷带末端反折固定稳妥 缠绕松紧适宜 单眼包扎小绷带放置及结扎正确	5 5 双 20 （单 15） 5 5 单 5		
	观察	6	询问患者感觉 观察包扎情况 异常处理恰当	2 2 2		
	整理	8	床单位整齐，用物处理恰当 交代注意事项，洗手、记录	各 2 各 2		
评价	操作质量	15	无菌观念强，操作过程无污染 动作熟练、轻巧 操作过程关心患者 沟通技巧良好	5 5 3 2		
	操作时间	3	时间 10 分钟	3		
	相关知识	2	熟悉相关知识	2		
总分		100				

主考老师＿＿＿＿＿ 考核日期＿＿＿＿＿

实训三十九 鼻腔滴药法

一、目的

1. 治疗鼻腔或鼻窦疾病。
2. 保持鼻腔引流通畅或鼻腔润滑。

二、要求

1. 掌握鼻腔滴药的评估内容、注意事项。
2. 熟练完成鼻腔滴药的用物准备和操作。
3. 操作中关爱患者，轻柔、规范、准确、安全地实施操作。

三、用物准备

治疗盘内放置滴鼻剂（或滴瓶、滴管）、消毒棉球。

四、注意事项

1. 滴管口或药瓶口不可触及鼻孔，以免污染。
2. 患者体位要正确，滴药时勿吞咽，以免药液进入咽部引起不适。

五、思考题

1. 鼻腔滴药的一般顺序与要求？
2. 鼻腔滴药的注意事项有哪些？
3. 鼻腔滴药的体位有哪些？
4. 正确擤鼻涕的方法是什么？

鼻腔滴药法操作程序

评估

患者

- 病　情：年龄、意识状态、自理能力、鼻部疾患程度、分泌物量及性质
- 心　理：对鼻腔滴药的心理反应，合作程度
- 认　知：对鼻腔滴药相关知识的认知程度
- 告　知：鼻腔滴药目的、过程、可能出现的不适、配合方法，滴鼻剂名称、浓度及作用

计划

准备

- 操作者：仪表符合要求，洗手、戴口罩
- 用　物：治疗盘内放置滴鼻剂（或滴瓶、滴管）、消毒棉球
- 患者：查对姓名及患病侧鼻腔
- 环　境：安静、清洁，有流水洗手设备

实施

操作步骤

- 安置体位：助患者取仰卧头向后垂下或坐位（头后仰）
- 滴　药：嘱患者擤出鼻腔内分泌物→药瓶或滴管距鼻孔1～2cm处→每侧鼻腔滴3～4滴药水→用棉球交替按压鼻翼数次，使药液均匀分布在鼻黏膜上→嘱患者保持体位2～3分钟→用棉球擦去流出鼻腔的药液
- 观　察：鼻腔滴药后患者有无不适

整理

- 患　者：助患者取舒适体位，询问感觉，交代注意事项
- 病床单位：整理清洁
- 用　物：分类处置
- 洗手记录

评价

- 患　者：感觉舒适
- 操作效果：正确执行医嘱，操作过程熟练、轻巧、无污染，与患者有效沟通

鼻腔滴药法操作评分标准

考生姓名＿＿＿＿＿＿ 班别＿＿＿＿＿＿ 学号＿＿＿＿＿＿ 成绩＿＿＿＿＿＿

项目		分值	要求	占分	实扣分	备注
评估		10	患者病情、眼部情况、合作能力、心理、对操作的认知程度	5		
			告知患者配合方法及注意事项	5		
计划	操作者	3	着装规范	1		
			洗手、戴口罩	2		
	用物准备	6	用物准备齐全	2		
			放置合理	2		
			无污染	2		
	环境准备	1	环境安静、清洁	1		
实施	取体位	6	核对患者、患病侧鼻腔	2		
			助患者取仰卧垂头位或坐位（头后仰）	2		
			注意患者舒适安全	2		
	滴药	40	嘱正确清理鼻腔分泌物	5		
			药瓶与鼻距离正确	5		
			每侧鼻腔滴药正确	10		
			按压鼻翼方法正确	10		
			嘱保持体位时间正确	5		
			擦溢出药液方法正确	5		
	观察	6	询问患者感觉	2		
			观察鼻部情况	2		
			异常处理恰当	2		
	整理	8	床单位整齐	2		
			用物处理恰当	2		
			交代注意事项	2		
			洗手、记录	2		
评价	操作质量	15	无菌观念强，操作过程无污染	5		
			动作熟练、轻巧	5		
			操作过程关心患者	3		
			沟通技巧良好	2		
	操作时间	3	时间 5 分钟	3		
	相关知识	2	熟悉相关知识	2		
总分		100				

主考老师＿＿＿＿＿＿ 考核日期＿＿＿＿＿＿

实训四十 鼻腔冲洗法

一、目的

清洁鼻腔，湿润鼻黏膜，减轻臭味，促使黏膜功能恢复。

二、要求

1. 掌握鼻腔冲洗的评估内容、注意事项。
2. 熟练完成鼻腔冲洗的用物准备和操作。
3. 操作中关爱患者，轻柔、规范、准确、安全地实施操作。

三、用物准备

灌洗桶、橡皮管1根、橄榄式接头1个、温生理盐水1000～1500ml、输液架1个、脸盆1只、消毒纱布、无菌治疗巾。

四、注意事项

1. 鼻腔有急性炎症及出血时禁止冲洗，以免炎症扩散。
2. 灌洗桶不宜太高，以免压力过大引起并发症。
3. 水温以接近体温为宜，不能过冷或过热。
4. 指导患者在冲洗时张口呼吸，不可用鼻呼吸；冲洗过程勿与患者谈话，以免发生呛咳。
5. 冲洗时发生鼻腔出血，应立即停止冲洗。

五、思考题

1. 鼻腔冲洗的一般顺序与要求。
2. 鼻腔冲洗的注意事项有哪些？

鼻腔冲洗法操作程序

- **评估**
  - 患者
    - 病　情：年龄、意识状态、自理能力、鼻部疾患程度、分泌物量及性质、治疗经过
    - 心　理：对鼻腔冲洗的心理反应，合作程度
    - 认　知：对鼻腔冲洗相关知识的认知程度
    - 告　知：鼻腔冲洗目的、过程及可能出现的不适、配合方法
- **计划**
  - 准备
    - 操作者：仪表符合要求，洗手、戴口罩
    - 用　物：灌洗桶、橡皮管1根、橄榄式接头1个、温生理盐水1000～1500ml、输液架1个、脸盆1只、消毒纱布、无菌治疗巾
    - 患　者：查对姓名及患病侧鼻腔
    - 环　境：安静、清洁，有流水洗手设备
- **实施**
  - 操作步骤
    - 安置体位：助患者取坐位，头向前倾
    - 冲　洗：将无菌治疗巾铺于患者前胸→将装有温生理盐水的灌洗桶挂在距患者头部高50cm处，关闭输液夹→将橄榄头与橡皮管连接→嘱患者一手持橄榄头固定于一侧前鼻孔，张口呼吸，头偏向另一侧→打开输液夹，使桶内温盐水缓缓流入鼻腔，盐水经前鼻孔流向后鼻孔，再经另一侧鼻腔和口腔流出→将接头换另一侧鼻孔同法进行冲洗→用纱布擦干脸部
    - 观　察：鼻腔冲洗后病人有无不适，鼻腔内分泌物及痂皮是否冲洗干净
  - 整理
    - 患　者：询问感觉，助取舒适体位，交代注意事项
    - 病床单位：整理清洁
    - 用　物：分类处置
    - 洗手记录
- **评价**
  - 患　者：感觉舒适
  - 操作效果：正确执行医嘱，操作过程熟练、轻巧、无污染，与患者有效沟通

鼻腔冲洗法操作评分标准

考生姓名__________ 班别__________ 学号__________ 成绩__________

项目		分值	要求	占分	实扣分	备注
评估		10	患者病情、眼部情况、合作能力、心理、对操作的认知程度	5		
			告知患者配合方法及注意事项	5		
计划	操作者	3	着装规范	1		
			洗手、戴口罩	2		
	用物准备	6	用物准备齐全	2		
			放置合理	2		
			无污染	2		
	环境准备	1	环境安静、清洁	1		
实施	取体位	6	核对患者、患病侧鼻腔	2		
			助患者取坐位，头向前倾	2		
			注意使患者舒适、安全	2		
	冲洗	40	铺治疗巾方法正确	5		
			灌洗桶处置正确	5		
			橄榄头与橡皮管连接正确	3		
			橄榄头放置正确	5		
			冲洗正确	10		
			冲洗另一侧鼻腔正确	10		
			纱布擦脸动作轻柔	2		
	观察	6	询问患者感觉	2		
			观察鼻部情况	2		
			异常处理恰当	2		
	整理	8	床单位整齐	2		
			用物处理恰当	2		
			交代注意事项	2		
			洗手、记录	2		
评价	操作质量	15	无菌观念强，操作过程无污染	5		
			动作熟练、轻巧	5		
			操作过程关心患者	3		
			沟通技巧良好	2		
	操作时间	3	时间15分钟	3		
	相关知识	2	熟悉相关知识	2		
总分		100				

主考老师__________ 考核日期__________

实训四十一 外耳道冲洗法

一、目的

1. 冲出阻塞外耳道的耵聍和表皮栓，保持外耳道清洁。
2. 冲出外耳道小异物。

二、要求

1. 掌握外耳道冲洗的评估内容、操作要点及注意事项。
2. 熟练完成外耳道冲洗的用物准备和操作。
3. 操作中关爱患者，轻柔、规范、准确、安全地实施操作。

三、用物准备

滴耳剂、温生理盐水、20ml 无菌注射器、消毒棉签、消毒棉球、弯盘、治疗碗、聚光灯、额镜、无菌治疗巾。

四、注意事项

1. 坚硬而大的耵聍、尖锐的异物、中耳炎鼓膜穿孔、急性中耳炎、急性外耳道炎，不宜作外耳道冲洗。

2. 冲洗液应接近体温，不应过热或过冷，以免引起迷路刺激症状。

3. 冲洗时，应沿外耳道后上壁将水徐徐注入，使水沿外耳道后上壁进入耳道深部，借回流力量冲出耵聍或异物。不可对准鼓膜，用力不宜过大，以免损伤鼓膜；也不可对准耵聍或异物，以免将其冲至外耳道深部，更不利于取出。

4. 若耵聍未软化，可用耵聍钩钩出，或嘱患者再滴 3%的碳酸氢钠溶液 2～3 天后再冲洗。

5. 若冲洗过程中，患者出现头晕、恶心、呕吐或突然耳部疼痛，应立即停止冲洗并检查外耳道，必要时请医生共同处理。

6. 冲洗后应戴额镜检查外耳道内是否清洁，有必要可再次冲洗至彻底冲净为止。

五、思考题

1. 外耳道冲洗的一般顺序与要求。
2. 外耳道冲洗的注意事项有哪些?
3. 外耳道耵聍栓塞进行外耳道冲洗时应注意什么?

外耳道冲洗法操作程序

评估

患者

- 病　情：年龄、意识状态、自理能力、耳部疾患程度、分泌物量及性质
- 心　理：对外耳道冲洗的心理反应，合作程度
- 认　知：对外耳道冲洗相关知识的认知程度
- 告　知：外耳道冲洗目的、过程、可能的不适、配合方法，药物名称、浓度及作用

计划

准备

- 操作者：仪表符合要求，洗手、戴口罩
- 用　物：滴耳剂、温生理盐水、20ml无菌注射器、消毒棉签、消毒棉球、弯盘、治疗碗、聚光灯、额镜、无菌治疗巾
- 患　者：查对姓名及患病耳别
- 环　境：安静、清洁，有流水洗手设备

实施

操作步骤

- 安置体位：助患者取坐位，患耳对操作者，头倾向患侧
- 冲　洗：铺治疗巾于患侧肩膀→嘱患者持弯盘置于患耳下方紧贴皮肤→用20ml注射器吸生理盐水→左手将患耳向后上方牵拉（小儿向后下方）→右手持注射器沿患侧外耳道后上壁将生理盐水徐徐注入，直到将分泌物冲出→消毒棉签擦干外耳道，棉球擦净外耳道口及皮肤
- 观　察：外耳道滴药后患者有无不适，外耳道是否干净

整理

- 患　者：助患者取舒适体位，询问感觉，交待注意事项
- 病床单位：整理清洁
- 用　物：分类处置
- 洗手记录

评价

- 患　者：感觉舒适
- 操作效果：正确执行医嘱，操作过程熟练、轻巧、无污染，与患者有效沟通

外耳道冲洗法操作评分标准

考生姓名＿＿＿＿＿＿　班别＿＿＿＿＿＿　学号＿＿＿＿＿＿　成绩＿＿＿＿＿＿

项目		分值	要求	占分	实扣分	备注
评估		10	患者病情、眼部情况、合作能力、心理、对操作的认知程度	5		
			告知患者配合方法及注意事项	5		
计划	操作者	3	着装规范	1		
			洗手、戴口罩	2		
	用物准备	6	用物准备齐全	2		
			放置合理	2		
			无污染	2		
	环境准备	1	环境安静、清洁	1		
实施	取体位	6	核对患者、患病耳别	2		
			助患者取坐位，患耳对操作者，头倾向患侧	2		
			注意使患者舒适安全	2		
	冲洗	40	治疗巾放置正确	5		
			弯盘放置正确	5		
			注射器抽吸盐水正确	5		
			牵拉耳郭方法正确	5		
			冲洗正确	15		
			擦干外耳道正确	5		
	观察	6	询问患者感觉	2		
			观察耳部情况	2		
			异常处理恰当	2		
	整理	8	床单位整齐	2		
			用物处理恰当	2		
			交代注意事项	2		
			洗手、记录	2		
评价	操作质量	15	无菌观念强，操作过程无污染	5		
			动作熟练、轻巧	5		
			操作过程关心患者	3		
			沟通技巧良好	2		
	操作时间	3	时间 8 分钟	3		
	相关知识	2	熟悉相关知识	2		
总分		100				

主考老师＿＿＿＿＿＿　考核日期＿＿＿＿＿＿

实训四十二 外耳道滴药法

一、目的

1. 软化耵聍。
2. 治疗耳道及中耳疾病。

二、要求

1. 掌握外耳道滴药的评估内容。
2. 熟练完成外耳道滴药的用物准备和操作。
3. 操作中关爱患者，轻柔、规范、准确、安全地实施操作。

三、用物准备

治疗盘内放置滴耳剂、消毒棉签、消毒棉球。

四、注意事项

1. 滴药前，先用3%过氧化氢棉签将外耳道脓液擦净。
2. 药液温度以接近体温为宜，不宜太热或太凉，以免刺激迷路，引起眩晕、恶心、呕吐等不适感。
3. 滴耵聍软化剂时，应先向患者交代滴药反应，如耳内有胀感，取出耵聍后会消失。
4. 滴管口或药瓶口不可触及患者皮肤，以免污染。

五、思考题

1. 外耳道滴药的一般顺序与要求。
2. 外耳道滴药的注意事项有哪些？
3. 给外耳道耵聍患者外耳道滴软化剂时应注意什么？

外耳道滴药法操作程序

- **评估**
  - 患者
    - 病　情：年龄、意识状态、自理能力、耳部疾病程度、分泌物量及性质
    - 心　理：对外耳道滴药的心理反应，合作程度
    - 认　知：对外耳道滴药相关知识的认知程度
    - 告　知：外耳道滴药目的、过程及可能出现的不适，配合方法，药物名称浓度及作用
- **计划**
  - 准备
    - 操作者：仪表符合要求，洗手、戴口罩
    - 用　物：治疗盘内放置滴耳剂、消毒棉签、消毒棉球
    - 患　者：查对姓名及患病耳别
    - 环　境：安静、清洁、干燥、安全，有流水洗手设备
- **实施**
  - 操作步骤
    - 安置体位：助患者取坐位或患耳向上卧位
    - 滴　药：左手牵拉患侧耳郭上方，将耳郭向后上方牵拉（小儿向后下方牵拉）使外耳道变直→右手将药液顺外耳道后壁滴入2～3滴→用手指反复轻压耳屏数次，使药液进入中耳腔内→嘱患者保持体位3～4分钟→用棉球塞住外耳道口，以免药液流出
    - 观　察：外耳道滴药后患者有无不适
  - 整理
    - 患　者：助患者取舒适体位，询问感觉，交代注意事项
    - 病床单位：整理清洁
    - 用　物：分类处置
    - 洗手记录
- **评价**
  - 患者：感觉舒适
  - 操作效果：正确执行医嘱，操作过程熟练、轻巧、无污染，与患者有效沟通

外耳道滴药法操作评分标准

考生姓名＿＿＿＿＿　班别＿＿＿＿＿　学号＿＿＿＿＿　成绩＿＿＿＿＿

项目		分值	要求	占分	实扣分	备注
评估		10	了解患者病情、眼部情况、合作能力、心理、对操作的认知程度	5		
			告知患者配合方法及注意事项	5		
计划	操作者	3	着装规范	1		
			洗手、戴口罩	2		
	用物准备	6	用物准备齐全	2		
			放置合理	2		
			无污染	2		
	环境准备	1	环境安静、清洁	1		
实施	取体位	6	核对患者、患病耳别	2		
			助患者取坐位或患耳向上卧位	2		
			注意使患者舒适、安全	2		
	滴药	40	牵拉耳郭正确	10		
			滴药正确	10		
			压耳屏方法正确	10		
			嘱患者保持体位	5		
			棉球塞外耳道动作轻柔	5		
	观察	6	询问患者感觉	2		
			观察耳部情况	2		
			异常处理恰当	2		
	整理	8	床单位整齐	2		
			用物处理恰当	2		
			交代注意事项	2		
			洗手、记录	2		
评价	操作质量	15	无菌观念强，操作过程无污染	5		
			动作熟练、轻巧	5		
			操作过程关心患者	3		
			沟通技巧良好	2		
	操作时间	3	时间5分钟	3		
	相关知识	2	熟悉相关知识	2		
总分		100				

主考老师＿＿＿＿＿　　　　考核日期＿＿＿＿＿

第六章　急危重症护理技能

实训四十三　多功能监护仪的使用

一、目的

1. 进行连续的心率、血压、血氧饱和度、体温等情况监测。
2. 持续观察其心律、心率变化，使患者得到及时、准确的诊断和治疗。
3. 储存和记录监测的各种信息，以便回顾观察并进一步提高诊治水平。

二、要求

1. 掌握患者病情、心理评估内容。
2. 熟练完成物品、患者和环境的准备。
3. 学会多功能监护仪的使用及清洁维护方法。
4. 在操作中关爱患者，动作规范、准确、迅速安全。

三、用物准备

多功能监护仪、心电导联线、一次性电极片、血氧饱和度探头、血压测量袖带、体温探头、剃须刀、必要时准备电插板。

四、注意事项

1. 粘贴电极片前应先清洁局部皮肤，电极片与皮肤应紧紧贴平。
2. 放置心电监护电极时应留出心前区，以备紧急执行电复律时安放除颤电极板使用。
3. 电极片放置位置正确，监护仪导联应选择心电波形清晰、易判断及能触发心率计数的导联。
4. 测量血压时，将袖带缠于上臂，袖带气囊中间部位正好压住肱动脉，松紧适宜。应避免在补液同侧上肢测量血压。
5. 将血氧饱和度探头安放在具有动脉血流而组织厚度较薄的部位，如指端、耳垂等部位，选用手指或脚趾时，应将光源放在甲床一侧。
6. 避免各种干扰，为患者翻身时注意勿将电极拉脱。
7. 调整有意义的报警界限，监护仪报警时一定要查明原因。报警上下限一般为患者基础指标的15％～20％，血氧饱和度不应低于95％。

五、思考题

1. 操作中如何快速评估患者病情？
2. 常见的心律失常类型有哪些？
3. 血压、心率、血氧饱和度的正常范围是多少？

多功能监护仪的使用操作程序

- **评估**
  - 患者
    - 病情：意识状态，基础疾病、局部皮肤情况等
    - 心理：心理状态、合作程度
    - 认知：对多功能监护使用的认识
    - 告知：告知操作目的、意义、注意事项、配合情况
- **计划**
  - 准备
    - 操作者：仪表符合要求
    - 用　物：按需备齐用物并检查
    - 患　者：查对、解释、清洁局部皮肤
    - 环　境：舒适、清洁、安静
- **实施**
  - 操作步骤
    - 安置体位：平卧位或半坐卧位→清洁胸前区局部皮肤
    - 粘贴心电、呼吸监护电极：电极片与导联线相连→解开上衣钮扣→电极片粘贴在所要求的位置
    - 连接无创血压监测装置：袖带测压管与监护仪相连→安放袖带于肘关节上2横指处，松紧适宜
    - 连接血氧饱和度：传感器连接监护仪→探头安放在具有动脉血流而组织厚度较薄的部位
    - 调节参数：打开开关→选择合适导联→测量血压、血氧→调整报警界限→调整心电波形大小、导联、存储时间
    - 观察记录：观察心电、血氧、血压变化，记录观察值
  - 整理
    - 患　者：扣好患者衣服，盖好被子
    - 病床单元：整齐清洁
    - 用　物：按医疗废物处理要求分类处理
- **评价**
  - 患　者：安全、舒适
  - 操作效果：操作熟练、敏捷、轻柔，导联连接、选择正确，参数报警上下限调节正确

多功能监护仪的使用操作评分标准

考生姓名__________　班别__________　学号__________　成绩__________

项目		分值	要求	占分	实扣分	备注
评估		7	了解患者病情、局部皮肤情况 合作能力 告知相关事宜	3 2 2		
计划	操作者	2	着装规范 洗手	1 1		
	用物准备	4	用物准备齐全 放置有条理	3 1		
	患者准备	2	局部皮肤清洁、干净	2		
	环境准备	2	安静、整洁、舒适	2		
实施	安置体位	5	体位合适 清洁胸前区局部皮肤	2 3		
	粘贴电极片	10	电极片粘贴位置正确 粘贴电极片动作轻柔	8 2		
	连接无创血压监测装置	10	袖带测压管与监护仪连接紧密 安放袖带位置正确、松紧适宜	5 5		
	连接血氧饱和度	10	传感器与监护仪连接紧密 探头安放正确	5 5		
	调节参数	25	正确开机 选择合适的导联 正确调整心率报警上下限 正确调整血压报警上下限 正确调整血氧报警上下限 正确调整波形大小、储存时间	2 5 5 5 5 3		
	观察记录	5	及时观察心电、血压、血氧变化 准确记录观察值	2 3		
评价	操作质量	12	操作熟练、动作敏捷 沟通技巧良好 关心患者	4 4 4		
	操作时间	3	时间5分钟，超时30秒扣1分	3		
	相关知识	3	熟悉相关知识	3		
总分		100				

主考老师__________　　　　考核日期__________

实训四十四　单人徒手心肺复苏术

一、目的

1. 通过实施心肺复苏，促进建立患者的循环、呼吸功能。
2. 保证重要脏器的血液供应。

二、要求

1. 掌握呼吸、心搏骤停的评估。
2. 掌握心肺复苏的操作要点、注意事项、有效指征。
3. 熟练完成心肺复苏的操作。
4. 模拟口对口鼻（婴幼儿）人工呼吸方法。
5. 操作中关爱患者，动作敏捷、规范、准确、有效。

三、用物准备

酒精棉球、纱块、听诊器、血压计、电筒、必要时备木板、脚踏凳。

四、注意事项

1. 患者仰卧，争分夺秒就地抢救，尽可能在发生呼吸、心跳停止的15～30秒内进行操作。
2. 清除口咽分泌物、异物，保证气道通畅。
3. 按压部位要准确，力度合适，防止压折胸骨、肋骨。
4. 人工呼吸和胸外心脏按压同时进行，吹气应在按压放松的间歇进行，肺充气时，不可按压胸部，以免损伤肺部，降低充气效果。
5. 操作过程中若救护者相互替换，可在完成一组按压、通气后的间歇中进行，不得使复苏抢救中断超过5秒。
6. 按压期间应密切观察病情，及时评价操作效果。

五、思考题

1. 心搏骤停的表现有哪些？如何判断患者具备心肺复苏指征？
2. 口对口人工呼吸的通气量、频率如何？心脏按压的部位、力度、频率如何？
3. 人工呼吸与心脏按压的比例是多少？
4. 心肺复苏的有效指标有哪些？

单人徒手心肺复苏术操作程序

- **评估**
  - 患　者：神志、呼吸、循环情况
  - 环　境：安全、适合操作
- **计划**
  - 准备
    - 操作者：仪表符合要求
    - 用　物：按需备齐用物
    - 环　境：安全
- **实施**
  - 操作步骤
    - 判断意识：轻拍或摇动双肩，靠近两边耳旁呼叫："喂，你怎么了！"，无反应
    - 判断循环、呼吸：未扪及颈动脉搏动（10秒内，非专业人员不要求），没呼吸或仅是喘息，立即行动
    - 呼救："来人呐！救命啊！"指定某人拨打"120"，并嘱咐回来帮忙
    - 安置体位：安置患者仰卧位，放在地面或硬板床上
    - 心脏按压：操作者采用跪姿，双膝平病人肩部，双臂绷直，与胸部垂直，在胸骨下部1/2处垂直按压，放松后掌根部紧贴胸骨，保持正常位，按压深度5cm以上，按压频率大于100次/分（按压与放松时间各50%）
    - 打开气道：清理呼吸道异物，取出活动义齿，用压额抬颏法或托颌法（头颈部外伤）打开气道，使患者下颌、耳郭的连线与地面垂直
    - 人工呼吸：保持病人气道开放→张开口→操作者用压前额手的手指捏鼻翼→深吸气后口包口密闭缓慢吹气2口
    - 评价：按照心脏按压与人工呼吸30：2的比例连续五个轮回后，重新评估呼吸、循环，判断心肺复苏是否有效（有效指征：自主呼吸恢复，颈动脉搏动恢复、瞳孔由大缩小、发绀减退等）。如未恢复则继续进行
  - 整理
    - 整　理：整理衣服、安置体位
    - 记　录：到现场时间；病人情况；复苏时间；有效指征
- **评价**
  - 态　度：严肃认真、关心病人，具有爱伤观念
  - 操作效果：操作熟练、准确，动作敏捷、稳重

单人徒手心肺复苏术操作评分标准

考生姓名＿＿＿＿＿　班别＿＿＿＿＿　学号＿＿＿＿＿　成绩＿＿＿＿＿

项目		分值	要求	占分	实扣分	备注
评估		2	评估患者情况和环境	2		
计划	操作者	1	着装规范	1		
	用物准备	1	用物准备齐全，复苏模型放置妥当	1		
实施	判断意识	5	判断方法正确 在规定时间内完成	3 2		
	判断循环、呼吸	6	检查颈动脉位置准确 观察循环体征、呼吸方法正确 在规定时间内完成（10 秒）	2 2 2		
	呼救	2	呼救方法正确 请人打急救电话或协助	1 1		
	安置体位	5	体位正确（头、颈、躯干在同一轴线上） 置于硬板床或地板	3 2		
	心脏按压	20	部位、姿势正确 按压深度适合（5cm 以上） 按压频率准确（大于 100 次/分） 按压与放松时间正确（1：1） 放松时手贴紧胸壁	各 2 5 5 3 3		
	打开气道	5	清除呼吸道方法正确、有效 打开气道手法正确 气道完全打开	2 2 1		
	人工呼吸	15	保持气道通畅 捏鼻翼后无漏气 吹气方法正确、有效，气体没有进入胃部 吹气时间正确 吹气后松鼻、离唇、观察、深吸气	3 2 5 2 3		
	按压与呼吸比例	8	按压与呼吸比例正确（30：2） 按压中断不超过 10 秒 五个轮回不超过 120 秒	3 2 3		
	评估是否有效	10	完成五个轮回即评估 评估方法正确 准确口述有效指征	2 3 5		
	整理、记录	4	整理患者和安置安全卧位 记录全面	2 2		
评价	操作质量	10	有爱伤观念 没有出现并发症（口述） 操作熟练、准确、动作敏捷	2 4 4		
	操作时间	3	时间 5 分钟，超时 30 秒扣 1 分	3		
	相关知识	3	熟悉相关知识	5		
总分		100				

主考老师＿＿＿＿＿　考核日期＿＿＿＿＿

实训四十五 简易呼吸器的使用

一、目的

1. 维持和增加机体通气量。
2. 纠正威胁生命的低氧血症。

二、要求

1. 掌握患者病情、心理、认知、适应证的评估。
2. 掌握简易呼吸器使用的操作要点及注意事项。
3. 熟练完成急救用物、患者、环境的准备。
4. 学会简易呼吸器的使用方法。
5. 学会简易呼吸器使用后的清洁和消毒方法。
6. 操作中能主动关爱患者，动作敏捷、规范、准确、有效。

三、用物准备

简易呼吸器、手电筒、压舌板、听诊器、血压计、氧气、必要时备开口器、牙垫等。

四、注意事项

1. 氧管与面罩连接要正确。
2. 清除口腔内义齿与喉中任何可见的异物，注意保持气道开放。
3. 必要时插入口咽通气道，防止舌咬伤和舌后坠。
4. 将面罩紧扣口鼻，并用拇指和食指紧紧按住，其他的手指则紧按住下额，不要漏气。
5. 规律性地挤压球体提供足够的吸气/呼气时间（成人：12～16 次/分，小孩：14～20 次/分，）一次挤压可有 500～1000ml 空气或氧气进入肺内。
6. 患者有自主呼吸，自主呼吸应与人工呼吸同步，即患者吸气初顺势挤压呼吸囊，达到一定潮气量便完全松开气囊，让患者自行完成呼气动作。
7. 操作过程中注意观察患者胸部起伏情况，血氧饱和度、面色、甲床末梢循环情况。

五、思考题

1. 简易呼吸器的适应证有哪些？
2. 简易呼吸器使用后的清洁和消毒方法有哪些？

简易呼吸器的使用操作程序

- **评估**
  - 患者
    - 病　情：目前病情、治疗概况、呼吸情况
    - 心　理：心理状态、合作程度
    - 认　知：对操作的认知
    - 告　知：操作目的、注意事项、配合要点
- **计划**
  - 准备
    - 操作者：仪表符合要求，洗手
    - 用　物：按需备齐用物
    - 患　者：查对、解释、平卧
    - 环　境：清洁、安静、有气源
- **实施**
  - 操作步骤
    - 准备呼吸器：安装呼吸器→有氧源接氧气：8升/分钟(无氧气则不接)→检查呼吸器性能
    - 开放气道：协助患者仰卧去枕，头后仰（去除活动义齿)→解开衣领扣、领带、腰带→清除呼吸道分泌物或呕吐物→操作者站患者头侧，托起下颌
    - 接　管：将面罩紧扣患者口鼻部，确保密闭不漏气→固定面罩
    - 挤　压：送气量：有氧时通气量400～600毫升/次；无氧时通气量700～1000毫升/次。频率与患者呼吸同步，约为12～16次/分
    - 观　察：有效指征：血氧饱和度升高，病人胸廓起伏，发绀减退，面色、甲床转红润
    - 无效：立即准备进行气管插管
    - 停　止：分离面罩→分离氧气→擦净面部
  - 整理
    - 患　者：取舒适卧位，询问病人感觉及需要，并予以嘱咐
    - 病床单元：整齐、清洁
    - 用　物：按医疗废物处理办法处理物品、归原
    - 记　录：抢救情况
- **评价**
  - 患者感觉：呼吸恢复、无不良反应
  - 操作效果：达到目的

简易呼吸器的使用操作评分标准

考生姓名__________　班别__________　学号__________　成绩__________

项目		分值	要求	占分	实扣分	备注
评估		7	患者基本情况 告知相关事项 评估装置的完好状况及性能	3 2 2		
计划	操作者	3	着装规范，洗手	3		
	用物准备	5	备物齐全 放置合理	3 2		
	环境准备	2	符合操作要求	2		
实施	接面罩	27	核对、解释 正确安置体位 正确接氧源 检查呼吸囊 固定面罩手法正确 测试呼吸器方法正确	各3分 4 4 5 5 3		
	操作	36	通气时无漏气 打开气道方法正确 通气频率正确 送气量正确 抢救意识良好 能及时处理操作过程出现的问题 停止步骤正确 移开面罩方法正确 观察、记录	6 6 6 6 2 2 2 2 各2分		
	整理	6	污物处理妥当 洗手、整理床单位	3 3		
评价	操作质量	9	关爱患者，患者感觉无不良反应 沟通技巧好 操作熟练、准确	3 3 3		
	相关知识	5	熟悉相关知识	5		
总分		100				

主考老师__________　考核日期__________

实训四十六　人工气道护理

一、目的

保持呼吸道通畅，减轻或预防肺部感染。

二、要求

1. 掌握对患者病情、心理和对建立人工气道认知的评估。
2. 掌握用物、患者和环境的准备。
3. 学会气管插管固定的方法、人工气道湿化的方法和拔除人工气道后的护理。
4. 学会告知患者操作目的和配合要求，解释清楚，沟通有效。
5. 操作中能主动关爱患者，轻柔、规范、准确、安全地实施操作。

三、用物准备

负压吸引装置、吸痰用物、注射器、听诊器、纱布、边带、胶布、剪刀、简易呼吸气囊、急救物品等。

四、注意事项

1. 吸痰时严格按照无菌操作；吸痰管大小一般情况不得超过内径的1/2，经鼻气管插管的吸痰管要适当加长；每次吸痰时间不应超过15秒；严禁同一吸痰管反复使用，或气管吸痰管与口鼻腔吸痰管混用。

2. 根据需要定时放松气囊，每次放气时要先吸尽口鼻腔和气管内分泌物；充气式采用最小漏气技术，充气后测囊内压，不超过25cmH_2O。

3. 注意保持呼吸道通畅，吸入气体必须经过湿化；人工气道患者未行机械通气者，可采用气管内滴注湿化液、人工鼻或间断雾化吸入等方法进行湿化；机械通气患者除以上方法外要注意湿化器水量保持合适水平，温度设定在32～36℃为宜；呼吸机湿化器和管道要按要求消毒。

4. 气管插管患者要每天清洁鼻腔，局部可擦石蜡油，防止鼻腔糜烂；气管切开患者要每天观察切口情况，保持切口敷料清洁，每天更换1～2次，如渗出多时及时更换。

5. 建立人工气道的患者，应加强口腔护理，每天进行4～6次口腔护理工作。

6. 经常检查气管导管固定情况，边带固定以容纳1指为宜；插管患者要记录插入深度；一旦发现问题立即通知医生处理。对不能合作的患者要适当约束。

7. 脱管的紧急处理：气管插管患者脱管应立即报告医生处理，注意观察并做好记录；气管切开患者脱管时，可先试行将导管顺窦道送回；若有阻力应将导管拔出，通知医生用血管钳沿切口直入气管内，左右撑开切口，缓解呼吸困难，并重新置管。

五、思考题

1. 气管导管脱出时的处理。
2. 如何与建立了人工气道的患者沟通？

人工气道护理操作程序

- **评估**
  - 患者
    - 病　情：意识状态，病情、年龄、自主呼吸情况等
    - 心　理：心理状态、合作程度
    - 认　知：对疾病所具有的知识、对人工气道的认识
    - 告　知：人工气道护理的目的、注意事项、配合方法
- **计划**
  - 准备
    - 操作者：仪表符合要求，洗手、戴口罩
    - 用　物：按需备齐用物
    - 患　者：查对、解释、取合适体位
    - 环　境：安全、安静、舒适、清洁
- **实施**
  - 操作步骤
    - 气道固定：边带和胶布固定松紧合适→做好标记→记录插入长度
    - 气道湿化：机械通气患者：选择加温湿化、气道内滴注湿化液、间断雾化吸入、气道冲洗等方法
    - 未行机械通气患者：可用湿纱布覆盖导管口，间断雾化吸入，使用人工鼻等方法进行湿化
    - 吸　痰：吸痰前给纯氧吸入→连接吸引装置→连接吸痰管→湿润吸痰管后插入人工气道→由下至上旋转式快速吸引→拔出吸痰管→更换吸痰管→吸净口鼻腔分泌物→再予高浓度吸氧1～2分钟
    - 预防气压伤：充气后气囊要测压→定时放松气囊
    - 拔　管：拔管前训练咳嗽、咳痰→彻底清除呼吸道、口鼻腔分泌物→放气囊→拔管→吸氧→清洁局部皮肤（气管切开患者切口以无菌纱布覆盖）→观察、记录
  - 整理
    - 患　者：扣好患者衣服，盖好被子
    - 病床单元：整齐清洁
    - 用　物：按医疗废物处理要求分类处理
- **评价**
  - 患　者：安全、舒适
  - 操作效果：操作熟练、敏捷、轻柔，观察能力强

人工气道护理操作评分标准

考生姓名＿＿＿＿＿ 班别＿＿＿＿＿ 学号＿＿＿＿＿ 成绩＿＿＿＿＿

项目		分值	要求	占分	实扣分	备注
评估		7	病情、人工气道情况、肺部听诊 合作能力 告知相关注意事项	3 2 2		
计划	操作者	2	着装规范，洗手、戴口罩	2		
	用物准备	4	用物准备齐全 放置有条理	2 2		
	患者准备	2	查对、解释、体位合适	2		
	环境准备	2	安静、整洁、舒适	2		
实施	人工气道固定	6	边带和胶布固定松紧合适 标记正确 记录插入长度	2 2 2		
	人工气道湿化	20	呼吸机加温湿化温度适宜 呼吸机加温湿化液体量适宜 气道内滴注湿化液方法正确 间断雾化吸入方法正确 湿纱布覆盖气管导管口方法正确	4 4 4 4 4		
	预防气压伤	6	采用最小漏气技术充气 充气前能吸净呼吸道分泌物 放气前能吸净呼吸道分泌物	2 2 2		
	吸痰	25	吸痰前加大氧流量 吸引装置和吸痰管连接正确 试吸方法正确 吸痰方法正确 有更换吸痰管 能吸净口鼻腔分泌物 予高浓度吸氧1～2分钟	4 2 3 5 4 3 4		
	拔管	8	指导有效咳嗽、咳痰方法正确 彻底清除呼吸道、口鼻腔分泌物 拔管后立即吸氧 观察、记录	2 2 2 2		
评价	操作质量	10	操作熟练、动作敏捷、轻巧 沟通技巧良好，关心患者	5 5		
	操作时间	3	时间3分钟，超时30秒扣1分	3		
	相关知识	5	熟悉相关知识	5		
总分		100				

主考老师＿＿＿＿＿ 考核日期＿＿＿＿＿

实训四十七　输液泵的使用

一、目的

通过电子输液泵控制装置作用于输液导管，达到控制输液速度的目的。

二、要求

1. 掌握患者病情、心理和对输液泵使用认知的评估。
2. 掌握输液过程中输液泵故障产生的原因及处理方法。
3. 熟练完成用物、药物、患者和环境的准备。
4. 学会输液泵的使用方法和清洁维护方法。
5. 操作中能主动关爱患者，轻柔、规范、准确、安全地实施操作。

三、用物准备

输液泵、电源线、输液泵管、输注药液、静脉穿刺用物等。

四、注意事项

1. 连接输液泵前注意彻底排尽输液泵管内的空气。
2. 更换治疗作用不同的液体时应根据病情变化重新设置输液速度。
3. 要及时处理各种报警：如输液管道的堵塞、管道内有气泡、断电、液体滴空等。
4. 使用过程中，不能随意打开输液泵门，如确实需要打开输液泵门，务必先关闭输液泵管调节器，严防药物快速输入引起不良反应。
5. 输注较黏稠的药液（脂肪乳、胶体液）时，可能会增加输液泵的报警概率，应及时观察，准确判断，并消除警报。
6. 操作过程中严密观察用药效果及患者反应，并做好记录。

五、思考题

1. 操作中如何准确计算患者已经输注的液体量?
2. 如何正确处理输液过程中的各种报警?

输液泵的使用操作程序

- **评估**
  - 患者
    - 病　情：年龄、基础疾病、局部血管情况等
    - 心　理：心理状态、合作程度
    - 认　知：对输液泵使用的认识及用药知识
    - 告　知：使用目的、意义、注意事项、配合方法
- **计划**
  - 准备
    - 操作者：仪表符合要求，洗手、戴口罩
    - 用　物：按需备齐用物并检查
    - 患　者：查对、解释、体位舒适、按需大小便
    - 环　境：符合无菌操作要求
- **实施**
  - 操作步骤
    - 准备药液：核对药液将配好的药液连接输液泵管→排尽管道内的气体→关闭调节器
    - 连接输液泵：将输液泵固定在输液架上→接通电源→打开输液泵门→将输液泵管嵌入管槽内→关闭输液泵门
    - 设置参数：打开开关→设置输液量和输液速度→输液泵管与静脉通道相连→启动输液泵→再次核对
    - 观察记录：观察液体运行情况，记录用药后患者反应
    - 停用输液泵：按停止键→输液泵管与静脉通道分离→打开输液泵门→取出输液泵管→拔电源插头→输液完毕按需要进行静脉通道封管
  - 整理
    - 患　者：整理衣服，取舒适体位
    - 病床单元：整齐清洁
    - 用　物：按医疗废物处理要求分类处理
- **评价**
  - 患　者：安全、舒适
  - 操作效果：操作熟练、敏捷、轻柔，输液泵输注设置准确、符合要求，能正确处理报警

输液泵的使用操作评分标准

考生姓名__________ 班别__________ 学号__________ 成绩__________

项目		分值	要求	占分	实扣分	备注
评估		7	病情、年龄、局部静脉情况 合作能力 告知相关事项	3 2 2		
计划	操作者	2	着装规范，洗手、戴口罩	2		
	用物准备	4	用物准备齐全，放置有条理	各2分		
	患者准备	2	体位合适，静脉通路顺畅	2		
	环境准备	2	安静、整洁、符合无菌操作要求	2		
实施	准备药液	5	排气符合要求 关闭输液泵管调节器	3 2		
	连接输液泵	20	牢固固定输液泵 正确打开输液泵门 输液管正确嵌入输液泵管槽内 关紧输液泵门	5 5 5 5		
	设置参数	25	按要求开机 设置输液量准确 设置输液速度准确 输液管与静脉留置管连接紧密 正确启动输液泵	5 5 5 5 5		
	观察记录	5	观察输液泵运行情况 记录用药后患者反应	3 2		
	停用输液泵	14	按要求关机 正确分离输液管与静脉留置针 用物处理正确 留置针处理正确	3 3 4 4		
评价	操作质量	8	操作熟练、动作敏捷 沟通技巧良好，关心患者	4 4		
	操作时间	3	时间3分钟，超时30秒扣1分	3		
	相关知识	3	熟悉相关知识	3		
总分		100				

主考老师__________ 考核日期__________

实训四十八 微量注射泵的使用

一、目的

通过电子控制装置，准确注入单位时间药液量，达到最佳治疗效果。

二、要求

1. 掌握对患者病情、心理和对微量泵使用认知的评估。
2. 熟练完成用物、药物、患者和环境的准备。
3. 学会微量泵的使用方法和清洁维护方法。
4. 学会告知患者操作目的和配合要求，解释清楚，沟通有效。
5. 操作中能主动关爱患者，轻柔、规范、准确、安全地实施操作。

三、用物准备

微量泵、电源线、微量泵专用延长管、输注药液、静脉穿刺用物等。

四、注意事项

1. 彻底排尽微量泵延长管内的空气，并注意节约药液。

2. 微量泵报警时要及时查找原因，是否有管道的堵塞、断电、液体推注完毕，注射器未卡紧等情况，给予相应的处理。

3. 微量泵的速率设置在 0.1～99ml/h 之间，在注射特殊药液时（如血管活性药物和高浓度钾液、胰岛素等），要根据监测指标及时调整注射的速度。

4. 需避光的药液（如硝普钠），应用避光注射器抽取药液，并连接避光延长管。

5. 更换药液时应先关闭静脉通道，暂停注射；取出注射器，更换新的药液；复查注射程序无误后，再开放静脉通道，启动微量泵。

6. 操作者要熟悉操作程序和报警处理方法。

五、思考题

1. 操作中如何准确计算患者已经输注的液体量？
2. 如何正确处理输注过程中的各种报警？

微量注射泵的使用操作程序

- **评估**
  - 患者
    - 病　情：年龄、基础疾病、局部血管情况等
    - 心　理：心理状态、合作程度
    - 认　知：对微量泵使用的认识及用药知识
    - 告　知：使用目的、意义、注意事项、配合方法
- **计划**
  - 准备
    - 操作者：仪表符合要求，洗手、戴口罩
    - 用　物：按需备齐用物并检查
    - 患　者：查对、解释、体位舒适、按需大小便
    - 环　境：符合无菌操作要求
- **实施**
  - 操作步骤
    - 准备药液：用相应注射器吸取药液（并在注射器上贴标签注明药物名称及浓度）→连接微量泵专用延长管→排尽空气→核对
    - 安　装：将微量泵固定在输液架上→接通电源→将注射器安装在微量泵槽内并卡紧
    - 设置参数：将微量泵管与静脉通道相连→打开微量泵开关→设置注射速度和输注量→启动微量泵→注射器表面覆盖消毒治疗巾→核对
    - 观察记录：观察运行情况，记录用药后患者反应
    - 注射完毕：关闭微量泵电源→输注管道与静脉通道分离取出注射器→按需进行静脉通道封管
  - 整理
    - 患　者：整理衣服，取舒适体位
    - 病床单元：整齐清洁
    - 用　物：按医疗废物处理要求分类处理
- **评价**
  - 患　者：安全、舒适
  - 操作效果：操作熟练、敏捷、轻柔，微量泵输注设置符合要求，能正确处理报警

微量注射泵的使用操作评分标准

考生姓名＿＿＿＿＿＿ 班别＿＿＿＿＿＿ 学号＿＿＿＿＿＿ 成绩＿＿＿＿＿＿

项目		分值	要求	占分	实扣分	备注
评估		7	病情、年龄、局部静脉情况	3		
			合作能力	2		
			告知相关事项	2		
计划	操作者	2	着装规范，洗手、戴口罩	2		
	用物准备	4	用物准备齐全，放置有条理	各2分		
	患者准备	2	核对、解释，静脉通路顺畅	2		
	环境准备	2	安静、整洁、舒适	2		
实施	准备药液	8	按要求吸取药液	3		
			正确连接专用延长管	2		
			排尽空气	3		
	安装	12	将微量泵固定在输液架上	6		
			注射器安装在微量泵槽内	6		
	设置参数	27	泵管与静脉留置管连接紧密	5		
			正确开机	4		
			设置输注速度和输注量准确	10		
			正确启动微量泵	4		
			注射器表面覆盖消毒治疗巾	4		
	观察记录	8	观察微量泵运行情况	4		
			准确记录用药后患者反应	4		
	注射完毕	14	正确关机	3		
			延长管与留置管分离方法正确	2		
			取出注射器方法正确	2		
			用物处理正确	3		
			留置针处理正确	4		
评价	操作质量	8	操作熟练、动作敏捷	4		
			沟通技巧良好，关心患者	4		
	操作时间	3	时间3分钟，超时30秒扣1分	3		
	相关知识	3	熟悉相关知识	3		
总分		100				

主考老师＿＿＿＿＿＿ 考核日期＿＿＿＿＿＿

实训四十九 自动洗胃机洗胃法

一、目的

1. 解毒。
2. 减轻胃黏膜水肿。
3. 手术或某些检查前的准备。

二、要求

1. 掌握各种药物中毒选用的灌洗溶液和禁忌药物。
2. 掌握洗胃法操作要点及注意事项。
3. 能熟练进行用物、患者和环境的准备。
4. 学会正确进行洗胃和口服催吐法操作方法。
5. 操作中能主动关爱患者，轻柔、规范、准确、安全地实施操作。

三、用物准备（自动洗胃机洗胃法）

自动洗胃机、洗胃液、无菌胃管、镊子、纱布、塑料围裙或橡胶单、治疗巾、检验标本容器、压舌板、液状石蜡、棉签、胶布、必要时备开口器、牙垫等。

四、注意事项

1. 洗胃前了解患者中毒情况，如中毒时间、途径、毒物种类、性质、量等。

2. 准确掌握洗胃的适应证和禁忌证。

3. 中毒物不明时，洗胃溶液可选用温开水或生理盐水。毒物性质明确，采用对抗剂洗胃。

4. 洗胃液的温度一般为35～37℃，过热可引起黏膜下血管扩张，加速毒物吸收；过冷可刺激肠蠕动将毒物推向远端，心脏病患者还可诱发心绞痛等不适。

5. 洗胃的原则是快进快出，先出后入，出入量基本相等，反复清洗，直至洗出的液体澄清无味为止。如出现进药与排出水量相差较大时，可使用“手吸”、“手冲”键来进行调整。

6. 洗胃后注意患者胃内毒物的清除情况，中毒症状有无得到缓解或控制等。

7. 3～4个循环改变一次胃管位置，减少胃出血的发生率，提高洗胃效果，缩短洗胃时间。

8. 洗胃过程应随时观察患者的面色、生命体征、意识、瞳孔变化、口、鼻腔黏膜情况及口中气味等。

五、思考题

1. 洗胃的适应证和禁忌证有哪些？
2. 如何选择洗胃溶液？
3. 在洗胃过程中如何控制灌注量？为什么？

自动洗胃机洗胃法操作程序

- **评估**
  - 患者
    - 病　情：目前病情、治疗概况、洗胃原因
    - 心　理：心理状态、合作程度
    - 认　知：对洗胃的认知
    - 告　知：实施洗胃术的目的、方法、步骤；操作中可能出现的风险；教会患者合作的方法；签写知情同意书
- **计划**
  - 准备
    - 操作者：仪表符合要求，洗手
    - 用　物：按需备齐用物
    - 患　者：查对、解释（取下活动假牙）
    - 环　境：清洁、安静、有合适电源
- **实施**
  - 操作步骤
    - 准备机器：将洗胃机的药管、污水管分别插入盛有洗胃液的桶和污水桶中→接电源→调节有关参数→检查机器运转情况
    - 插胃管：协助患者取适当卧位→颌下铺巾、置弯盆→戴手套→量长度→润滑胃管→插胃管→判断胃管确实在胃内→固定
    - 接　管：把患者的胃管与洗胃机胃管相接
    - 洗　胃：协助患者取左侧卧位→按洗胃机“手吸”键，吸出胃内容物→按“自动”键时机器开始自动洗胃→当洗出液澄清、无味时，按“停机”键停止洗胃→按“手吸”键吸出胃内洗胃液→关机
    - 拔胃管：洗胃机与胃管分离→夹紧胃管末端→拔管→脱手套→协助患者漱口（昏迷者忌）、擦净面部
  - 整理
    - 患　者：取舒适卧位，询问病人感觉及需要，并予以指导
    - 病床单元：整齐、清洁
    - 用　物：按医疗废物处理办法处理用物并归原
    - 记　录：洗胃情况
- **评价**
  - 患者感觉：痛苦减轻、无不良反应
  - 操作效果：达到洗胃目的

自动洗胃机洗胃法操作评分标准

考生姓名__________ 班别__________ 学号__________ 成绩__________

项目		分值	要求	占分	实扣分	备注
评估		9	病情、心理、知识水平、合作程度	3		
			告知相关事项	2		
			评估装置的完好状况及性能	2		
			签知情同意书	2		
计划	操作者	1	着装规范，洗手	1		
	用物准备	5	按需备物齐全，少一件扣1分	3		
			放置合理	2		
	环境准备	2	符合操作要求	2		
实施	插胃管	28	有核对、解释	2		
			安置体位正确	2		
			颌下铺巾及置弯盆	3		
			润滑胃管	2		
			量长度方法正确	2		
			插入胃管长度合适	4		
			插管方法正确	4		
			判断胃管在胃内方法正确	4		
			固定胃管牢固	3		
			了解患者反应、给予指导	2		
	洗胃	36	检查洗胃机，连接各部件正确	各2分		
			正确调节有关参数	4		
			根据病情选择洗胃液	3		
			洗胃液温度、浓度、量适宜	各2分		
			使用洗胃机方法正确	8		
			及时处理洗胃过程出现的问题	5		
			停机步骤正确	3		
			拔除胃管方法正确	3		
			观察、记录	2		
	整理	5	污物处理妥当	3		
			洗手、整理床单位	2		
评价	操作质量	9	对患者关爱，沟通技巧好	3		
			患者感觉较好，无不良反应	3		
			操作熟练、准确	3		
	相关知识	5	熟悉相关知识	5		
总分		100				

主考老师__________ 考核日期__________

护理技能综合实训参考答案

第一章　基础护理综合实训

一、入出院患者护理

（一）活动分析参考

1. 病区责任护士做好患者入病区的准备工作，并主动热情接待患者，体现人文关怀，并与卫生处置室护士作好交接工作。

2. 护送患者入病房内，安置好后为其测量生命体征，按护理程序进行入院护理评估。

3. 尊重患者的知情同意权利，为患者及家属作入院指导和告知。正确完成护理文件记录。

4. 完成该患者出院时的出院指导及出院后病床单位的正确处理工作。

（二）综合训练任务内容及教学建议

任务	训练内容	教学建议
1	1. 准备患者床单位。 2. 迎接新患者。	教学过程： 1. 课前提示授课特点及教学活动设计（有条件可以将大致流程以书面文字形式给学生先熟悉），并布置学生预习相关内容。 2. 展示案例后，引导学生分析活动内容。 3. 分阶段完成综合训练任务（任务 1～4、任务 5～6）。 4. 小组活动，为任务做准备。 5. 小组展示活动。 6. 各组完成讨论。 7. 教学视频播放（入出院患者护理）。 8. 集体讲评。 教学方法： 角色扮演、学生示范、讨论等。
2	1. 入院介绍。 2. 入院指导和告知。	
3	1. 健康史的采集（主要测量生命体征）。	
4	1. 建立住院病历。 2. 填写入院护理评估单和有关护理表格。	
5	出院指导、护送患者出院。	
6	1. 病床单位的整理、消毒工作（口述）。 2. 铺备用床。	

（三）参考答案

【任务 1】你作为患者的责任护士，请做好患者入病区的准备工作并接待患者。

【活动参考】

按一般患者的入院护理

1. 准备患者床单位　接到住院处通知后，责任护士立即为患者准备好床单位，将备用床改为暂空床。备齐患者所需用物，如面盆，痰杯，热水瓶等。病房环境要清洁、安静、舒适。对焦虑不安的患者，护士应做好解释工作，给予心理支持，使其能配合治疗，安心养病。

2. 迎接新患者

（1）责任护士与卫生处置室护士认真交接病情、治疗、护理措施及物品，比如X光片、患者用物等，并按要求记录与处理。

（2）护士以热情的态度迎接新患者至指定的病床单位，扶助患者卧床休息，向患者作自我介绍及介绍主管医生及同室病友。护士热情的态度，亲切的语言，可以使患者消除陌生感，以增强患者的安全感和对护士的信任。

【任务2】患者从未住过医院，对医院环境及其他情况都不熟悉，请你给患者做医院及病区介绍，并进行入院指导和相关的告知。

【活动参考】

1. 入院介绍　向患者及家属介绍病区环境、有关规章制度以及病床单位和相关设备的使用方法，指导常规标本（如粪便、尿液、痰液）的留取方法、时间、地点及注意事项。

2. 入院指导与告知　从疾病健康指导、一般的生活指导、诊疗指导、心理指导和安全指导方面告知患者。每一位患者入院后，责任护士热情接待，在口头宣教后，还给每位患者或家属发放一张入院告知书，让患者自己阅读，加深印象，并以书面文字形式告诉患者并要求患者及家属在告知书上签名确认（患者住院告知单见附页）。

【任务3】请你为患者做入院健康评估，并填写入院评估单。

【活动参考】

患者入院护理评估包括一般资料（一般项目、主诉和简要现病史、既往健康史、过敏史、目前用药情况及其他等）、生活状况及自理程度、护理体检（包括生命体征、神经系统、皮肤黏膜、呼吸系统、循环系统等）、心理社会方面四部分。

按健康评估收集患者的健康资料，对患者的健康状况进行评估，了解患者身体情况、心理需要及健康问题，为制订护理计划提供依据。

护理体检主要是生命体征的测量，需护士熟练掌握。其他的体检突出呼吸系统的问诊和检查。

（操作要求参照基础护理技术生命体征测量操作程序与评分标准）

【任务4】请你建立患者住院病历，按要求填写有关表格。

【活动参考】

填写住院病历和有关护理表格

1. 排列住院病案，顺序为：体温单、医嘱单、入院记录、病史及体格检查、病程记录、会诊记录、各种检验检查报告单、护理病案、住院病案首页、住院证及门诊病案。

2. 用蓝黑钢笔逐项填写住院病历及各种表格眉栏项目。

3. 在体温单40°～42°之间相应的时间栏内，用红钢笔纵行填写入院时间。

4. 记录首次体温、脉搏、呼吸、血压、身高及体重值。

5. 填写患者入院登记本、诊断卡（一览表卡）、床头（尾）卡。

【任务5】患者痊愈出院时，请你做好患者出院前护理。

【活动参考】

经过综合治疗，张先生的病情得到控制，临床症状好转，白细胞计数等恢复正常，胸部X光检查肺部炎症也逐步被吸收，主管医师开了出院医嘱，护士应做好下列工作。

1. 通知患者及家属　护士根据出院医嘱，将出院日期通知患者及家属，并协助患者做好出院准备。

2. 进行健康教育　向患者及家属介绍肺炎的基本知识，强调预防的重要性。指导其平时应注意锻炼身体，尤其要加强耐寒锻炼，预防上呼吸道感染。注意摄取营养，增强抗病能力。纠正吸烟等不良生活习惯，避免受寒、淋雨、过劳、酗酒等诱发因素。告知患者出院后按医嘱用药，用药期间如果发现异常必须及时与医院医生联系。定期门诊随访。

3. 做好心理护理　护士应注意观察患者的情绪变化，给予鼓励和安慰，以减轻因离开医院所产生的心理依赖、恐惧和焦虑，增强患者战胜疾病的信心。

4. 征求患者意见　征求患者及家属对医院工作的意见，以便改进工作，不断提高医疗护理质量。

5. 护送患者出院，以体现护士对患者关爱的高尚的职业道德情感。

【任务 6】患者出院后，请对病床单位进行处理。

【活动参考】

1. 病床单位的整理、消毒工作（口述）

(1) 撤去病床上的污被服，放入污衣袋，由洗衣房收回。

(2) 用消毒液擦拭床、床旁桌及床旁椅。非一次性痰杯、脸盆须消毒浸泡。

(3) 可将床垫、床褥、枕芯、棉胎等置日光下曝晒 6 小时，也可选用紫外线照射或臭氧机消毒。

2. 铺备用床

(1) 病室开窗通风，更新室内空气。

(2) 铺好备用床，保持病室整洁、美观、舒适，准备迎接新患者。

(操作要求参照基础护理技术铺备用床操作程序与评分标准)

（黄廷书）

附：患者入院告知单

某市人民医院住院告知单

尊敬的患者及家属：

您好！谢谢您选择到我院就医，我们将尽力为您提供优质的医疗服务，并请您对我们的服务随时提出宝贵意见和建议。

医院是具有公益性质的机构，担负着为广大患者提供医疗服务的责任，为使您和其他患者以及医务人员的合法权益得到保障，加强医患之间相互尊重、理解和沟通，维护医院正常诊疗工作秩序，在您住院后，请您了解如下情况和自觉遵守下列规定：

一、配合诊疗

1. 您应向医务人员详尽地如实提供您的健康情况，既往患过疾病及诊治经过、药物过敏史及近期是否到过传染病疫区等。就诊时应当使用真实姓名，如果不使用真实姓名，以后将不能更改，您就放弃了真实姓名的权益，将由您自行承担由此引发的不良后果。

2. 根据法律规定，在医疗活动中如需要进行特殊检查、特殊治疗、手术、实验性医疗等情况时，应当由您或您的代理人签署同意书，为切实履行您的知情同意权和实施保护性医疗措施，请您慎重考虑，认真签署知情同意书等规范文书。这些文书一经双方自愿签署，就具有了相应法律效力，对您正确行使自己的合法权益具有重要意义。

3. 我院是教学医院，对实习进修生的带教是医院的职责，请您配合我们的工作。

4. 为了您的身体健康，您应遵从医嘱，完成相关检查和配合治疗。

5. 当您身体出现不适情况等病情变化及生活需护士帮助时，请通过床头呼叫系统或当面告知当班医护人员，我们将及时为您提供医疗、护理服务。

6. 您住院期间不要使用自带的药品和医疗器械，避免与我们提供的诊疗措施发生冲突而产生不良后果，影响疗效。

7. 您住院期间不要擅自离开病区外出或外宿，如确因特殊情况需长时间离开病区或外宿，必须经当班医生同意并办理请假手续，返回病房时应向当班医护人员销假。

8. 您不能要求医务人员提供虚假诊断、虚假疾病证明等。

二、病区管理

病区是患者诊病和医护人员进行诊疗操作的地方，保持病区的安静是医患双方的共同愿望，让我们携手创造一个文明、安静和舒适的诊疗环境。共同维护病区的清洁卫生，不随地吐痰，废物放入污物桶内；病区内禁止吸烟；不得在病区内高声喧哗；禁止破坏公共财物，损坏公物按价赔偿；不得自带电器、床、凳及床上用品；病房电视机在晚上10时至第二天早上7时应该关闭；以免影响他人休息。

三、探访陪护

1. 频繁探访会影响患者治疗康复和休息，干扰医护人员的工作，同时会增加交叉感染的机会。因此，我们建议您的亲属、好友等，在医院规定探访时间进入病房探访，每次不超过2人，探访时间限于20分钟为宜。

2. 如您的病情不允许探访时，病区医护人员会告诉您的家属或亲友“谢绝探访”，以免影响抢救治疗。

3. 7岁以下婴幼儿不宜到病区探访。未成年人和危重患者应按医护人员要求陪护，协助医护人员进行病情观察和生活护理。听从病区医护人员建议，确定陪护人员人数和陪护时间，探访时间：上午10：00～12：00时，下午13：00～21：00时。

四、安全防盗

医院是公共场所，来往人员多而复杂，应高度关注安全防盗的问题。

您请不要携带过多和贵重的私人物品进入病房并自行保管好所带的私人物品，如有遗失，自行负责。

患者和陪护人员不得从高处往下掷物和倒水；不得携带易燃品进入病区；不得在病房内使用生活电器；不得随意触动医院内所有的消防设施；如遇发生火灾等意外时，听从医院工作人员指挥，安全离开现场。

五、住院缴费

1. 我院所有医疗收费项目价格均公布上墙，接受社会监督。

2. 患者住院期间每天医疗费用由所在病区发给“一日清单”，让您明白医药费用消费情况。

3. 我院实行计算机联网收费管理，当您所缴交的住院费押金少于200元时，药房将停止发药，所以请您尽可能预缴足够的住院费押金。

4. 请保管好每次缴交住院费押金凭单，并在结账出院时交回到住院收费处。

六、膳食供应

1. 请您按照医师饮食建议进餐。

2. 我院食堂每人供应3餐，如您需订餐，可致电“某某”，膳食可送至病房。

七、为保护其他患者及医护人员的权益，您还应遵守医院所制定的有关管理规定。自觉维护正常的医疗工作秩序。

八、我院设有投诉电话，如您对我们的服务不满意，可致电“某某”，我们将认真对待并按规定处理。

违反上述规定引发的一切后果，需由您自行承担责任。

感谢您和您的亲属对我们工作的支持和合作。

祝您早日康复

某某市人民医院

我已详细阅读以上内容，对院方的告知表示完全理解，也明白了本人的责任和权利。

患者本人或委托人签字____________日期____________

告知人____________日期____________

二、危重患者生活支持护理

（一）活动分析参考

1. 根据该患者病情需要卧床休息一周，因此在患者卧床休息期间必须将各项生活护理项目常规化，护士应该帮助或协助患者保持个人的清洁卫生，如床上梳头、口腔护理等。

2. 该患者在卧床期间实施各项护理操作时要注意安全护理，如实施口腔护理时防窒息、更换床单时防坠床等；而在住院康复期间通过健康教育确保患者安全，如行走、如厕、洗澡时需有家属或陪护人员在场，给予必要的帮助。

3. 因为该患者要尽早训练患肢，还要开发健肢的潜能，操作前后要做有关健康指导，目的是为了使患者在生活护理中循序渐进地参与，逐步从帮助患者—协助患者—患者自理。

（二）综合训练任务及教学建议

任务	训练内容	教学建议
1	床上梳头、危重患者头发清洁。	教学过程： 1. 课前布置学生预习相关内容。 2. 展示案例后，引导学生分析活动内容。 3. 按4小组分配任务，分别接受前四项任务。 4. 小组活动，为任务做准备。 5. 小组展示活动，完成任务。 6. 各组完成讨论。 7. 任意选出一组演示对患者的安全护理措施。 8. 集体讲评 教学方法： 角色扮演、学生示范、讨论等。
2	特殊口腔护理。	
3	预防压疮法（协助患者更换卧位、背部和局部按摩）。	
4	卧床患者更换床单法。	
5	讨论： 1. 危重患者常见的护理问题有哪些？ 2. 实施口腔护理前如何评估患者？ 3. 预防压疮时对患者进行有关健康教育的内容有哪些？ 4. 在患者住院期间要注意哪些方面的安全护理？	

（三）参考答案

【任务1】患者入院时，经过几次搬运，使得头发散乱，在完成急需的治疗与护理的情况下，请对患者进行头发的清洁护理。

【活动参考】

头发的清洁对长期卧床的患者尤为重要，由于体弱、新陈代谢紊乱，患者常易出汗，有头皮屑增多、脱发等，如不注意梳理，头发很容易出现汗臭和污垢，影响患者康复和对自我形象的认同。

1. 评估、解释、健康教育

(1) 评估患者的病情（脑梗死急性期）、自理能力、梳头习惯、心理反应及合作程度；患者头发的分布、浓密程度、长度、卫生情况。

(2) 向患者解释梳理头发可去除头皮屑，使头发整齐、清洁，减少感染机会；并可按摩头皮，刺激头部血液循环，促进头皮的生长和代谢。

(3) 教会患者如何正确梳理头发，保持良好的个人外观，以改善其心理状态。

(4) 因患者右侧偏瘫而平时又习惯使用右手，所以病情稳定后要尽早训练患肢，更要开发健肢的潜能，应教会患者自己用左手梳头。

2. 用物准备及操作实施

(1) 用物准备：梳子、治疗巾、30%乙醇、纸袋。

(2) 操作要点：①在枕头上铺上治疗巾，将头发分成两股，由发梢向发根梳理；②每日用梳子蘸30%乙醇梳理头发2次，达到易梳、清洁、去味的作用。

【任务2】患者原有早晚刷牙的习惯，现因其右手乏力，入院当晚不能自行刷牙，请做好患者的口腔护理。

【活动参考】

对于这样危重、生活不能自理的患者，应给予特殊的口腔护理，一般每日2次。

1. 口腔护理前对患者的评估：

(1) 患者的病情（脑梗死急性期）、自理能力、心理反应及合作程度。

(2) 患者对保持口腔卫生重要性的了解及口腔出现异常情况的知晓程度。

(3) 患者口腔及口腔内的卫生状况。

2. 口腔护理前对患者的告知：

(1) 口腔护理可保持口腔清洁湿润，促进食欲。

(2) 口腔护理操作的过程、配合方法以及注意事项。

(3) 急性期由护士对其进行口腔护理，病情稳定后在护士协助下，训练患者自己学会用左手刷牙。平时进食后要漱口，预防口腔感染。

（操作要求参照基础护理技术特殊口腔护理操作程序与评分标准）

【任务3】限制活动的卧床患者，有发生压疮的可能，你如何预防该患者发生压疮?

【活动参考】

1. 在预防压疮（协助患者更换卧位、背部和局部按摩）操作前，对患者评估、告知，并进行健康教育：

(1) 评估：①患者的皮肤、营养、排泄情况，活动能力等；②患者对疾病和卧床的心理反应，对维持皮肤完整性的认识，预防压疮的需要、合作程度。

(2) 告知：①更换卧位可间歇性解除局部压力，背部和局部按摩可促进皮肤血液循环，两者皆可预防压疮；②患者是压疮的高危患者，预防压疮对其的重要性，操作的过程、配合方法并征得其同意。

(3) 健康教育：①对患者及家属介绍压疮发生、发展及治疗护理的一般知识，如经常改变体位的重要性等；②交代患者及家属应经常检查患者皮肤，在卧位或坐位时应采用减轻压力的方法，并对受压处的皮肤进行按摩；③教会患者有计划、适量地在床上活动全身，保持患者皮肤及床褥的清洁卫生，并鼓励患者及家属积极参与自我护理。

2. 预防压疮操作

(操作要求参照基础护理技术预防压疮操作程序与评分标准)

【任务4】有一次给患者在床上用便盆排尿时，不小心溅湿床单位，请你帮其更换床单。

【活动参考】

卧床患者更换床单前对患者解释：更换床单的操作过程、配合操作的方法和注意事项。

(操作要求参照基础护理技术卧床患者更换床单法操作程序与评分标准)

【任务5】讨论：

1. 危重患者常见的护理问题有哪些？

2. 实施口腔护理前如何评估患者？

3. 预防压疮时对患者进行有关健康教育的内容有哪些？

4. 在患者住院期间要注意什么安全护理？

【参考答案】

1. 危重患者常见的护理问题有：生活自理缺陷；清理呼吸道无效；肢体活动障碍；活动无耐力；语言沟通障碍；焦虑；有发生褥疮的可能；有外伤的危险；有误吸的危险；潜在并发症——肺部感染；潜在并发症——泌尿系感染。

2. 实施口腔护理前要评估患者的病情（脑梗死右侧偏瘫）、自理能力、心理反应及合作程度；患者对保持口腔卫生的重要性及预防口腔出现异常情况的知识的了解程度；患者口腔（黏膜、牙龈、唾液、腭、舌、气味、牙/义齿、牙垢/牙石、唇、损伤）及口腔内的卫生状况。

3. 对患者及家属进行预防压疮有关健康教育内容有：

(1) 避免局部长期受压，每2小时翻身一次，必要时30分钟翻身一次，建立床头翻身卡，翻身时注意头、颈与躯体保持在同一直线水平上，避免拖、拉、推等动作，防止皮肤擦伤，在骨突处、足跟处可垫气圈、棉圈、简易水囊，避免局部受压。

(2) 避免局部皮肤刺激，床单元保持平整无皱褶，清洁干燥无碎屑，对大小便失禁的患者应注意保持皮肤和床褥的干燥，避免皮肤擦伤。

(3) 施以受压部位局部与全背按摩。

4. 在对患者实施各项护理操作时要有安全意识。

(1) 为防止偏瘫患者坠床，应使用床档。

(2) 将患者经常使用的物品放在患者健肢能拿到的地方，以方便随时取用（呼叫器放在患者手边）。

(3) 恢复期下床活动时，需要给予扶助或借助辅助器具行走。

(4) 洗澡时需有家属或陪护人员在场，给予适当的帮助。

(5) 如厕时需有人陪护，给予必要的帮助。

（肖继红）

三、尿潴留患者护理

（一）活动分析参考

1. 该患者不能排尿的原因是什么？

患者左下肢髌骨骨折，经手法复位后石膏固定，左下肢活动受限，只能卧床休息。由于患者活动会引起患肢疼痛，再加上不习惯在床上排尿，故影响了排尿功能。

2. 尿潴留患者可采取的护理措施包括哪些？

首先，对患者进行心理护理及提供隐蔽的环境，改变体位，以习惯姿势排尿；再行诱导排尿，如仍排不出尿液，可再进行针刺、肌内注射药物，仍无效，最后，采用导尿术并留置尿管。

3. 如果要实施导尿术，操作前要做哪些相关的准备？

要做好患者的解释工作并准备导尿术、留置尿管的用物准备及护理。

（二）综合训练任务及教学建议

<table>
<tr><th>任务</th><th>训练内容</th><th>教学建议</th></tr>
<tr><td>1</td><td>1. 诱导排尿。
2. 采用针灸治疗（口述）。</td><td rowspan="5">教学过程：
1. 课前布置学生预习相关内容。各项操作可通过播放视频让学生自学或回顾已学操作，然后适当练习，为上课演示做准备。
2. 展示案例后，引导学生分析活动内容。
3. 按四小组分配任务，分别接受前四项任务。
4. 小组活动，为任务做准备。
5. 小组展示活动，完成任务。
6. 集体讲评。同时每组对另外三组进行评分，最后评出综合表现最佳小组。
教学方法：
角色扮演、学生操作演示等。</td></tr>
<tr><td>2</td><td>1. 导尿用物准备。
2. 导尿术操作。</td></tr>
<tr><td>3</td><td>1. 外阴部及尿道口护理。
2. 更换尿袋及导尿管护理。
3. 训练膀胱功能。</td></tr>
<tr><td>4</td><td>膀胱冲洗。</td></tr>
<tr><td>5</td><td>讨论：
1. 什么是尿潴留？引起尿潴留的原因有哪些？
2. 哪些患者需要行留置导尿术？
3. 膀胱冲洗液除了呋喃西林溶液外，还有其他溶液吗？</td></tr>
</table>

（三）参考答案

【任务 1】患者因排不出尿液，膀胱胀痛，焦虑不安，请采取措施解除患者尿潴留。

【活动参考】

1. 心理护理　向患者说明导致其排不出尿液的原因是因为受伤后活动受限，不习惯床上排便引起的，以消除其焦虑和紧张情绪。

2. 提供隐蔽的排尿环境　关闭门窗，屏风遮挡，请无关人员回避。适当调整治疗和护理时间，使患者安心排尿。

3. 调整体位和姿势　酌情协助患者取适当体位，如扶卧床患者略抬高上身或坐起，尽可能使患者以习惯姿势排尿。

4. 诱导排尿　利用某些条件反射诱导排尿，如让患者听流水声（可放流水声的录音或打开水龙头、用其他用具冲水引发流水声）或用温水缓慢冲洗会阴部。

5. 热敷、按摩　用热水袋热敷下腹部，使肌肉放松，促进排尿；按摩下腹部，以增加腹压有助排尿。膀胱高度膨胀时，按摩应注意力度，以免造成膀胱破裂。

6. 采用针灸治疗　常用中极、三阴交、曲骨等穴位刺激排尿。

7. 如经上述措施处理无效，则需采用导尿术。

【任务2】护士为患者实施了诱导排尿及其他解除尿潴留的措施后，患者仍然排不出尿液，主管医师李医生检查后开出医嘱：立即行导尿术，请执行医嘱。

【活动参考】

该患者左下肢髌骨骨折活动受限，需卧床休息3个月，故导尿术后要留置尿管。

（操作要求参照基础护理技术女患者导尿术及留置导尿管操作程序与评分标准）

【任务3】由于患者活动受限，留置了导尿管，请对患者进行留置导尿管护理。

【活动参考】

1. 向患者及其家属解释留置导尿的目的和护理方法，并鼓励其主动参与护理。

2. 防止泌尿系统逆行感染的措施

（1）严格执行无菌技术操作原则，保持尿道口清洁、干燥，用消毒液（如0.05%的聚维酮碘、0.01%～0.05%的苯扎氯铵（新洁尔灭）、0.05%～0.1%氯己定）棉球擦拭外阴及尿道口，每日1～2次。

（2）每日更换引流管及集尿袋，及时排空集尿袋内尿液并记录（尿液的量和性质），倒尿时不可将引流管末端抬高（须低于耻骨联合）。离床活动时用胶布将导尿管远端固定在大腿上，集尿袋不得超过膀胱高度并避免挤压。

（3）每周更换导尿管一次，硅胶导尿管可酌情延长更换周期。

（4）鼓励患者多饮水、勤翻身，每天尿量应维持在2000ml以上，产生自然冲洗尿路的作用，以减少尿路感染的机会，同时也可以预防尿路结石的形成。

（5）注意保持引流通畅，避免导尿管受压、扭曲、堵塞等导致泌尿系统的感染。

（6）训练膀胱反射功能，夹闭导尿管，每3～4小时开放一次，使膀胱定时充盈和排空，促进膀胱功能的恢复。

（7）注意倾听患者的主诉并观察尿液情况，发现尿液混浊、沉淀、有结晶时，应及时处理，每周尿常规检查一次。

【任务4】留置导尿管一周后，患者诉下腹刺痛，伴有尿频、尿急，肉眼观察引流的尿液呈混浊，经尿常规检查：蛋白（＋），脓细胞（＋＋），红细胞（＋）。医嘱：0.02%呋喃西林溶液500ml膀胱冲洗，每日2次。请执行医嘱。

【活动参考】

该患者行膀胱冲洗的目的是治疗膀胱内炎症，并保持其尿液引流通畅。

1. 按医嘱准备0.02%呋喃西林溶液500ml，温度为38～40℃。

2. 挂冲洗液高度为瓶内液面距床面约60cm。滴速一般为60～80滴/分，不宜过快，以防患者尿意强烈，膀胱收缩，迫使冲洗液从导尿管侧溢出尿道外。

3. 待患者有尿意或滴入溶液200～300ml后，夹闭冲洗管，放开引流管，将冲洗液全部引流出来后，再夹闭引流管，如此反复，每次冲洗量500～1000ml，每天冲洗2次。

4. 在冲洗过程中，经常询问患者感受，观察患者反应及引流液性状。若患者出现不适或有出血情况，立即停止冲洗，并与医生联系。

（操作要求参照外科护理技术持续膀胱冲洗术操作程序与评分标准）

【任务5】讨论：

1. 什么是尿潴留？引起尿潴留的原因有哪些？

2. 哪些患者需要行留置导尿术？

3. 常用的膀胱冲洗液除了呋喃西林溶液外，还有其他溶液吗？

【参考答案】

1. 尿潴留是指尿液大量存留在膀胱内而不能自主排出。尿潴留时，膀胱容积可增至3000～4000ml，膀胱高度膨胀，可至脐部。患者主诉下腹胀痛，排尿困难。体检可见耻骨上膨隆，扪及囊样包块，叩诊呈实音，有压痛。引起尿潴留的常见原因有：

（1）机械性梗阻：膀胱颈部或尿道有梗阻性病变，如前列腺肥大或肿瘤压迫尿道，造成排尿受阻。

（2）动力性梗阻：由于排尿功能障碍引起，而膀胱、尿道并无器质性病变，如外伤、疾病或使用麻醉剂所致脊髓初级排尿中枢活动障碍或抑制，不能形成排尿反射。

（3）其他：各种原因引起的不能用力排尿或体位不习惯的排尿障碍，某些心理因素，如焦虑、窘迫使得排尿不能及时进行。由于尿液存留过多，膀胱过度充盈，致使膀胱收缩无力，造成尿潴留。

2. 以下患者需行留置导尿术：

（1）抢救危重、休克患者时，为了准确记录每小时尿量、测量尿比重，密切观察患者的病情变化。

（2）盆腔手术患者需排空膀胱，使膀胱持续保持空虚状态，以避免术中误伤膀胱。

（3）某些泌尿系统疾病患者手术后，为了便于引流和冲洗，减轻手术伤口的张力，促进切口的愈合。

（4）尿失禁或会阴部有伤口的患者，特别是女患者，为保持会阴部的清洁干燥，避免尿液沾湿伤口或刺激皮肤。

（5）尿失禁患者行膀胱功能训练，留置导尿管定时开放，可训练膀胱的舒张与收缩功能。

（6）尿潴留的患者，通过其他解除尿潴留的护理措施后，仍不能排出尿液者。

3. 常用的膀胱冲洗液除了0.02%呋喃西林溶液外，还有生理盐水、3%硼酸液、氯己定溶液、0.1%新霉素溶液等。

（张钰绩）

四、青霉素过敏性休克患者急救护理

（一）活动分析参考

1. 任何途径使用青霉素，都首先要做青霉素皮肤过敏试验。

2. 过敏试验前要评估患者，特别是过敏史和用药史等，并做好相关的解释与告知。

3. 准确配制青霉素皮试液，正确执行注射。

4. 试验前做好抢救的设施设备、物品准备。

（二）综合训练任务及教学建议

任务	训练内容	教学建议
1	1. 过敏试验前对患者的评估、告知、解释。 2. 用物准备。	教学过程： 1. 课前布置学生预习相关内容。 2. 展示案例后，引导学生分析活动内容。 3. 按 4 小组分配任务，分别接受前四项任务。 4. 小组活动，为任务做准备。 5. 小组展示活动，完成任务。 6. 各组完成讨论。 7. 集体讲评。 教学方法： 角色扮演、学生示范、讨论等。
2	1. 配制青霉素过敏试验液。 2. 皮内注射青霉素皮试液。 3. 皮试结果观察（口述）。	
3	1. 协助患者采取中凹体位。 2. 皮下注射法。	
4	1. 血压测量。 2. 氧气吸入法。	
5	讨论： 1. 为什么要给患者采取中凹体位？ 2. 为什么要给患者注射盐酸肾上腺素？ 3. 观察患者血压有何意义？ 4. 除上述措施，还配合医生进行哪些抢救，对患者采取哪些护理措施？	

（三）参考答案

【任务 1】接到医嘱后，在给患者用药前，请做好评估、解释、告知，并准备青霉素过敏试验用物。

【活动参考】

1. 评估、解释、告知

（1）向患者解释少数人对青霉素会产生过敏，故用药前首先要做过敏试验，过敏试验也可能会引起极个别人的反应，如出现过敏反应，医务人员会立即进行处理，请患者放心。

（2）询问过敏史、用药史、家族过敏史：如以往患者曾有青霉素过敏，禁做皮试，如曾有其他药物过敏或食物过敏，以及有家族过敏史，应在试敏和用药阶段对患者加强观察。

（3）了解患者其他情况：如是否空腹，是否要排大小便等。

（4）告知患者相关事项：①药物过敏试验不宜在空腹时进行，因疼痛刺激等，个别患者在空腹时注射，会产生头晕眼花、出冷汗、面色苍白、恶心等反应，易与过敏反应相混淆，干扰对试验反应的观察；②如要排大小便应在过敏试验前，因注射药物后如离开观察场所，一旦发生过敏反应时不能立即被发现和处理，故注射后 20 分钟内要在现场或指定地方等候；③有不舒服如皮肤瘙痒或呼吸急促要立即报告。注射后不要压皮丘，有痒感不要抓，应报告护士。

2. 用物准备。

（操作要求参照基础护理技术青霉素过敏试验法操作程序与评分标准）

【任务 2】请配置青霉素皮试液，给患者注射并观察结果。

【活动参考】

1. 配制青霉素过敏试验液　以每毫升含青霉素 500U 的皮内试验液为标准，注入剂量为取青霉素 80 万 U 加生理盐水 4ml 1ml＝20 万 U

（1）取 0.1ml 加生理盐水至 1ml（含 2 万 U）；

（2）取 0.1m 加生理盐水至 1ml（含 2000U）；

（3）取 0.25ml＋加生理盐水至 1ml（含 500U）。

2. 试验方法　确定患者无青霉素过敏史，在其前臂掌侧下段皮内注射青霉素皮试溶液 0.1ml（含青霉素 50U），20 分钟后观察结果并记录。

3. 试验结果判断（口述）

阴性：皮丘无改变，周围无红肿、无红晕、无自觉症状。

阳性：局部皮丘隆起，出现红晕硬块，直径大于 1cm 或红晕周围出现伪足、痒感，严重时出现过敏性休克。

（操作要求参照基础护理技术皮内注射法操作程序与评分标准）

【任务 3】患者在接受青霉素试验液注射 5 分钟后皮丘增大，局部出现瘙痒，发红，并自觉心慌、气促，头晕，继而面色发白、呼吸急促，她马上按床头灯。护士小黄闻讯赶来，看到此情景，她应首先采取哪两项措施？

【活动参考】

按患者的表现，可判断发生了青霉素过敏反应，可能是过敏性休克。小黄应立即采取如下措施：

1. 按床头灯或呼叫医生和病区其他护士来参加抢救。

2. 立即置患者中凹位或平卧位。

3. 打开抢救药盒，用注射器吸 0.1%盐酸肾上腺素 1ml，消毒患者上臂，立即皮下注射。

（操作要求参照基础护理技术皮下注射法操作程序与评分标准）

【任务 4】护士长和另一护士闻讯赶到现场，她们进一步应该做什么？

【活动参考】

1. 护士长应马上通知医生，推抢救车到现场，并组织抢救。

2. 打开床头中心吸氧装置，在湿化瓶中放入 1/2 蒸馏水，接好管道，给患者吸氧，吸氧流量 6～8L/min。

3. 测量患者生命体征，评估患者休克程度。

4. 医生到场后，向医生汇报患者生命体征情况，等待医嘱。

（操作要求参照基础护理技术氧气吸入法、生命体征测量操作程序与评分标准）

【任务 5】讨论：

1. 为什么要给患者采取中凹体位？

2. 为什么要给患者注射盐酸肾上腺素？

3. 观察患者血压有何意义？

4. 除上述措施，还要配合医生进行哪些抢救，还应对患者采取哪些护理措施？

【参考答案】

1. 中凹体位为休克体位，抬高头胸 20°～30°有利于呼吸，抬高下肢 15°～20°有利于静脉血回流，增加回心血量，改善休克。

2. 盐酸肾上腺素可收缩血管、增加外周阻力，兴奋心肌、增加心排出血量，松弛支气管平滑肌，是抢救过敏性休克的首选药。

3. 测量血压是休克的重要观察内容，血压作为休克的标志，与心率和心跳强度结合可以判断休克的程度，休克时收缩压低于 90mmHg 或更低，甚至测不到，血压升高，表示休克好转。血压持续较低的患者，应停留尿管动态观察每小时尿量，尿量大于30ml/h，表示休克好转。要求每15～30分钟测量脉搏、呼吸、血压1次，或上监护仪进行动态监测。

4. 根据医嘱用药　静脉注射地塞米松5～10mg或氢化可的松200～400mg加入5%～10%葡萄糖溶液500ml内静脉滴注；按病情用多巴胺、去甲肾上腺素等升压药；应用抗组胺类药及纠正酸中毒药物；若发生呼吸心搏骤停，立即进行复苏抢救。密切观察生命体征和尿量，每15～30分钟测量脉搏、呼吸、血压1次，为患者做好保暖。

（翟丽玲）

第二章　内科护理综合实训

一、慢性阻塞性肺病（COPD）患者护理

（一）活动分析参考

1. COPD的早期阶段为慢性支气管炎，晚期阶段为慢性阻塞性肺气肿，最终COPD则发展为慢性肺源性心脏病，在我国，80%～90%的慢性肺心病由COPD所引起。促进痰液排出的方法有：雾化吸入、拍背排痰、机械吸痰，每种方法的适应证，请参阅本书有关章节。

2. 小气道阻塞可使通气功能下降，影响肺泡气体交换，是导致患者出现呼吸困难的主要原因，通过腹式-缩唇式呼吸肌功能锻炼的方法，可延缓小气道的过早闭合，增加腹内压进而增加胸腔内压，促进肺泡内多余气体的排出，从而改善患者的呼吸困难症状，提高患者的生存质量，并能延长患者的寿命。

（二）综合训练任务及教学建议

任务	训练内容	教学建议
1	入院评估。	教学过程： 1. 课前布置学生预习相关内容。 2. 展示案例后，引导学生分析活动内容。 3. 按5小组分配任务，分别接受前五项任务。 4. 小组活动，为任务做准备。 5. 小组展示活动，完成任务。 6. 各组完成讨论。 7. 集体讲评。 教学方法： 角色扮演、示范、讨论等。
2	雾化吸入法。	
3	拍背排痰。	
4	腹式-缩唇式指导。	
5	COPD患者健康教育。	
6	讨论： 1. 腹式-缩唇式呼吸肌功能锻炼改善呼吸的作用机制是什么？ 2. 患者自行家庭氧疗的作用及注意事项有哪些？	

（三）参考答案

【任务1】如果现在你是王阿姨的主管护士，你会从哪些方面对其进行护理评估？

【活动参考】

评估的内容有：

1. 病因　有无吸烟、接触职业性粉尘、化学物质、空气污染，感染，蛋白酶-抗蛋白酶失衡等。其中重点评估有无吸烟，吸烟为COPD最重要的发病因素，吸烟者慢性支气管炎

的患病率比不吸烟者高2～8倍，吸烟时间越长，吸烟量越大，COPD患病率越高，需评估患者的吸烟年限及每天的吸烟量。

2. 躯体表现　有无咳嗽、咳痰、喘息。评估咳嗽、咳痰的时间、量、程度、性质、有无痰中带血及脓痰，呼吸困难的进展情况。

3. 体征　有无肺气肿的体征，如：桶状胸，呼吸运动减弱，语颤减弱，叩诊呈过清音，听诊呼吸音减弱，呼气延长，两肺可否听到干、湿啰音；有无剑突下心尖搏动、肺动脉瓣区第二心音亢进等。

4. 实验室和器械检查　评估肺功能检查、X线检查、血常规等。其中最重要的检查是肺功能检查，重点评价第一秒用力呼气容积占用力肺活量的百分比（FEV1/FVC），是评价气流受限的敏感指标；第一秒用力呼气容积占预计值的百分比（$FEV_1\%$），则是评价COPD严重程度的良好指标，当$FEV_1/FVC<70\%$或$FEV1<80\%$预计值者，可确定为不能完全可逆的气流受限。

【任务2】针对患者目前黄色黏稠痰，难以咳出，医嘱示：异丙托溴铵、喘乐宁各2ml进行雾化吸入。请问患者最主要的护理问题是什么？请进行雾化吸入操作，并说明该操作的注意事项。

【活动参考】

1. 护理问题　针对患者目前黄色黏稠痰，难以咳出的情况，患者目前最主要的护理问题是：清理呼吸道无效与分泌物过多、痰液黏稠及咳嗽无效有关。最好对患者进行雾化吸入。

2. 雾化吸入治疗作用　通过雾化吸入给药，可以达到缓解支气管痉挛、稀化痰液、防治呼吸道感染的作用。在许多呼吸系统疾病，如慢性阻塞性肺疾病（COPD）、支气管哮喘等中，均可以使用雾化吸入治疗。由于雾化吸入具有药物起效快、用药量少、局部药物浓度高而全身不良反应少等优点，在呼吸系统疾病治疗中，雾化吸入已成为重要的辅助治疗措施。

3. 操作方法。

（操作过程参见内科护理技术氧气雾化吸入法操作程序与评分标准）

4. 注意事项

（1）体位：治疗前先将痰液咳出以免妨碍雾滴深入。雾化吸入时取坐位、半坐位或侧卧位，尽量避免仰卧位，必须仰卧位时需将床头抬高30°。治疗时患者需进行慢而深的吸气，吸气末稍停片刻，这样会使雾滴吸入更深。

（2）药量：雾化液每日新鲜配制。通常每次吸入10～20分钟，每日2～3次，每个疗程1～2周。吸入时必须从小剂量开始，待适应后再逐渐加大剂量，直到吸完全部药液为止。切不可一开始就用大剂量，因大量的冷雾气急剧进入气道会使气道平滑肌痉挛，导致憋气、呼吸困难加重。

（3）观察：雾化吸入期间要注意观察病情变化。如果出现咳嗽、气促等症状，就应立即停止雾化吸入，加大吸氧量，拍背，喝水，待症状缓解再考虑下一次雾化吸入治疗。同时检查雾化液温度、剂量及体位是否合适，进行必要的调整。治疗后1～2小时内注意拍击患者胸背，并鼓励患者咳嗽。

（4）一些用于雾化吸入的药物，如乙酰半胺氨酸、溴已新、α-糜蛋白酶、高渗盐水等可刺激支气管而引起反射性支气管痉挛，对支气管哮喘患者尤易发生。所以必要时须预先或同时吸入支气管扩张剂。特别是哮喘持续状态的患者更应分外小心。

(5) 注意防止药物吸收后引起的副作用或毒性作用，如异丙肾上腺素易引起心律失常等。

(6) 要避免雾化吸入治疗的呼吸道交叉感染，应做到：雾化器在使用前必须严格消毒，每天更换1次；不使用时，整个系统内不应有液体存留，以免细菌滋生；雾化治疗时应使用无菌溶液。

(7) 注意防止局部吸入某些药物（如氨茶碱、庆大霉素等）的同时，进行全身治疗也使用同类药物，致使毒性叠加而造成严重后果。

【任务3】经过医护人员的精心治疗和护理，患者说咳痰比以前容易多了，但每次做完雾化吸入后，痰液量较多，请为患者提供拍背排痰的操作方法，并说出促进痰液排出的相应护理措施。

【活动参考】排痰对呼吸疾病治疗很重要，用科学的方法帮助患者顺利排出痰液，可降低感染风险，降低住院治疗的风险和费用。

1. 拍背排痰

(1) 环境准备：保持居室空气清新，定时开窗通风换气，最好将室内温度保持在18～22℃，房间相对湿度要保持在60%～65%。每天更换定期清洁加湿器，防止加湿器内细菌滋生造成空气污染。

(2) 补水：咳嗽的患者常有不同程度的脱水，这会加重呼吸道炎症和分泌物黏稠度，使痰不易咳出。多喝水能使气道湿化，黏稠的分泌物得以稀释，容易被咳出。同时还能改善血液循环，使机体代谢所生的废物或毒素迅速从尿中排出，减轻其对呼吸道的刺激。

(3) 操作过程中注意力量不宜过大，不能造成患者疼痛，以患者皮肤稍微发红为宜。应注意忌在饭后1小时内拍背，以免引起食物反流，造成误吸。

(操作要求见内科护理技术拍背排痰操作程序与评分标准)

2. 促进排痰的其他措施　能走动的患者在室外散步；畏寒者也应在室内活动。卧床患者应由家属经常为之翻身、拍背，因为这些活动可促进患者深吸气，增大肺活量，促进痰液排出。

【任务4】患者目前体温正常，痰液逐渐变为白色稀痰、量少，呼吸困难有所改善但始终存在，你认为此时患者最主要的护理问题是什么？请给患者示范腹式—缩唇式呼吸肌功能锻炼的方法，并教会王阿姨。

【活动参考】

1. 主要的护理问题是　气体交换受损　与气道阻塞、分泌物过多、呼吸肌疲劳和肺泡呼吸面积减少有关。

2. 腹式呼吸

(1) 初学者可先取仰卧位练习，熟悉后可取坐位和站立位练习。

(2) 练习时，放松肩背，先呼后吸，呼气时轻轻收腹，经口呼气；吸气时胸腹部放松，让腹部自然隆起，经鼻吸气。

(3) 患者可一手按上腹部，另一手按胸部，呼吸时使上腹部活动，而保持胸部不动；护士或家属也可用手固定患者的前胸部，使其做腹壁上下移动的腹式呼吸；也可在腹部压上0.5～1kg 的重物以练习腹式呼吸。

3. 缩唇式呼吸

（1）其方法也是与腹式呼吸大致相同，也是用鼻吸气，用口呼气。但在呼气时，要使口唇缩拢（成鱼口状），用手按压腹部，徐徐呼气，使气呼尽。

（2）呼气时切勿用力，采用深而慢的呼吸，约8～10次/分，呼气与吸气之比为2∶1或3∶1。

以上2种呼吸运动训练方法都必须长期坚持训练，最好选择在空腹时锻炼。要求每日进行数次练习，每次10～20分钟。一般2～3个月后可改善通气功能。

【任务5】患者说，每次咳嗽咳痰多在秋冬季节发作，尤其是近几年来病情越来越严重，她老是担心坚持不到第二年春天，所以一到冬天，她就忧心忡忡。

为什么说“COPD患者冬天难过”？如何给患者进行生活指导？

【活动参考】

1. 干燥寒冷的空气会刺激呼吸道，削弱呼吸道黏膜防御功能，再加上慢性支气管炎患者免疫功能减退、抵抗力差，对外界寒冷刺激及病原微生物的防御能力明显下降，因此各种病原体易侵入呼吸道导致感冒、流感、肺炎的发生。

2. 感染是慢性支气管炎发作的主要诱因，80%以上慢性支气管炎的急性发作是由感冒引起的。因此，到了冬天慢性支气管炎患者要更加小心，必须注意起居有常，做到早睡早起，避免过度疲劳。做好防寒保暖，遇到气候骤变时及时添衣，严防受凉发生呼吸道感染，导致慢性支气管炎急性发作。

3. 具体的健康指导包括

（1）气温骤变和寒冷是发生慢性支气管炎的诱发因素，要根据天气变化增减衣服，防止着凉。

（2）室内要经常通风，保持空气流动。

（3）适度运动，预防感冒，增强身体抵抗疾病能力。

（4）加强营养。微量元素硒可增加血中抗体的含量，含硒多的食物有蘑菇、海带、紫菜等。

（5）不要吃辛辣刺激食物，戒烟酒。

（6）为解决患者长期慢性的缺氧，提高生存质量和延长寿命，有条件者可进行家庭氧疗。目前，便携式氧气瓶供氧比较实用。用鼻导管或鼻塞经鼻前庭吸入，方法简便，患者无不适感，疗效与后鼻道吸氧不相上下。鼻导管使用前检查是否通畅，每天更换两次，煮沸清毒10分钟备用。喘憋、发绀减轻，神志好转是氧疗有效的重要标志。家庭氧疗的注意事项为：室内严禁火源，以防火灾；氧气流经湿化瓶，以减轻对呼吸道黏膜的刺激；COPD的患者，吸氧流量控制在1～2L/min，氧浓度控制在25%～29%比较适宜；兼有二氧化碳蓄积导致的高碳酸血症者，必须住院接受综合治疗，单靠家庭氧疗作用有限。

【任务6】讨论：

1. 拍背排痰时应采取什么体位？在进行该操作的过程中应重点观察哪些注意事项？

2. 如果在行拍背排痰的过程中发生窒息，该如何配合抢救？

【参考答案】

1. 拍背排痰的过程中，可配合体位的引流，更能促进痰液排出。具体的体位安置如下：左肺上叶肺尖段的引流（采取腿上放垫被，两臂抱靠躬背的座位）；左肺上叶下段的引流（采取头低脚高右半侧仰卧位）；左肺下叶后底段的引流（采取头低脚高右半侧俯卧位）；右肺中叶外侧段的引流（采取右侧背侧翘俯卧位）；右肺中叶中段的引流（采取头低脚高左半侧仰卧位)。但不论何种体位，首先确保患者安全、舒适、能耐受为前提条件。在拍背排痰的过程中，应观察患者咳痰的情况，如性质、量、颜色，观察患者神志和表情等，有无胸闷、气促、呼吸困难、发绀、出冷汗及烦躁不安等窒息先兆或窒息征象。

2. 对年老体弱者，在拍背排痰前，最好在病床旁备好急救器械，一旦患者出现窒息征象，应立即停止拍背排痰的操作，取头低脚高45°俯卧位，面部侧向一边，迅速排在气道和口咽部痰液，必要时用吸痰管进行机械吸引。做好气管插管或气管切开的准备与配合工作，以解除呼吸道阻塞。

(陆亚琴)

二、慢性心衰患者护理

(一) 活动分析

1. 左心衰患者由于肺淤血，肺泡周围毛细血管内压力升高，液体外渗入肺泡内，影响了气体交换，因而出现呼吸困难和发绀。吸氧可以改善机体的缺氧状态，但选择何种氧浓度至关重要，因此必须做动脉血气分析检查来判断缺氧程度，为氧浓度的选择提供依据。吸氧可以改善机体的缺氧状态，使病情得到好转，吸氧浓度不当则可能会加重病情。

2. 洋地黄类药物可以增强心肌收缩力，心衰患者往往需要长期服用，但该药的治疗剂量与中毒剂量有重叠，在服用该药时，应重点告诉患者及家属洋地黄中毒的临床表现并交代预防洋地黄中毒的措施。

(二) 综合训练任务及教学建议

任务	训练内容	教学建议
1	动脉血气分析标本采集。	教学过程： 1. 课前布置学生预习相关内容。 2. 展示案例后，引导学生分析活动内容。 3. 按4小组分配任务，分别接受前四项任务。 4. 小组活动，为任务做准备。 5. 小组展示活动，完成任务。 6. 各组完成讨论。 7. 集体讲评。 教学方法： 角色扮演；学生示范、教师和学生点评；讨论等。
2	左心衰竭氧疗。	
3	心电图描记操作。	
4	1. 急性左心衰抢救配合。 2. 静脉注射。	
5	讨论： 1. 该患者心功能属于几级？如何区分心功能的分级？ 2. 为什么要给患者采取坐位且双腿下垂？ 3. 长期服用地高辛，应向患者及家属具体交代哪些问题？	

(三) 参考答案

【任务1】由于患者呼吸困难且发绀明显，医嘱开出血气分析检查，请执行该医嘱，并说明血气分析标本采集的注意事项。

【活动参考】

血气分析常用于判断机体是否存在酸碱平衡失调以及缺氧和缺氧程度等，准确的血气分析结果在危重患者抢救治疗中起到至关重要的作用。

1. 桡动脉采血。

（操作要求参照基础护理技术动脉血标本采集操作程序及评分标准）

2. 注意事项　影响血气分析结果准确性的因素有很多，注意下列几点将有助于保证检查结果的准确性。

（1）改变吸入氧浓度或呼吸机条件后，至少要等20～30分钟再采血，才能充分反映当时状态。

（2）患者进行氧气吸入时，作血气测定，应记录氧气流量，以备计算出该患者每分钟吸入的氧含量。

（3）抗凝剂以肝素锂为好。对于同时作血气、血钙或血锂的标本，则不能用肝素锂抗凝，因为肝素可与部分钙结合造成误差，此时就要用钙缓冲液肝素试剂抗凝。使用液体肝素抗凝剂浓度为500～1000U/ml为宜，含量过低过高都易造成误差。

（4）注意防止血标本与空气接触，应处于隔绝空气的状态，以免影响检验结果并污染血标本。

（5）采取的血标本应在30分钟内检测完毕，如30分钟内不能检测，应将标本置于冰水中保存，最多不超过2小时。

（6）患者体温会影响pH、$PaCO_2$、PaO_2的测定值。因此，必须在化验单上注明患者的实际体温，实验室测定时即可应用仪器中的“温度校正”校正到患者的实际温度，保证测定结果的准确性。

【任务2】1小时后血气分析报告为：PO_2 65mmHg，PCO_2 40mmHg，此时氧疗的流量和浓度有何要求？患者目前表现为白色泡沫痰，有没有好的办法来提高氧疗效果？请为该患者实施氧气吸入法。

【活动参考】

1. 心衰患者吸氧的要求

（1）根据血气分析的结果，患者表现为单纯的缺氧，无二氧化碳潴留，且为急性缺氧，可以给予中等浓度或高浓度吸氧，即氧流量大于3L/min，但吸高浓度氧不宜时间太长，以防止发生氧中毒。

（2）肺水肿患者肺泡渗出过多，从而产生泡沫痰，影响气体交换。酒精可以降低液体的表面张力，使泡沫破裂。因此，在给急性肺水肿患者吸氧时，应在湿化瓶内加入30%～50%的酒精。

2. 操作方法

（操作要求参照基础护理技术氧气吸入操作程序与评分标准）

3. 氧疗的注意事项：

（1）切实做到防火、防油、防震。氧气筒存放阴凉处，周围严禁烟火或放置易燃物品，禁止在氧气表的各接头处涂油。

（2）治疗过程中，经常观察患者缺氧情况有无改善、氧气装置有无漏气、流量表指示与流量是否正确。调节流量时，应先分离导管或移动面罩后进行。以防高压氧冲入呼吸道损伤黏膜。

（3）持续用氧者，应经常检查鼻导管是否通畅，每8～12小时更换鼻导管1次，并更换鼻孔插入，以减少对鼻黏膜的刺激与压迫。

（4）筒内氧气切勿用尽，至少保留493.3kPa（$5kg/cm^2$）压力，以防外界空气及杂质进入筒内，于再充气时引起爆炸。

(5) 氧气筒要有标志，注明“满”或“空”字，以便于使用时鉴别。各班交接班时，应检查氧气装置是否有缺损、漏气，氧气量是否够用，如有缺损、漏气应补充及修理，以免影响急救和治疗。

【任务3】患者心率124次/分，律不齐，请遵医嘱为患者做心电图检查。

【活动参考】

1. 心电图描记操作。

(操作要求参照内科护理技术心电图描记操作程序与评分标准)

2. 注意事项

(1) 检查前不能饱饮、饱食、吃冷饮和抽烟，需要平静休息20分钟。

(2) 检查时要睡平，全身肌肉放松，平稳呼吸，保持安静，切勿讲话或移动体位。

(3) 过去做过心电图的，应把以往报告或记录交给医生。如正在服用洋地黄、钾盐、钙类及抗心律失常药物，应告诉医生。

(4) 检查时，如涂有电极膏，检查毕可用卫生纸擦掉。

【任务4】经过积极治疗和护理，患者病情逐渐稳定。入院后第二天，其小儿子来看望父亲，患者又暴跳如雷，再次情绪激动后突然出现呼吸困难加重并咯粉红色泡沫痰，请配合医生实施抢救措施。

【活动参考】

情绪激动常常是急性左心衰发作的诱因之一，除此之外，感染、输液不当、电解质紊乱也是诱发左心衰的常见原因。咯粉红色泡沫痰是急性左心衰特征性的临床表现，一旦发生，须及时配合抢救，具体的措施包括：

1. 患者取坐位　双腿下垂，以减少静脉回流。

2. 吸氧　立即高流量鼻管给氧，氧气用30%～50%酒精湿化，对病情特别严重者应给以面罩用麻醉机加压给氧。

3. 迅速开放两条静脉通道，遵医嘱正确使用吗啡、快速利尿、血管扩张、解除支气管痉挛等药物，观察疗效与不良反应。

4. 洋地黄类药物　用毛花苷C静脉给药，最适合用于有心房颤动伴有快速心室率并已知有心室扩大伴左心室收缩功能不全者。首剂可给0.4～0.8mg加入10%葡萄糖20ml静脉推注，2小时后可酌情再给0.2～0.4mg。

(操作要求参照基础护理静脉注射操作程序及评分标准)

5. 病情监测　严密监测生命体征、血氧饱和度、EKG、血气分析及血电解质等。并呼吸频率和深度、意识、精神状态、皮肤颜色及湿度、肺部啰音的变化。

6. 心理护理。

7. 做好基础护理和日常护理工作。

【任务5】讨论

1. 如何区分心功能的分级？该患者心功能属于几级？

2. 为什么要给患者采取坐位且双腿下垂？

3. 患者出院后，据医嘱需服用地高辛0.125mg/d。请问长期服用该药，应向患者及家属具体交代哪些问题？

【参考答案】

1. 根据美国纽约心脏病协会（NYHA）分级：一般将心功能分为四级，心衰分为三度。

Ⅰ级：体力活动不受限，日常活动不引起过度的乏力、呼吸困难或心悸。即心功能代偿期。

Ⅱ级：体力活动轻度受限，休息时无症状，日常活动即可引起乏力、心悸、呼吸困难或心绞痛。亦称为Ⅰ度或轻度心衰。

Ⅲ级：体力活动明显受限，休息时无症状，轻于日常的活动即可引起上述症状。亦称为Ⅱ级或中度心衰。

Ⅳ级：不能从事任何体力活动，休息时亦有充血性心衰或心绞痛症状，任何体力活动后加重。亦称Ⅲ度或重度心衰。

该患者休息时呼吸困难加重，属于心功能Ⅳ级。

2. 坐位可以使膈肌下移，胸腔容积扩大；双腿下垂，可以减少回心血量，减轻肺淤血，从而减轻呼吸困难的症状。

3. 由于洋地黄类药物治疗剂量与中毒剂量有重叠，所以长期服用的过程中特别容易发生中毒，因此必须密切观察药物的不良反应，以防中毒。护士应教会患者或家属如何预防和观察洋地黄类药物的不良反应的出现。洋地黄中毒的表现及预防措施：

（1）心律失常：服用洋地黄过程中，心律突然转变，是诊断洋地黄中毒的重要依据。如心率突然显著减慢或加速，由不规则转为规则，或由规则转为有特殊规律的不规则。洋地黄中毒的特征性心律失常有：多源性室性过早搏动呈二联律，特别是发生在心房颤动基础上；心房颤动伴完全性房室传导阻滞与房室结性心律；

（2）胃肠道反应：一般较轻，常见食欲缺乏、恶心、呕吐、腹泻、腹痛。

（3）神经系统表现：可有头痛、失眠、忧郁、眩晕，甚至神志错乱。

（4）视觉改变：可出现黄视或绿视以及复视。

（5）预防洋地黄中毒措施：①向患者或家属讲述洋地黄用量个体差异很大，老年人、肾功能低下、心肌缺氧、重度心衰对洋地黄类药物较敏感，使用时应密切观察患者用药后的反应；②严格按医嘱给药，给药前数脉搏，当脉搏小于60次/分或节律不规则应暂停服药，并告诉医生。

（薛　惠　陆亚琴）

三、糖尿病患者护理

（一）活动分析参考

1. 该患者主要的护理问题有

（1）营养失调：高于机体需要量　与胰岛素分泌或作用缺陷引起代谢紊乱有关。

（2）并发症：低血糖反应。

（3）皮肤黏膜受损：左足部皮肤溃烂。

（4）知识缺乏　缺乏糖尿病的相关知识。

护士要针对患者现存问题实施护理措施，如按医嘱处理低血糖反应，给患者做好左足部伤口护理，同时指导患者正确饮食及并发症处理等相关知识。

2. 糖尿病病程长，患者常常需要在家中进行胰岛素注射和微量血糖测定。因此要向患者和家属宣讲微量血糖测定及坚持按医嘱使用胰岛素的重要性，并教会患者和家属微量血糖测定和皮下注射胰岛素的操作。

（二）综合训练任务及教学建议

任务	训练内容	教学建议
1	1. 静脉注射法。 2. 低血糖的表现、预防及处理指导。	教学过程： 1. 课前布置学生预习相关内容。 2. 展示案例后，引导学生分析活动内容。 3. 分4小组，各小组随机从四项任务中抽取其中一项（各小组任务不重复）。 4. 小组活动，分工完成分任务。 5. 小组集中讨论，完成总任务。 6. 各小组依次展示活动结果（成果）。 7. 集体讲评。 教学方法： 角色扮演、学生示范、小组学习、讨论等。
2	微量血糖测定。	
3	1. 胰岛素注射指导。 2. 皮下注射法。	
4	1. 伤口换药。 2. 糖尿病足的护理指导。	
5	讨论： 1. 给该患者制订一个饮食计划。 2. 糖尿病可发生那些并发症？应如何指导患者防止并发症的发生？	

（三）参考答案

【任务1】急诊护士按医嘱给患者抽血查血糖，结果为：血糖2.6mmol/L，随后接诊医师开出医嘱：静脉注射50％葡萄糖40mL。请执行医嘱并教会患者及家属低血糖的表现及处理。

【活动参考】

1. 静脉注射葡萄糖溶液　护士应安慰患者和家属，解释患者的表现是低血糖反应，静脉推注葡萄糖溶液后很快会缓解。可给患者温开水，扶助其取舒适卧位。按医嘱给患者静脉注射50％葡萄糖溶液40ml。

（操作要求参照基础护理技术静脉注射法操作程序与评分标准）

2. 低血糖的表现、预防及处理指导　低血糖较轻、患者神志清醒，可用红糖或白糖25～50g，温水化开喝下病情会马上缓解，低血糖较重还需吃些面包、馒头等食物。发生低血糖神志不清时应速送医疗室、急救站、医院进行抢救，迅速静脉注射50％葡萄糖40～60ml，继以静滴10％葡萄糖水。如低血糖历时较久而严重的，可采用氢化可的松每次100～200mg于5％～10％葡萄糖液500ml中静滴，当患者苏醒后，让其吃些米面类食物，以防再度昏迷。

【任务2】经积极处理，患者生命体征趋向平稳，收住入院。根据医嘱需每天做微量血糖测定。请你向患者及其家属介绍微量血糖测定的意义和注意事项，并教会患者操作。

【活动参考】

1. 微量血糖测定的意义

（1）有利于判定并掌握病情控制程度；

（2）有利于及时调整治疗方案，以使病情获得最佳控制；

（3）有利于及时预防、发现、治疗各种急性并发症；

（4）有利于及时预防、发现、治疗各种慢性并发症；

（5）有利于改善患者的生活质量，并最终延长其寿命；

（6）不同时间检测血糖的意义：

血糖监测时间点	监测意义
空腹血糖（空腹8小时以上的血糖）	预测全天血糖水平，通常空腹血糖较高者，餐后血糖也较高
早餐后2小时血糖（按平时习惯服药和注射胰岛素及用早餐，从进餐开始计时，2小时以后监测血糖）	评估饮食、运动和药物治疗方案的作用，并根据血糖监测结果进行调整
午餐和晚餐前及餐后2小时血糖	评估饮食、运动和治疗方案
睡前血糖（就寝前监测血糖）	评估发生夜间低血糖的危险性
凌晨血糖（凌晨3时左右的血糖）	预防夜间低血糖的发生；找出清晨高血糖的原因

2. 微量血糖测定的方法（操作要求参照内科护理技术微量血糖测定法操作程序与评分标准）

3. 微量血糖测定的注意事项　糖尿病患者可以在家中使用小型的血糖测定仪自测血糖，免除去医院排队挂号交费等许多麻烦。只要认真按照血糖仪的要求进行操作也能得到准确的结果。需要注意的是：

（1）首先应该了解你的血糖仪，因为此类仪器有不同国家和厂家生产多种不同的型号。认真阅读使用说明书，注意各种提示和信号，注意电池是否有足够的电量。

（2）一定要选用与自己血糖仪相匹配的血糖试纸条，最好使用原厂家配套生产的试纸条。注意试纸条的有效期，不要使用过期的试纸条，不要用手触摸试纸条表面，不要让试纸条受潮。

（3）家用血糖仪多使用特殊的弹簧笔式刺血针，采用刺破指尖后采末梢血的方式测定血糖。采血可自己操作也可由家人或朋友帮助完成。采血前一定要做好指尖皮肤消毒，待酒精挥发后再进行针刺采血。听到血糖仪发出的声音或提示的秒数时，将从指尖挤出一大滴血液滴于（或吸附于）试纸上。

（4）在提示的时间内将试纸条放入仪器内，仪器可按设定好的时间进行比色测定，并显示结果。可选择自己熟悉的单位观察和记录结果。血糖测定现行的测定单位主要有传统的毫克/每百毫升（mg/dl）和国际单位制的毫摩尔/每升（mmol/L），两者之间的换算如下：

毫克/每百毫升（mg/dl）×0.05551＝毫摩尔/每升（mmol/L）

毫摩尔/每升（mmol/L）×18.02＝毫克/每百毫升（mg/dl）

（5）使用完毕后将用过的试纸条取出，将仪器擦拭干净，关闭电源。

（6）存放试纸条的瓶子应盖紧，放在室温条件下保存，注意防止潮湿和避光。不要存于冰箱内，不要让孩子接触和玩耍。

【任务3】患者已出现了心脑血管病的并发症，需长期用胰岛素治疗，但患者本人对胰岛素的知识了解甚少。请向患者及家属介绍胰岛素注射的方法及注意事项，并示范胰岛素皮下注射。

【活动参考】

1. 胰岛素制剂的给药途径

（1）皮下注射：其中最常用的是胰岛素皮下注射，适合于病情稳定的糖尿病患者。注射部位的选择：可选择腹部、上臂、大腿外侧和臀部。

（2）肌肉注射：肌肉注射胰岛素吸收快，适用于：皮下注射吸收不良者；胰岛素用量已经很大（如100单位），血糖仍不能控制者；轻度酮症酸中毒，而又无条件静脉输注胰岛素的患者。

（3）静脉注射：适用于糖尿病酮症酸中毒，或严重感染，或需要手术的患者。必须在医生指导下应用。

2. 使用胰岛素的注意事项

（1）胰岛素的保存：胰岛素制剂应置于避光阴凉处保存，最理想的方法是放在冰箱内在2～8℃之间保存，切忌冰冻或过热。应在注射前半小时由冰箱取出；达室温状态后注射。冷的胰岛素将影响吸收，引起局部反应，并有导致注射部位脂肪萎缩的可能。

（2）准确用药：注射前应注意各种胰岛素的名称、剂型及作用特点；准确执行医嘱。

（3）吸药顺序：长、短效或中、短效胰岛素混合使用时，应先抽吸短效胰岛素，再抽吸长效胰岛素，切不可逆性操作，以免将长效胰岛素混入短效内，影响其速效性。

（4）注射部位的选择与更换：在注射时可多个部位循环使用，不应短时间内在同一注射点多次注射，尽量减少组织损伤、肿胀和皮下脂肪萎缩。

（5）注射胰岛素时应严格无菌操作，防止感染。

（6）注意监测血糖，如发现血糖波动过大或持续高血糖，应及时通知医生。

3. 向患者和家属示范胰岛素皮下注射法。

（操作要求参照基础护理技术皮下注射法操作程序与评分标准）

【任务4】住院期间你进一步了解到患者患有足癣已多年，时常出现足部皮肤瘙痒及脚趾缝间的溃烂。近两年来时常感觉足部麻木，觉得有小虫子在爬，行走500米左右感觉疼痛，需停下来休息一段时间，方可继续行走。针对患者的情况，需做好哪些护理措施？

【活动参考】

1. 根据创面情况应定时更换敷料：

（1）每日可用3%硼酸溶液或0.02%呋喃西林溶液湿敷，渗出物减少后改用生理盐水纱布换药，直至创面肉芽新鲜为止。

（换药操作要求参照专科护理技能清洁伤口的换药程序与评分标准）

（2）用细孔纱布用所需药液浸湿，略加挤压后以不滴药液为度，表层敷料应超过伤口边缘3～5cm，以防止细菌污染伤口。

（3）各种处理都应注意严格无菌操作，不要以为反正是感染伤口而忽视无菌操作，致使感染反复加重。

2. 指导患者防护糖尿病足：

（1）学会对糖尿病足程度的判断：

糖尿病足 Wagner 分级法：

0级：有发生足溃疡危险的足，皮肤无开放性病灶。

1级：表面有溃疡，临床上无感染。

2级：较深的溃疡感染病灶，常合并软组织炎，无脓肿或骨的感染。

3级：深度感染，伴有骨组织病变或脓肿。

4级：骨质缺损，部分趾、足坏疽。

5 级：足的大部或全部坏疽。

（2）注意保持脚部的清洁，防止感染：每天清洗时水温不宜超过患者下肢体表温度，以防烫伤起泡致感染化脓。剪指甲不宜太短，要直着修剪趾甲。

（3）防止足部受冻注意保暖。慎用热水袋、电热毯、红外线、理疗、火炉取暖，以免烫伤感染。并慎用按摩器按摩手足，以防摩擦皮肤起疱感染导致坏疽。

（4）注意鞋子袜子要合适，多穿休闲的鞋子，不宜过紧或过松。鞋袜要清洁，通气要良好，最好穿软底布鞋，棉质袜，不穿露趾鞋，（凉鞋），禁止赤脚行走。患者不宜剧烈运动，避免双足过度负重。

（5）预防外伤，每天应检查足部有无皮肤损伤，并妥善处理。足趾或足畸形者应尽早做矫形手术，清除隐患。

【任务 5】讨论：

1. 给该患者制订一个饮食计划。

2. 糖尿病可发生那些并发症？结合该患者的情况，你认为该患者出院时，应加强哪些方面的指导，以防止并发症的发生？

【参考答案】

1. 该患者的饮食计划

（1）制定总热量：标准体重：165－100＝65kg 总热量＝146×65＝9490kj/d

（2）食物组成和分配：碳水化合物＝9490×60％÷16.7＝341.0（g）

蛋白质＝9490×10％÷16.7＝56.8（g）

脂肪＝9490×30％÷37.6＝75.7（g）

（3）三餐热量分配：早餐 1/5（94.7g）；中餐 2/5（189.4g）；晚餐 2/5（189.4g）。

（4）其他饮食注意事项：①控制总热量；②严格限制各种甜食；③多食含纤维素高的食物。

2. 糖尿病患者常见的慢性并发症有：

（1）大血管病变：如心脏病、高血压、脑血管意外；

（2）微血管病变：如糖尿病视网膜病变、糖尿病肾病；

（3）神经病变；

（4）糖尿病足。

糖尿病慢性并发症以累及心、脑、肾等生命器官和危害严重为特点，是糖尿病防治和护理的重点和难点。

该患者出院时，护士应注意以下几方面的指导：

（1）增加对疾病的认识；

（2）掌握血糖自我监测的方法；

（3）掌握胰岛素注射的方法；

（4）提高自我护理的能力；

（5）指导患者定期复诊；

（6）预防意外的发生。

（岑慧红）

四、消化性溃疡患者护理

（一）活动分析参考

1. 该患者目前主要的护理诊断及合作性问题：组织灌注量改变与上消化道出血有关。

2. 根据患者的表现，估计可能已发生出血性休克。患者收入院后，按急危重症患者入院的初步护理，给患者采取合适体位，观察生命体征并记录，做好抢救的各项准备，等候医嘱。

（二）综合训练任务及教学建议

<table>
<tr><th>任务</th><th>训练内容</th><th>教学建议</th></tr>
<tr><td>1</td><td>患者入病区后的初步护理，测量生命体征。</td><td rowspan="5">教学过程：
1. 课前布置学生预习相关内容。
2. 展示案例后，引导学生分析活动内容。
3. 按 4 小组分配任务，分别接受前 4 项任务。
4. 小组活动，为任务做准备。
5. 小组展示活动，完成任务。
6. 各组完成讨论。
7. 集体讲评。
教学方法：
角色扮演、学生示范、讨论等。</td></tr>
<tr><td>2</td><td>静脉输液法。</td></tr>
<tr><td>3</td><td>1. 输血前准备。
2. 静脉采血。</td></tr>
<tr><td>4</td><td>静脉输血法。</td></tr>
<tr><td>5</td><td>讨论：
1. 如何判断上消化道出血的患者是否发生出血性休克？
2. 如何判断上消化道出血停止？
3. 对消化性溃疡并上消化道出血的患者如何进行健康教育？</td></tr>
</table>

（三）参考答案

【任务 1】患者由急诊车床送入病区，请完成入病区后患者的初步护理。

【活动参考】

1. 该患者是急重症，应安排在病区抢救室。为方便观察和治疗护理，最好住进单人间。

2. 绝对卧床休息，去枕平卧位，头偏向一侧。做好安全护理。

3. 安慰患者，抢救忙而不乱，减轻紧张情绪，做好心理护理。

4. 保持呼吸道通畅，给氧（4～6L/min）。

（操作要求学生口述）

5. 测体温、脉搏、呼吸、血压等生命体征。

（操作要求参照基础护理技术测体温、脉搏、呼吸、血压操作程序与评分标准）

【任务 2】入院后患者精神疲倦，口唇、面色苍白，生命体征测量为 T 37.6℃，P 122 次/分，BP 83/55mmHg。主管医师正在给患者做各项检查，在医生开出医嘱前，请迅速进行下一步护理。

【活动参考】

初步判断患者可能发生出血性休克，在医嘱开出前，护士应做好抗休克抢救的准备。

迅速建立静脉通路，保证输液通畅。准备输血，可用输血器排气后先输注生理盐水。滴速可调至 80～100 滴/分钟。

（操作要求参照基础护理技术静脉输液法操作程序与评分标准）

【任务 3】经检查，患者红细胞计数 $3.5\times10^{12}/L$，血红蛋白 100g/L，血小板计数 $355\times10^{9}/L$，网织红细胞计数 $90\times10^{9}/L$，白细胞计数 $7.6\times10^{9}/L$，中性粒细胞 66%，淋巴细胞 34%，尿素氮 13.3mmol/L，肝功能及血糖、离子等均在正常范围。医嘱的其中一项为：血型鉴定和配血。请执行医嘱，做好输血前准备。

【活动参考】

做好输血前准备：

1. 检查核对医生与患者（家属）签订的《输血同意书》，询问患者（家属），再次核实。向患者（家属）解释采集血标本的目的意义。

2. 准备静脉输液用物及采血用物、试管等，按医嘱备生理盐水 250ml。携用物至病床前。

3. 生理盐水挂输液架上，排气。

4. 认真核对交叉配血单，患者血型验单，患者床号、姓名、性别、年龄、病区、住院号。抽血时要有 2 名护士（只有一名护士值班时，应由值班医师协助），一人抽血，一人核对，核对无误方可执行。

5. 抽取患者血标本 2ml，采血应用头皮针或留置针在输液对侧肢体采集，采血毕固定针头接输液管，滴注生理盐水。

6. 禁止同时采集两个患者的血标本，以免发生混淆。

7. 采血毕，把血标本连同填写完整的输血申请单和配血单一并送血库，作血型鉴定和交叉配血试验。

（操作要求参照基础护理技术静脉采血法、静脉输液法操作程序与评分标准）

【任务 4】片刻，血库电话通知已完成该患者配血，科室可派人取血。患者血型为 A 型，配同型血 400ml，200ml 一袋，分别为两个供血者的血液。请当班护士继续执行治疗。

【活动参考】

1. 当班护士凭提血单到血库取血，与血库人员共同核对，做好查对工作。查血液的有效期、血的质量和输血装置是否完好；与配血人员核对患者姓名、性别、床号、住院号、血瓶（袋）号、血型、血液种类和剂量、交叉配血试验结果等。检查与核对无误后在交叉配血试验单上签名，提血。

2. 取血后勿剧烈震荡血液，以免红细胞被大量破坏而引起溶血；不能将血液加温，不能放在冰箱中速冻；如冬季气温低，取回的库血可在室温下放置 15～20 分钟后再输入。

3. 输血前必须经两位以上护士核对，双方确定无误后将血液轻轻摇匀，将输血袋倒挂于输液架上，消毒输血袋接口，把正在输注生理盐水的输血管针头拔出，插入输血袋接口。

4. 调整输血速度，开始输血速度宜慢，不超过 20 滴/分钟，观察 15 分钟，如无不良反应，滴速可调至 80～100 滴/分钟。

5. 整理床单位，清理用物，记录输血情况。

6. 输血过程中加强巡视，严密观察病情变化，注意有无输血反应。如出现输血反应，减慢或停止输血并通知医生，进行处理。

7. 输血毕滴入生理盐水至血液全部输入静脉。连续输入不同供血者的血液时，前一袋血输尽后，输生理盐水至血液全部输入静脉再继续输注另一袋血。

8. 输血后护士应再次核对医嘱、患者床号、姓名、血型、配血报告单及血袋标签的血型、血编号、献血者姓名、采血日期、确认无误后签名。输血袋保留24小时后送回血库。将血袋标签、输血同意书等放病历中保存。

【任务5】讨论：

1. 如何判断上消化道出血的患者是否发生出血性休克?

2. 如何判断上消化道出血停止?

3. 对消化性溃疡并上消化道出血的患者如何进行健康指导?

【参考答案】

1. 观察病情，若患者出现如下情况，则考虑发生休克：如烦躁不安或神志不清，四肢湿冷，面色苍白、唇发绀、呼吸急促，血压下降（SBP＜80mmHg），脉压变窄（＜25～30mmHg）及心率增快（＞120次/分）。

2. 严密观察病情，并做好记录：

（1）呕血和（或）黑便的次数与量：经积极治疗后，患者呕血和（或）黑便的次数与量显著减少，提示出血减轻；当患者无再呕血、黑便或数天无黑便或大便已转为黄色则提示出血已基本停止；

（2）临床表现：患者出血后的症状，如头晕、心慌、冷汗等减轻或消失，脉搏及血压维持在正常水平，即脉搏不再增快，血压不再降低则提示出血已经停止；

（3）实验室检查：红细胞计数、血红蛋白及血细胞比容均较稳定，不再进行性下降或血尿素氮逐渐降至正常，均提示出血已经停止。

3. 消化性溃疡并上消化道出血患者的健康指导

（1）休息：一般休息4～6周，嘱患者卧床休息，避免过度劳累和不良的精神刺激。

（2）饮食：①原则：营养丰富、易消化、刺激性少的食物。②进餐方式：定时定量——使胃酸分泌有规律，少量多餐（4～5次/日）——减少胃酸的分泌，细嚼慢咽——减少机械性刺激，增加唾液分泌，可稀释和综合胃酸。③食物选择：选择营养丰富、易消化，低脂、适量蛋白质和面食为主及刺激性小的食物。④注意：避免辛辣、过咸食物及浓茶、咖啡等刺激食物和饮料，以减少胃酸分泌。忌烟酒。进餐时要充咀嚼，心情舒畅。少量出血或大出血停止后24小时，可进少量温凉流质饮食。症状缓解后及时恢复正常餐次，主食以面食为主，因面食较柔软、含碱、易消化，不习惯于面食可以软饭、米粥代替。

（3）生活指导：生活有规律，避免精神过度紧张，保持良好的心态，长时间脑力劳动后要适当活动。

（4）用药指导：嘱患者慎用或勿用致溃疡的药物，如阿司匹林、咖啡因、糖皮质激素、利血平等，按医嘱正确服药，学会观察药效和不良反应，不擅自停药和减量，防止溃疡复发。

（李舟文）

第三章　外科护理综合实训

一、胸部外伤手术患者护理

（一）活动分析参考

1. 立即在患侧锁骨中线与第二肋间连线处，用粗针头穿刺胸膜腔排气减压，并外接单向活瓣装置；将一橡胶手指套附扎在针头的针栓外，指套的顶端剪 1cm 大小的小口，可起活瓣作用，即呼气时张开瓣口排气，吸气时瓣口闭合防止空气进入。

2. 选择胸腔闭式引流瓶及引流管并正确连接胸腔闭式引流装置。

（二）综合训练任务及教学建议

<table>
<tr><th>任务</th><th>训练内容</th><th>教学建议</th></tr>
<tr><td>1</td><td>1. 急诊患者的简要评估。
2. 用物的准备：胸腔闭式引流用物的准备。</td><td rowspan="5">教学过程：
1. 课前布置学生预习相关内容。
2. 展示案例后，引导学生分析活动内容。
3. 按 4 小组分配任务，分别接受前四项任务。
4. 小组活动，为任务做准备。
5. 小组展示活动，完成任务。
6. 各组完成讨论。
7. 集体讲评。
教学方法：
角色扮演、学生示范、讨论等。</td></tr>
<tr><td>2</td><td>1. 做好相应准备。
2. 迎接手术后患者。</td></tr>
<tr><td>3</td><td>1. 更换胸腔闭式引流瓶操作。
2. 交代注意事项（口述）。</td></tr>
<tr><td>4</td><td>深呼吸、咳嗽。</td></tr>
<tr><td>5</td><td>讨论：
1. 胸腔闭式引流的护理要点包括哪些？
2. 如何观察胸腔内有无活动性出血？
3. 如果胸腔闭式引流瓶内的水柱波动变小可能会出现什么问题？如果水柱波动很大，又说明什么问题？
4. 胸腔闭式引流的原理及目的是什么？</td></tr>
</table>

（三）参考答案

【任务 1】此时接到医嘱：立即行胸腔闭式引流术，请做好相关准备。

【活动参考】

1. 患者病情危急，时间就是生命，做简要评估，解释与告知，立即行胸腔闭式引流。

2. 小组内人员分工合作，在最短时间内做好相应准备与处理（吸氧、静脉输液，备血、胸腔闭式引流用物准备）。

3. 密切观察生命体征的变化，做好开胸探查的准备。

【任务 2】患者行胸腔闭式引流，当即引流出气体及血性液体 500ml，经输血补液抗休克等治疗，病情未缓解，决定在全麻下行开胸探查，术中发现左肺上叶有破损，行左肺上叶切除术。术程顺利，准备返回病房，作为该患者的主管护士请做好相关准备。

【活动参考】

1. 铺麻醉床和根据麻醉方式准备麻醉护理设施与用物。
（操作要求参照基础护理技术铺麻醉床法操作程序与评分标准）

2. 吸氧用物的准备与实施。

3. 生命体征的测量（心电监护仪的连接）。

4. 妥善处理各种管道（尿管、胸腔闭式引流管等）。

5. 遵术后医嘱，补液治疗。

【任务3】术后次日，请为患者更换胸腔闭式引流瓶并交代注意事项。

【活动参考】

1. 更换胸腔闭式引流瓶。

（操作要求参照专科护理技术更换胸腔闭式引流瓶操作程序与评分标准）

2. 向患者交代注意事项

（1）取半坐卧位或经常变换体位，依靠重力引流。

（2）体位变化时避免压迫或扭曲引流管，床上翻身时避免对引流管的过度牵拉，以防脱出体外。一旦胸管脱出体外，要立刻用手捏紧引流口处的皮肤，然后呼叫医护人员，避免空气进入。

（3）如果胸管与引流管连接处不慎分离，或引流瓶倒地等意外发生，要立即反折捏紧胸管处并通知医护人员。

（4）下床活动时，要保持引流瓶的位置低于引流口平面60～100cm，避免反流。

（5）嘱患者深呼吸和有效咳嗽，促进肺的扩张。

【任务4】在行胸腔闭式引流期间，请你指导并鼓励患者进行深呼吸和有效咳嗽并宣讲其意义。

（1）有效咳嗽的目的：①胸部手术或胸腔置管使呼吸肌受损呼吸功能受到影响，肺泡和支气管内易积聚分泌物且多黏稠不易咳出；又由于咳嗽会增加胸廓振动而加重胸痛，患者一般不敢咳嗽。而有效的咳嗽能清除呼吸道内的分泌物，促进肺扩张，使胸腔内的气体或液体通过引流管排出；②有效咳嗽还能增加肺血流量，使气体在肺内更好地交换，所以应鼓励患者有效咳嗽。

（2）深呼吸训练方法：先从鼻慢慢深吸气，使腹部隆起，呼气时腹肌收缩，由口慢慢呼出。

（3）有效咳嗽方法：①按压胸骨上窝处，以刺激咳嗽反射，促进咳嗽、咳痰；②排痰前，先轻轻咳几次，使痰松动，再深吸一口气，用力咳嗽，使痰顺利排出；③必要时行超声雾化吸入。

【任务5】讨论：

1. 胸腔闭式引流的护理要点包括哪些？

2. 如何观察胸腔内有无活动性出血？

3. 如果胸腔闭式引流瓶内的水柱波动变小可能会出现什么问题？如果水柱波动很大，又说明什么问题？

4. 胸腔闭式引流的原理及目的是什么？

【参考答案】

1. 进行胸腔闭式引流的护理要点：

（1）保持管道密闭：①使用前、使用过程中检查整个引流装置是否密闭，保持管道连接处衔接牢固；②保持引流瓶直立，长管没入水中3～4cm；③胸壁伤口引流管周围用油纱布包盖严密；④更换引流瓶或搬动患者时，需双钳夹闭引流管；⑤妥善固定引流管，防止滑脱；⑥引流管连接处滑脱或引流瓶损坏，应立即双钳夹闭胸管，并更换整个装置；⑦若引流管从胸腔滑脱，立即用手捏紧伤口处皮肤，配合医生进一步处理。

（2）严格无菌操作，防止逆行感染：①引流装置应保持无菌；②保持胸管引流口处敷料清洁干燥；③引流瓶低于胸管引流口 60～100cm；④更换引流瓶时严格遵守无菌操作原则。

（3）保持引流通畅：①患者取半卧位或经常变换体位，依靠重力引流；②定时挤压引流管，防止引流管阻塞、扭曲、受压；③鼓励患者深呼吸、咳嗽。

（4）观察和记录：①注意观察长玻璃管中的水柱波动：波动范围正常为 4～6cm；②观察引流液的量、性质、颜色，并准确记录。

（5）拔管事项：①拔管指征：引流 48～72 小时后，临床观察引流瓶中无气体溢出且颜色变浅、24 小时引流量少于 50ml，胸部 X 线摄片显示肺膨胀良好无漏气、患者无呼吸困难或气促；②协助医师拔管：嘱患者先深吸一口气，在其吸气末迅速拔管，并用凡士林纱布和厚敷料封闭胸壁伤口并包扎固定；③拔管后 24 小时内密切观察患者是否有胸闷、呼吸困难、发绀、切口漏气、渗液、出血和皮下气肿等，若发现异常及时通知医生。

2. 胸腔内活动性出血的观察：

（1）持续脉搏加快、血压下降，或虽经补充血容量血压仍不稳定。

（2）胸腔闭式引流量成人每小时超过 200ml，且连续 3 小时。

（3）血红蛋白量、红细胞计数和红细胞压积进行性降低，胸腔引流液的血红蛋白量和红细胞计数与周围血相接近，且迅速凝固。

3. 如果水柱波动变小，引流的气泡也由多变少，患者咳嗽时水柱有波动出现，呼吸音改善，无呼吸困难和缺氧现象，说明肺复张良好；如果水柱波动消失，患者有气促，胸闷等症状，气管向健侧偏移，说明引流管有堵塞。如果波动度很大，表明胸膜腔内有很大的空隙，肺的复张不好。

4. 胸腔闭式引流的原理及目的是什么？

（1）原理：胸膜腔闭式引流是根据胸膜腔生理性负压机制设计的，即依靠水封瓶中的液体使胸膜腔与外界隔离。

（2）目的：①排出胸膜腔积气、积液、积血；②重建胸膜腔负压，促进肺复张；③平衡胸膜腔内的压力，保持纵隔正常位置。

（楚翠兰）

二、腹部手术患者护理

（一）活动分析

1. 手术能否成功、手术的预后如何，除了和手术大小、手术类型等有关外，还和患者的抵抗力、对手术的耐受力和心理状况等有直接的关系。因此，为了提高手术的成功率，护士应做好手术前准备和手术后的护理，以增强患者对手术的耐受力，防止术后并发症的发生，帮助患者顺利渡过手术，促进术后早日康复。

2. 完善手术前准备，是取得手术成功的关键。护士应认真、细致地为患者做好备皮、胃肠道准备、呼吸道准备、药物过敏试验、备血等相关的术前准备。

（二）综合训练任务及教学建议

任务	训练内容	教学建议
1	1. 病情及手术相关知识的解释、告知。 2. 床上排尿、排便训练。	教学过程： 1. 课前布置学生预习相关内容。 2. 展示案例后，引导学生分析活动内容。 3. 按4小组分配任务，分别接受前四项任务，因学时限制，可选择其中部分作为训练任务。 4. 小组活动，为任务做准备。 5 小组展示活动，完成任务。 6. 各组完成讨论。 7. 集体讲评。 教学方法： 案例分析、角色扮演、学生示范、讨论等。
2	1. 手术区皮肤准备。 2. 普鲁卡因过敏试验。	
3	插胃管并留置胃管	
4	更换T管引流袋	
5	讨论： 1. 手术前，患者右上腹持续性疼痛，能用吗啡止痛吗？如何观察病情变化？ 2. 胃肠减压期间应注意哪些问题？ 3. T管引流的目的包括哪些？ 4. 拔除T管的指征包括哪些？	

（三）参考答案

【任务1】当患者被告知要手术时，心情非常紧张，请为患者进行术前指导。

【活动参考】

1. 病情及手术相关知识的解释、告知：

（1）评估患者对疾病的认知程度、对手术的期望值，及时发现引起焦虑或恐惧的原因，有针对性地实施心理护理。

（2）根据患者具体情况，说明疾病的特点，手术的重要性，手术的方式和疾病的转归，增加患者对疾病知识的了解，以消除顾虑，积极配合手术。

（3）护士应热情、主动与患者交流，解释术前准备的内容和意义，说明术中、术后可能发生的问题，让患者做好思想准备，积极配合治疗和护理。

2. 床上排尿训练　术后患者由于切口疼痛，手术或麻醉的影响，再加上不习惯在床上排尿，易发生尿潴留。因此，术前应进行床上排尿的练习。

【任务2】手术前一天，主管医生开出以下医嘱：手术区皮肤准备、普鲁卡因皮试，请根据医嘱为患者完善相关的术前准备。

【活动参考】

1. 手术区皮肤准备

（1）皮肤准备范围：上起乳头水平，下至耻骨联合包括会阴部，两侧至腋后线。如患者为腹腔镜手术，请做好脐部的皮肤护理。

（2）操作方法：脐部可用棉签蘸松节油清除污垢，然后用生理盐水棉签洗净。

（操作要求参照外科护理技术手术区皮肤准备操作程序与评分标准）

2. 普鲁卡因过敏试验

（1）评估、解释、告知：向患者解释普鲁卡因是一种常用的局部麻醉药物，可作为硬膜外麻醉的先驱步骤。少数人可引起过敏反应，因此，应用普鲁卡因前，须先做皮肤过敏试验，结果阴性方可使用。

（2）操作方法：

1）取2%普鲁卡因0.1ml加生理盐水至0.8ml，配成浓度为0.25%（2.5mg/ml）的普鲁卡因溶液；

2）取0.25%普鲁卡因溶液0.1ml于前臂掌侧下段皮内注射；

3）20分钟后观察试验结果并记录，结果判断和过敏反应的处理同青霉素过敏试验法。

（操作要求参照基础护理技术皮下注射法操作程序与评分标准）

【任务3】为减少胃肠胀气，手术当天早晨，护士必须为患者留置什么导管？请执行。

【活动参考】

1. 手术当天早晨，护士必须遵医嘱给患者留置胃管并行胃肠减压，可避免胃肠膨胀，有利于手术操作和手术野的显露。

2. 术后行胃肠减压，可减少胆汁分泌，减轻胆道内压力，还可减轻腹胀，有利于手术切口的愈合。

（操作要求参照基础护理技术插胃管术操作程序与评分标准）

【任务4】术后第一天，T管引流出深绿色胆汁，呈混浊状，有少量泥沙样沉淀物，量约200ml，此时应如何做好T管引流的护理？

【活动参考】

1. 妥善固定好管道　检查T管在皮肤外固定情况，连接管不宜太短，防止患者翻身、起床活动时牵拉而脱落。

2. 保持有效引流　检查T管是否通畅，避免引流管受压、扭曲、折叠、阻塞，定期从引流管的近端向远端挤捏，以保持引流通畅。

3. 观察并记录引流液的量、颜色及性状　正常胆汁呈深绿色或棕黄色，清亮，无沉淀物。术后24小时内胆汁引流量约为300～500ml，恢复饮食后，胆汁引流量一般每日600～700ml，若胆汁突然减少或无胆汁流出，提示T管阻塞、受压、扭曲、折叠或脱出，应及时查找原因和处理，若引流量过多，则提示胆总管下端梗阻，应通知医生及时处理。

4. 预防感染　严格无菌操作，引流管周围皮肤每日以75%酒精棉球消毒，每天更换引流袋。

5. 放置T管时间　术后2周，若T管引流出的胆汁色泽正常，且引流量减少至200ml左右，患者无腹痛，发热，胆道造影无异常可考虑拔管。

（操作要求参照外科护理技术更换T管引流袋操作程序与评分标准）

【任务5】讨论：

1. 手术前，患者右上腹持续性疼痛，能用吗啡止痛吗？你应如何观察病情变化？

2. 胃肠减压期间应注意哪些问题？

3. 手术后放置T管引流的目的是什么？

4. 拔除T管的指征是什么？

【参考答案】

1. 解痉止痛　胆绞痛发作的患者，勿使用吗啡止痛，因吗啡能使Oddi括约肌痉挛，加重胆道梗阻。常用哌替啶50～100mg、阿托品0.5mg肌内注射给予解痉止痛。病情观察：胆总管结石多起病急，病情变化快，术前应密切观察患者的生命体征、神志变化和腹痛的部位、性质。如出现腹痛加重、范围扩大，伴有神志改变、血压下降，提示病情危重，应及时报告医生并积极配合处理。

2. 胃肠减压期间应进行正确的护理

（1）妥善固定胃肠减压管，避免松动或脱出。

（2）保持胃管通畅，使之处于持续负压引流状态，及时吸出胃内容物，防止胃管阻塞，如有阻塞应及时冲洗。

（3）胃肠减压期间应禁食、禁饮：给予静脉输液以维持水、电解质和酸碱平衡，停用口服药物，如需口服药物时，应研碎后调水从胃管注入，然后夹管暂停减压1小时。

（4）观察并记录引流液的量、颜色及性状：正常的胃液为无色半透明或微混的酸性液体，如胃液中含有十二指肠回流的胆汁时，可呈黄色或黄绿色，这是由于胆汁内含有胆绿素和胆红素的缘故，不必特殊处理。

（5）胃肠减压器应每日更换。

（6）加强口腔护理，必要时给予口腔护理，预防口腔感染和呼吸道感染。

（7）术后2～3天，引流量减少，肠蠕动恢复、肛门排气后即可拔除胃管。

3. 凡切开胆总管的手术，一般都在胆总管切开处放置T管引流，一端通向十二指肠，一端通向胆总管，由腹壁戳口穿出体外，接引流袋。其主要目的是：

（1）引流胆汁和减压：胆总管切开后，可引起胆道水肿，T管引流可防止因胆汁排出受阻导致胆总管内压力增高，胆汁外漏而引起胆汁性腹膜炎。

（2）支撑胆道：防止术后胆总管切口瘢痕狭窄、粘连狭窄、管腔变小等。

（3）引流残余结石：通过T管将胆道内残余结石，尤其是泥沙样结石排出体外。

（4）术后可经T管溶石或造影等。

4. 一般术后2周，患者无腹痛、发热，血象正常，黄疸消退，大便颜色正常，胆汁引流量减少至每天200ml左右，胆汁清亮，行T管胆管造影或胆道镜证实胆管无狭窄、异物、结石、胆管通畅，可考虑拔管。拔管前必须先试行夹管1～2天，夹管后应注意患者有无发热、腹痛、黄疸等现象。若有上述表现，提示胆总管下端仍有阻塞，应开放T管继续引流。若观察无异常，可拔管。

（陈燕珊）

三、手术室护理

（一）活动分析参考

1. 患者行急诊手术，接诊的巡回护士在术前应与患者进行有效的沟通，消除患者紧张情绪。

2. 接诊时仔细核对患者资料，进行术前评估，如手术部位、血型、出凝血时间、过敏史等相关病史。

3. 洗手护士准备手术所需的器械包，正确实施手术人员的无菌准备。

4. 巡回护士安置手术体位，做好术前准备。

（二）综合训练任务及教学建议

任务	训练内容	教学建议
1	做好患者的心理护理	教学过程： 1. 课前布置学生预习相关内容。 2. 展示案例后，引导学生分析活动内容。 3. 将学生分为两大组分配任务，分别扮演巡回护士和洗手护士的角色，教师扮演医生。 4. 小组活动，为任务做准备及安排好完成任务的学生。 5. 小组展示活动，完成任务。 6. 各组完成讨论。 7. 集体讲评。 教学方法： 角色扮演、学生示范、小组讨论等。
2	1. 准备手术包及手术相关的物品。 2. 开手术包。 3. 洗手护士洗手、穿无菌手术衣、戴无菌手套。	
3	1. 协助麻醉医生实施麻醉。 2. 安置患者手术体位—平卧位	
4	1. 洗手和巡回护士共同完成术前的器械清点。 2. 洗手护士协助医生完成手术野皮肤消毒、铺巾及器械台管理。	
5	讨论： 1. 巡回护士在手术前应了解患者的哪些资料，为什么？ 2. 患者在手术室可能出现的心理反应，作为巡回护士该如何护理？ 3. 手术室护士如何防止纱布、纱垫、缝针遗留在伤口内？ 4. 手术进行中应遵循的无菌操作原则包括哪些？	

（三）参考答案

【任务 1】患者张某用平车送入手术室，对环境感到陌生，巡回护士请根据患者此时的反应，做好心理护理。

患者此时表现出来的心理反应主要是对环境的不适应和对手术的担心、焦虑，巡回护士此时与患者进行有效的沟通，安抚患者，使患者尽快消除陌生感和不适感。

【任务 2】洗手护士准备手术所需的器械包及相关用物，以备手术，并做好自身的无菌准备。

【活动参考】

1. 洗手护士明确手术名称，在无菌物品间取阑尾手术器械包及手术所需的其他物品，如电刀、吸引器管、刀片、引流片、无菌手套、手术衣等。（注意检查无菌物品是否在有效期内）

2. 将以上物品经手术间内走廊，用治疗车推入手术间。

3. 将手术器械包放在器械台上再次核对名称、灭菌日期、指示胶带等，开阑尾手术器械包，添加无菌物品。

4. 关闭内层包布，以备手术，之后洗手护士准备洗手。

（操作要求参照外科护理技术开无菌手术包操作程序与评分标准）

5. 洗手后，双手置于胸前，回到手术间穿无菌手术衣、戴无菌手套。

6. 用带好无菌手套的手打开无菌手术包的内层包布，整理器械台。

（操作要求参照外科护理技术外科洗手、穿脱无菌手术衣、戴无菌手套操作程序与评分标准）

【任务 3】巡回护士协助麻醉医生实施麻醉，麻醉成功后，帮助患者安置合适的手术体位。

1. 将患者移至手术床，协助麻醉医生，安置麻醉体位（一般为椎管内麻醉即侧卧位）。

2. 麻醉成功后，将患者安置手术所需体位——仰卧位。

3. 注意患者的安全、舒适，能充分暴露手术区域，肢体和关节固定稳妥。

（操作要求参照外科护理技术安置手术体位的操作程序及评分标准）

【任务4】巡回护士和洗手护士共同完成术前的器械清点工作。此时主刀医生完成了手术所需的无菌准备，请洗手护士配合医生实施器械台管理和手术配合。

【活动参考】

1. 洗手和巡回护士共同清点器械台上的手术器械、纱布、纱垫、缝针等，将清点结果认真记录在器械记录单上，以便核对。

2. 洗手护士协助第一助手完成手术区域的皮肤消毒，消毒范围参照手术区皮肤消毒范围。

3. 铺手术巾：按顺序传递给第一助手。

4. 洗手护士进行器械的传递、穿针等手术配合。

【任务5】讨论：

1. 护士在手术前应了解患者的哪些资料，为什么？

2. 患者在手术室可能出现的心理反应，作为巡回护士该如何护理？

3. 手术室护士如何防止纱布、纱垫、缝针等遗留在伤口内？

4. 手术进行中应遵循的无菌原则有哪些？

【参考答案】

1. 巡回护士应了解手术患者的姓名、年龄、床号、术前诊断、手术名称、手术方式，麻醉种类，各种化验检查的结果，过敏试验结果及患者血型、出凝血时间等。可以避免手术接错患者，避免做错手术部位，避免给错药、输错血等医疗事故的发生。

2. 术前患者对手术既害怕又担心，害怕疼痛，担心手术发生意外等。手术前护士应认真倾听、耐心回答患者提出的问题，向患者介绍有关手术的情况，态度诚恳，要依据不同的患者，用恰当的语言交代术中必须承受的痛苦。对术后需用引流管、导尿管及仪器的患者，术前也应加以说明，已取得患者配合。

3. 为防止异物遗留在伤口内，必须严格执行清点查对制度。

（1）开胸、开腹及伤口大而深的手术开始前，洗手和巡回护士共同清点器械台上手术器械、纱布、纱垫、缝针等，并认真记录。

（2）手术过程中保持手术区域整洁，纱布、纱垫不得乱丢或堆积在手术区周围，缝针用后立即放好。

（3）手术台上增加或者取下敷料和器械等，应由巡回护士负责记录。

（4）关伤口前，洗手和巡回护士共同清点纱布、纱垫、缝针等，并与术前数目核对，确定无误后方可缝合伤口。

（5）凡属清点范围的物品，未经巡回护士允许，任何人不得拿出或拿进手术间。

4. 严格遵守手术中的无菌操作原则：

（1）穿好无菌手术衣、戴好无菌手套的手术人员应双手放在无菌区域。手术台面以下视为有菌，手术人员的手、器械物品不可放到该平面以下，否则视为污染；

（2）用无菌钳打开无菌包的内层包布；

(3) 器械应从手术人员的胸前传递，不可从术者身后或头部传递，传递时不能低于手术台的边缘；

(4) 无菌物品一经取出，虽未使用，也不能放回无菌容器内，必须重新消毒灭菌后才能使用。无菌包打开后未被污染，超过24小时不可使用；

(5) 保持无菌巾干燥，取用无菌溶液时防止液体外溅，无菌巾一旦浸湿，应立即更换或加层；

(6) 手套破损，应及时更换，未经消毒的手不可跨越无菌区。

（李　莲）

四、电击伤合并骨折患者急救护理

（一）活动分析参考

1. 电击伤者出现呼吸心搏骤停，救护者要首先断电，拨打“120”，并就地实施心肺复苏。

2. 现场急救的原则是：保存生命第一，恢复功能第二，顾全解剖完整性第三。

3. 发现患者右前臂有伤口应先止血包扎，如有骨折再用夹板固定，夹板固定时长度应超过骨折端上下两个关节。

（二）综合训练任务及教学建议

任务	训练内容	教学建议
1	1. 电击现场处理。 2. 单人、双人心肺复苏。	教学过程： 1. 课前布置学生预习相关内容。 2. 展示案例后，引导学生分析活动内容。 3. 按4小组分配任务，分别接受前四项任务。 4. 小组活动，为任务做准备，教师到小组中指导如伤口止血包扎、骨折固定等。 5. 小组展示活动，完成任务。 6. 各组完成讨论。 7. 集体讲评。 教学方法： 角色扮演、（心肺复苏模型、止血包扎固定等学生示范）学生示范、讨论等。
2	1. 氧气吸入法。 2. 静脉输液法。	
3	伤口止血包扎。	
4	1. 骨折的固定方法。 2. 患者转运。	
5	讨论： 1. 心脏骤停一旦发生，为什么抢救越早，复苏的成功率越高？ 2. 院前急救的原则。 3. 止血带止血适用于哪些部位？应注意什么？	

（三）参考答案

【任务1】你们在事发现场，请立即进行现场处理和救护。

【活动参考】

1. 立即切断电源：如关闭电门或拉闸。根据情况可用干燥的木棍、塑料棍棒或绳索等切断电源。

2. 一人马上拨打“120”急救电话，应注意以下几点：

(1) 不要惊慌，保持镇静。以免造成语无伦次，避免接听电话的工作人员听不清楚说话内容，耽误时间。

（2）要交代清楚事故发生的具体地点，附近的明显标志物。

（3）内科患者还要说清楚一些症状，群体伤要说出大致受伤人数、伤情。

（4）留下能够与现场联络的电话号码，以便急救人员与现场联络指导自救。

（5）一定让“120”先挂线，保证对方已经完整了解了所需要的信息。医院急诊科接到市急救中心“120”转来的求救电话，出车前急诊医生一般都会打电话联系求救人，确认患者病情和事发地点等情况，而且可能会指导现场自救，所以求救人或是亲属应在患者身边陪护等待救护车赶到。

3. 呼吸心搏骤停的评估：

（1）判断意识：轻拍或摇动双肩并呼救患者，靠近耳旁呼叫：“喂，你怎么了!”，无反应即可判断为意识丧失。

（2）判断呼吸：在保证患者气道开放的条件下，将耳部贴近患者口鼻，观察有无胸廓起伏动作，聆听有无呼气声并感觉有无气流，需 10 秒钟内完成，若无胸廓起伏、呼气声并无气流即可判断为呼吸停止，即可口对口人工呼吸。

（3）判断心跳：检查颈动脉波动，时间不要超过 10 秒。方法是患者仰头后，急救人员一手按住前额，用另一只手的食、中指找到气管，两指下滑到气管与颈侧肌肉之间的沟内即可触及颈动脉，若颈动脉无波动即可判断为心搏骤停。

4. 实施徒手心肺复苏

（1）立即就地进行心肺复苏，尽量减少搬动，将患者平卧于硬地面上，解开衣领。

（2）用仰额举颔法打开气道：使患者平卧，救护者一手置于患者前额，手掌用力向后压以使其头后仰，另一手的手指放在靠近颏部的下颌骨下方，将颏部向前抬起，使患者牙齿几乎闭合。确保人工呼吸、人工循环有效。

（3）人工呼吸：①方法：口对口人工呼吸；②吹气频率：10～12 次/分，每次吹气应持续 2 秒以上，心外按压与口对口人工呼吸比均是 30∶2，连续五个轮回；③吹入气量：700～1000ml。

（4）胸外心脏按压：①按压部位：胸骨上 2/3 与下 1/3 交界处，或切迹上方 2 横指；②按压方法：操作者以左手掌根部置于按压部位，右手掌交叉重叠于此掌背上，或将右手的手指交错插入左手手指间，两肘伸直，用肩臂部力量垂直向下，使胸骨下压，然后放松，掌根不离开胸壁；③按压深度：胸骨下陷 4～5 cm；④按压频率：100 次/分；⑤按压与呼吸比例：30∶2，连续五个轮回。

（操作要求参照危重症护理技术心肺复苏操作程序与评分标准）

【任务 2】“120”闻讯赶到现场对患者继续抢救，请你们协助吸氧和静脉输液。

【活动参考】

1.“120”闻讯赶到现场，如心肺复苏没有成功，应立即行心脏电击除颤。

2. 出血严重者同时进行止血包扎，若用止血带止血一定要在显著的部位标明上止血带的时间。

3. 立即给予氧气吸入。

（操作要求参照基础护理技术氧气吸入法操作程序及评分标准）

4. 建立静脉通道，静脉输液积极抗休克治疗。

（操作要求参照基础护理技术静脉输液法操作程序及评分标准）

【任务 3】经积极抢救，患者呼吸、心跳基本恢复，神智恢复，可应答问题。但右前臂伤口仍在渗血，请你们协助对伤口进行处理。

【活动参考】

伤口止血包扎在紧急情况下，现场任何清洁物品都可借用作为止血用物，如手帕、毛巾、布条等。现“120”救护车已到达现场，应根据条件按规范处理伤口。

1. 先用生理盐水将伤口冲洗干净。

2. 盖上消毒纱布、棉垫，在用绷带加压缠绕，用手或其他物体在包扎伤口上方的敷料上施以压力约5～15分止血。

（操作要求参照外科护理技术止血与包扎护理操作程序及评分标准）

【任务4】此时对伤者前臂进一步检查，发现前臂显著肿胀，畸形，活动受限，伤者诉疼痛，该如何处理？如何把伤者安全转运到医院急救中心？

【活动参考】

1. 骨折肢体夹板固定（操作要点、注意事项是否需补充）

（1）使伤员屈肘90°，拇指向上。取两夹板（夹板的长度应超过腕关节至肘关节）分别置于前臂的掌、背两侧，然后用绷带固定两端，再用三角巾将前臂吊于胸前。

（2）夹板与皮肤间应加棉垫，使各部位受压均匀且易固定。

（3）固定时，需将指端露出，以观察末梢循环情况，如发现血运不良应重新固定。

2. 伤者转运

（1）使患者仰卧或俯卧于担架上，头偏向一侧，保证呼吸道通畅；

（2）密切观察生命体征、意识、瞳孔的变化；

（3）做好抢救、观察、监护的记录。

【任务5】讨论：

1. 心脏骤停一旦发生，为什么抢救越早，复苏的成功率越高？

2. 院前急救的原则？

3. 止血带止血适用于哪些部位？应注意什么？

【参考答案】

1. 心脏骤停一旦发生，为什么抢救越早，复苏的成功率越高？

（1）心脏停搏后，4分钟内，90%为心室颤动，4分钟后，则多为心室静止；

（2）如果能在4分钟内进行心肺复苏，8分钟内进行心脏除颤，则成功率可达40%；

（3）如得不到及时抢救，4～6分钟后，就会造成脑和其他重要器官、组织的不可逆损害；

（4）8分钟内未予复苏，几乎无存活的可能。

2. 救治工作原则：保存生命第一，恢复功能第二，顾全解剖完整性第三。

（1）抢救生命：优先处理危及生命的紧急情况，并迅速将患者放置安全处，避免继续或再次受伤；

（2）判断伤情：经紧急处理后，迅速进行全面、简略且有重点的检查，注意有无其他创伤，并做出相应处理；

（3）呼吸支持：维持呼吸道通畅；

（4）迅速有效止血：根据条件，以无菌或清洁的敷料包扎伤口。用压迫法、肢体加压包扎、止血带或器械迅速控制伤口大出血；

（5）循环支持：积极抗休克，主要是止痛、有效止血和扩容；

（6）妥善固定骨折、脱位：注意远端血运；

（7）安全转运患者：经急救处理，待伤情稳定、出血控制、呼吸好转、伤口包扎、骨折固定后，专人迅速护送患者到医院。

3. 止血带止血

（1）适用于四肢大出血。止血带包括医用橡皮止血带、气囊止血带及布料止血带。自救时可以就地取材，如用血压计的充气袖带、有弹性的绳带等；

（2）用止血带止血时要把止血带扎牢，标明扎上止血带的时间，这一点十分重要；

（3）要在包扎止血带的部位加垫，而且垫子要平整，避免止血带直接压在皮肤上；

（4）止血带扎在上臂上 1/3 处，以避免造成神经损伤；扎止血带后应每隔 40 分钟放松止血带 1 次，以防止肢端缺血坏死。

（侯腊梅）

第四章　妇科护理综合实训

一、产褥期母婴护理

（一）活动分析参考

1. 产妇由产房转入爱婴区，护士应认真阅读产前记录、分娩记录等，同时通过与产房助产士的交班进一步了解有无异常情况及处理经过。身体评估注意产妇的生命体征、生殖系统、乳房等，询问产妇是否排尿，了解产妇的心理状态。

2. 产后产妇注意会阴的护理、乳房的护理、母乳喂养指导，做好产后保健指导等；新生儿 24 小时内给予卡介苗接种，出生第二天开始每日给予新生儿沐浴及脐部护理。

3. 操作前要评估产妇及新生儿，并做好相关的解释，按要求备齐用物。

（二）综合训练任务及教学建议

任务	训练内容	教学建议
1	产妇产后的评估、告知、解释。	教学过程： 1. 课前布置学生预习相关内容。 2. 展示案例后，引导学生分析活动内容。 3. 按 5 小组分配任务，分别接受前五项任务。 4. 小组活动，为任务做准备（其中任务 1、任务 4 及任务 5 可采用角色扮演法）。 5. 小组展示活动，教师可指导学生采用角色扮演法更加逼真地重现临床场景，由 3 位同学分别扮演产妇、助产士、爱婴区责任护士，将小组成果展示出来。 6. 各组完成讨论。 7. 集体讲评。 教学方法： 角色扮演、学生示范、讨论等。
2	新生儿沐浴。 新生儿脐部护理。	
3	卡介苗接种。	
4	母乳喂养指导。	
5	产后保健指导。	
6	讨论： 1. 子宫复旧的规律是怎样的？ 2. 什么是恶露？产后恶露的特点有哪些？ 3. 若产妇出现乳胀、乳汁分泌不足、乳头皲裂应如何护理？如产妇需退乳如何指导？	

（三）参考答案

【任务1】产妇由产房转入爱婴区2床，如果你是2床的责任护士，你会从哪些方面对产妇进行评估？请对产妇做好评估、告知、解释工作。

【活动参考】

1. 询问健康史　认真阅读产前记录、分娩记录、用药史，特别注意有无异常情况及处理过程，如产程延长、产时出血多等。

2. 评估身心状况

（1）生命体征：产后产妇体温多数在正常范围，产后24小时内略升，但不超过38℃。产后脉搏略慢，1周后恢复正常。产后呼吸14～16次/分钟。产后血压平稳。

（2）生殖系统：注意对宫缩、宫高、恶露、会阴的观察及判断膀胱是否充盈。检查宫缩时要按揉子宫以检查宫腔内有无积血，观察宫缩强度、宫底高度及恶露的量，同时观察会阴部有无血肿、水肿。询问产妇是否排尿及检查膀胱是否充盈。

（3）乳头：评估乳头有无平坦、内陷；有无乳汁分泌及其质和量。

（4）心理状态：评估产妇对分娩经历的感受；是否进入母亲角色及家庭的支持系统。

3. 告知患者相关事项及目的

（1）检查宫缩、宫高前请产妇排空膀胱。

（2）指导产妇及时更换会阴垫，并且保留会阴垫，以便评估出血量。

【任务2】产后第一天，新生儿一般情况良好，给予新生儿沐浴及脐部护理。

【活动参考】

1. 新生儿沐浴及脐部护理　准备好用物、环境，向产妇解释操作的目的，评估、核对新生儿后，抱新生儿至沐浴室，放于沐浴台上，松解衣服，洗脸，抱起洗头，按顺序进行清洗：头、颈、胸、双上肢、背部、下腹部、双下肢、臀部。洗毕揩干全身，进行眼部护理和脐部护理（75%酒精擦脐轮及脐周皮肤2次），穿衣，核对。

2. 注意事项

（1）操作中注意安全，动作要轻柔，避免损伤。

（2）颈部、腋下、外生殖器等皮肤皱褶部位要注意清洗干净。

（3）勿使浴水流入新生儿口腔、耳、鼻、眼内。

（4）做好核对，并记录好婴儿的体重，大小便等情况。

（操作要求参照妇产科护理技术　新生儿沐浴操作程序及评分标准）

【任务3】新生儿沐浴后给予卡介苗接种。

【活动参考】

1. 配液　查对药物，铺无菌盆，严格配制疫苗溶液，用1ml注射器抽取药液。

2. 注射方法　注射部位选择左上臂三角肌外侧下缘，用75%乙醇消毒皮肤→持注射器，针尖斜面向上，几乎于皮肤平，入针，皮肤完全盖住针孔后→左手拇指固定针栓→注入0.1ml成皮丘→拔针，观察皮丘情况。

3. 注意事项

（1）菌苗放在2～8℃环境中，从冰箱取出后应立即接种，室温下不超过30分钟。操作避免在阳光直接照射下进行。

（2）用药前摇匀菌苗，如遇不能要摇散的颗粒则废弃不用。

（3）做好三查七对，注意双人核对。注意菌苗的批号、有效期。

（4）接种时如针尖滑出应按原针眼进行，防止窦道发生。

（5）禁忌证：体温高于37.5℃；早产儿；低体重儿；产伤或其他疾病患儿。

【任务4】产后第一天，产妇尝试进行母乳喂养，产妇大汗淋漓，新生儿哭闹，产妇反映母乳喂养新生儿很辛苦，欲放弃母乳喂养，请对产妇进行劝说，并指导母乳喂养技巧。

【活动参考】

1. 评估产妇的乳房情况、乳汁分泌情况，判断有无乳头凹陷等问题；评估产妇的母乳喂养方法是否正确；评估产妇对母乳喂养的态度。

2. 讲解母乳喂养的优点

（1）母乳中含有丰富的优质蛋白质、不饱和脂肪酸、糖类，钙磷比例适当，有利于婴儿的吸收利用。

（2）母乳中含有多种消化酶及抗体，可提高新生儿抵抗力，使其少生病。

（3）母乳直接从乳腺分泌，新鲜且恒温、清洁卫生、经济、省时、省力。

（4）母乳喂养的婴儿得到母亲更多的爱抚和目光交流，可增进母子感情。

（5）婴儿吸吮的刺激有利于母亲产后子宫收缩，可促进母亲产后身体的恢复，还减少发生乳腺癌和卵巢癌的危险。

3. 指导母乳喂养技巧

（1）哺乳前准备：产妇洗净双手，并用湿毛巾擦洗乳头。

（2）产妇哺乳的正确体位：协助产妇采取舒适的喂奶姿势（坐姿或卧姿），产妇全身放松舒适。

（3）喂奶的正确姿势：产妇一手臂托起婴儿的肩背部及臀部，使婴儿的身体贴近母亲，婴儿头与身体呈一直线，下颌紧贴产妇的乳房，鼻尖对着乳头，头略微后仰，防止婴儿鼻部受压，影响呼吸，做到“三贴”，即胸贴胸、腹贴腹、下颌贴乳房。产妇拇指与其他四指分开，呈“C”字形承托乳房，以利于婴儿含接。

（4）正确的含接姿势：以乳头轻触婴儿口唇，待婴儿张大嘴时，将乳头和大部分乳晕放入婴儿口中。婴儿吸吮时面颊鼓起呈圆形；婴儿慢而有力的吸吮和吞咽，产妇能听到吞咽声音和看到吞咽动作。

（5）哺乳完毕后，用食指轻压婴儿下颌，避免在口腔负压情况下拉出乳头而引起局部疼痛或皮肤损伤，将婴儿抱起，头部略高，轻拍婴儿背部1～2分钟，排出胃内气体，防止吐奶。协助婴儿取左侧卧位，头偏一侧。

4. 注意事项

（1）按需哺乳，产后一周是乳房泌乳的过程，哺乳次数应相应增加；哺乳时间应循序渐进，开始每次吸吮3～5分钟，以后逐渐延长，但不超过15～20分钟。

（2）每次哺乳前柔和地按摩乳房，刺激泌乳反射。

（3）第一次哺乳前，用温开水和毛巾洗净乳房和乳头，特别要注意清洁乳头上的痂垢。以后每次哺乳前后用温开水和毛巾擦洗乳房。

（4）每次哺乳时应让新生儿吸空一侧乳房的乳汁，再吸收另一侧乳房的乳汁。

（5）两侧乳房要交替吸吮，后吸吮的乳房下一次先吸吮，以保证两侧乳房大小均衡。

（6）佩戴合适的棉布胸罩，有利于泌乳和体形健美。

【任务5】产后第4天，产妇恢复良好，遵医嘱出院，请为其做好产后保健指导。

【活动参考】

1. 一般指导　居室应清洁通风，不应关闭门窗。饮食方面应注意进食富含营养如蛋白质、维生素、铁剂等多汤汁的食物。产后注意休息，合理安排家务及婴儿护理，产褥期避免增加腹压、久站、久蹲及重体力劳动。注意个人卫生及会阴部清洁，可温水擦浴，产褥期避免盆浴，出汗多时应需勤换衣服。

2. 继续做保健操至产后6周，促进腹壁、盆底肌肉张力的恢复。

3. 计划生育指导　产褥期禁止性生活，产后42日起应采取避孕措施，哺乳期以工具避孕为宜。

4. 产后检查　社区医疗保健人员会于产后7日或出院后的3日、产后14日、产后28日分别作3次产后访视，了解产妇及新生儿的健康状况。告知产妇于产后42日带孩子一同回医院进行一次全面的检查。

【任务6】讨论：

1. 子宫复旧的规律是怎样的？

2. 什么是恶露？产后恶露的特点有哪些？

3. 若产妇出现乳胀、乳汁分泌不足、乳头皲裂应如何护理？如产妇需退乳如何指导？

【参考答案】

1. 子宫复旧的规律　子宫产后第一天子宫底平脐，以后每日下降1～2cm。于产后10日左右子宫降至骨盆腔内。产后6周，子宫恢复至正常非孕期大小。

2. 恶露和产后恶露的特点　产后随子宫蜕膜（特别是胎盘附着处蜕膜）的脱落，含有血液、坏死蜕膜组织及宫颈黏液经阴道排出，称为恶露。恶露分为血性恶露、浆液性恶露和白色恶露。正常恶露有血腥味，但无臭味，持续4～6周。总量250～500ml。

3. 对产妇出现乳胀、乳汁分泌不足、乳头皲裂的护理，如产妇退乳应进行指导及护理。

（1）乳胀的护理：

1）尽早哺乳：产后半小时开始哺乳。

2）外敷乳房：哺乳前热敷乳房，以促使乳腺管通畅。两次哺乳间冷敷乳房，以减轻局部充血、肿胀。

3）按摩乳房：哺乳前按摩乳房，方法为从乳房边缘向乳头中心按摩。

4）配戴乳罩：穿戴合适的具有支托性的乳罩。

5）生面饼或海带外敷：可促使乳腺管通畅。

6）服用药物：口服维生素B_6或散结通乳的中药，如通草、漏芦等。

（2）乳汁分泌不足的护理

1）指导正确的哺乳方法，早吸吮、勤吸吮、按需哺乳。

2）保证产妇有充足的休息和足够的营养，调节饮食，重要的是要多吃些富于蛋白质和各种营养的食物，多喝鱼汤、猪蹄汤、小米粥、骨头汤等催乳的汤类。

3）采用针刺疗法，如针刺合谷、少泽、三阴交等穴位，亦可采用中药催乳，如下乳涌泉散。

（3）乳头皲裂的护理：

1）含接姿势正确。

2）喂奶结束应轻轻下压婴儿下颌，以免在口腔负压情况下拉出乳头引起损伤。

3）发生皲裂后，症状轻者，可先喂哺健侧乳房，再喂哺患侧。每次哺乳后，再挤出数滴奶涂于皲裂的乳头、乳晕上，有利于伤口的愈合。重者可用吸乳器吸出或用乳头罩间接哺乳，在皲裂处涂敷10%复方苯甲酸酊或蓖麻油铋糊剂，于下次哺乳前洗去。

(4) 退乳护理

1) 指导限制汤类食物，不排空乳房、停止哺乳及挤出奶水，并束紧乳房。

2) 肌注己烯雌酚4mg，Bid，共3天。也可用生麦芽60～90g水煎当茶饮，每天一剂，连服3天。如乳房胀痛可用外敷芒硝，湿硬时更换。

(郑长花)

二、妇科腹部手术患者护理

(一) 活动分析参考

1. 根据病例初步考虑患者卵巢恶性肿瘤的可能性大，一经确诊，首选手术治疗，再辅以化疗、放疗的综合治疗。该患者的手术属于限期手术，施行手术的时间虽然可选择，但不宜过久延迟。在手术中可以区别卵巢肿瘤的良恶性，必要时可做冰冻切片组织学检查，以确定手术范围。

2. 与外科腹部手术患者护理相比，妇科腹部手术术前准备较为特殊的是需要进行阴道准备；手术日晨的阴道消毒及做好标记；手术后需要注意术后阴道出血的观察。

(二) 综合训练任务及教学建议

任务	训练内容	教学建议
1	阴道灌洗。	教学过程： 1. 课前布置学生预习相关内容。 2. 展示案例后，引导学生分析活动内容。 3. 按4小组分配任务，分别接受前四项任务。 4. 小组活动，为任务做准备。 5. 小组展示活动，各小组根据情境，组员分别扮演患者、护士和回答任务中的问题。 6. 各组完成讨论。 7. 集体讲评。 教学方法： 角色扮演、学生示范、讨论等。
2	备皮，清洁灌肠术。	
3	女患者导尿术并留置导尿管。	
4	腹腔引流管的护理。	
5	讨论： 1. 对该患者手术要做哪些术前准备？ 2. 术后患者可产生哪些不适？如何护理？	

【任务1】患者入院后，经腹水检查，确诊为卵巢癌拟尽快手术。入院第二天，医生开出医嘱：阴道灌洗Bid（术前3天），作为责任护士，请为患者实施阴道灌洗。

【参考答案】

1. 目的　清洁消毒阴道，促进阴道血液循环，减少阴道分泌物，预防术后感染。

2. 操作方法　术前准备时，灌洗的溶液常为0.025%聚维酮碘溶液，温度38～41℃。(操作要求参照妇产科护理技术阴道灌洗操作程序与评分标准)

3. 注意事项

(1) 如有不规则阴道流血不宜作阴道灌洗术，否则易引起逆行感染。

(2) 操作时动作轻柔，避免患者疼痛及擦伤阴道黏膜。

(3) 注意水温及溶液配制方法。

【任务 2】完善各项检查后，于入院第 4 天医生开出临时医嘱，拟明日在硬膜外麻下行卵巢肿瘤减灭术，护士怎样做好皮肤和肠道准备？

【参考答案】

1. 备皮

(1) 范围：经腹手术备皮范围是上自剑突下，两侧到腋中线，下至阴阜和大腿上 1/3 处及外阴部皮肤。

(2) 操作方法（操作要求参照外科护理技术备皮程序及评分标准）。

(3) 注意事项：

1) 注意脐窝清洁。

2) 操作过程中注意安全，勿损伤患者皮肤。

2. 清洁灌肠

(1) 目的：帮助患者排出粪便和积存的气体，以防止大便污染手术台，增加感染机会，同时可减轻术后腹胀。此外卵巢癌手术时有可能切除部分肠道，故清洁灌肠也为肠道手术做准备。

(2) 操作方法（操作要求参照基础护理技术大量不保留灌肠操作程序与评分标准）。

(3) 注意事项

1) 正确配置灌肠液，掌握温度、浓度和量。灌肠液常用 0.1%肥皂水 500ml、生理盐水 5～10L，液温 38～41℃。

2) 第一次用肥皂水灌肠，排便后，再用生理盐水灌肠，至排出液清洁无粪块为止。

3) 禁用清水反复多次灌洗，以防水与电解质紊乱。

4) 灌肠过程中观察患者的反应，若出现面色苍白、出冷汗、剧烈腹痛、脉速、心慌气急、应立即停止灌肠，通知医生进行处理。

【任务 3】手术日晨，护士应对患者做哪些护理？妇产科手术前要给患者导尿停留尿管，请你执行。

【参考答案】

1. 手术日晨护理内容

(1) 手术日晨，测生命体征，询问患者的自我感觉。

(2) 阴道准备。阴道灌洗操作至吸干余液，然后用美蓝或 1%甲紫溶液涂宫颈及阴道穹窿（作为术者切除子宫的标记），再用大棉球拭干。

(3) 术前半小时给基础麻醉药物，常为肌注苯巴比妥、硫酸阿托品。

(4) 与手术室护士认真核对病历资料后送入手术室。病房护士再根据患者手术种类及麻醉方式铺好麻醉床，准备手术后监护及抢救用物。

2. 导尿术并留置尿管

(1) 目的：盆腔内器官手术前留置导尿管，引流出尿液，以保持膀胱空虚，可避免术中误伤。

(2) 操作方法：（操作要求参照基础护理技术女患者导尿术留置及导尿管操作程序及评分标准）。

(3) 注意事项

1) 认真执行无菌操作，预防感染。

2) 操作时动作轻柔，避免损伤尿道黏膜。

3）避免插管时误入阴道。

【任务4】经充分的术前准备后，患者于入院的第五日8时在硬膜外麻下行卵巢肿瘤减灭术，术程顺利，12时回病房，术后患者停留胃管、尿管及腹腔引流管，护士如何做好腹腔引流管的护理？

1. 腹腔引流的目的

（1）观察围手术期早期（术后24小时内）腹腔内出血、渗液程度；

（2）若行肠道手术可利于术后监测肠道吻合部有无瘘形成；

（3）可用于术后实施腹腔内化疗。

2. 腹腔引流管的护理

（1）引流管的一般护理是保持引流管固定、通畅及引流管周围皮肤的清洁、干燥；

（2）观察引流液的量、质、色，做好记录。妇科常用盆腔或腹腔引流管一般在24小时内负压引流液不超过200ml，若引流量多且色鲜红应警惕内出血；

（3）引流管常于术后48小时拔出。如需要腹腔化疗的留置时间应相应延长；

（4）引流袋每天更换一次，以保持引流通畅，防止感染。

（更换引流袋操作要求参照外科护理技术更换T管引流袋操作程序与评分标准）

3. 注意事项

（1）定期在严格无菌条件下更换敷料、引流袋，预防感染；

（2）妥善固定引流管：防止引流管扭曲、受压、折叠，同时避免患者在翻身、下床等活动时导致导管脱出，必要时限制四肢活动度；

（3）注意观察及保护引流口周围皮肤。

【任务5】讨论：

1. 对该患者术要做哪些术前准备？

2. 术后患者可产生哪些不适？如何护理？

【参考答案】

1. 患者术前准备

（1）测生命体征：术前3日，一般每8小时测体温、脉搏、呼吸1次，每日测血压一次。

（2）阴道准备：术前3天每日用1∶5000高锰酸钾溶液、0.05％聚维酮碘或1∶1000苯扎溴铵溶液做阴道灌洗或坐浴。

（3）消化道准备：估计可能涉及肠道的手术，术前3日进无渣半流质饮食，并按医嘱给肠道抗生素，术前1日进食流质食物，并清洁灌肠。术前8小时禁食，术前4小时禁饮。

（4）皮肤准备：术前1天应沐浴更衣、剪指甲，卸去首饰，进行手术区域备皮。

（5）休息与睡眠：为保证患者得到良好的休息，术前1日晚按医嘱睡前给予镇静药物如地西泮5mg。

2. 术后可产生的不适与护理

（1）疼痛：术后24小时内疼痛较显著，可按医嘱给予止痛剂或使用镇痛泵，保证患者得到充分休息，指导正确的咳嗽、翻身技巧，减轻因切口张力增加引起的疼痛。

（2）恶心、呕吐：手术后因麻醉药物影响，患者可能有恶心、呕吐，可自行消失，一般不需特殊处理。指导患者头偏向一侧，防止吸入性肺炎或窒息。

（3）腹胀：患者的腹胀于术后2～3日肠道排气后减轻。可鼓励患者尽早下床活动以预防或减轻腹胀，但应避免腹压增加的动作。可热敷腹部、肛管排气、针灸，必要时遵医嘱用新斯的明。

（郑长花　钟　琳）

第五章　儿科护理综合实训

一、肺炎患儿护理

（一）活动分析参考

1. 发热是儿童常见疾病的症状，持续的高热会引起小儿发生高热惊厥，如果不及时处理，频繁发生，对小儿的神经系统的发育会带来不良影响，所以，对于高热的患儿应及时进行恰当的护理，采取合适的降温措施，预防高热惊厥的发生。同时，还要避免退热过程中发生虚脱。

2. 小儿的身高、体重、头围、胸围等是小儿体格发育的重要指标，也是治疗用药剂量的重要依据。所以测量前要明确指标的正常值；懂得分析小儿测量的指标正常与否；做好测量用物、小儿、家属、环境等准备；掌握测量方法；掌握测量的注意事项。

（二）综合训练任务内容及教学建议

任务	训练内容	教学建议
1	1. 体重、身高、头围、胸围的测量。 2. 生命体征的测量。	教学过程： 1. 课前布置学生预习相关内容。 2. 展示案例后，引导学生分析活动内容。 3. 按 4 小组分配任务，分别接受前 4 项任务。 4. 小组活动，为任务做准备。 5. 小组展示活动，完成任务。 6. 各组完成讨论。 7. 集体讲评。 教学方法： 角色扮演、学生示范、讨论等。
2	1. 冰敷。 2. 患儿家长护理指导。	
3	酒精拭浴。	
4	氧气吸入法。	
5	讨论： 1. 如何预防小儿高热惊厥的发生？高热惊厥患儿该如何紧急处理？ 2. 新生儿是否能使用“酒精拭浴”？为什么？应该如何给新生儿降温？ 3. 小儿降温时发生虚脱有什么表现？如何处理？	

（三）综合训练任务参考答案

【任务 1】患儿新入院，护士小李接收患者后，她要完善患儿的入院护理评估，包括测量患儿的体重、身高、头围、胸围，测量患儿生命体征。

【活动参考】

1. 测量体重、身高、头围和胸围：

（1）体重：体重是身体器官、系统、体液的总重量。体重是反映体格生长发育和营养状况的重要指标，也是临床计算补液量和给药量的重要依据。患儿为 5 个月，其体重的计算按 1～6 个月小儿体重公式计算：体重（kg）＝出生体重十月龄×0.7。

（2）身高（长）：身高是指从头顶到足底的全身长度，是头部、脊柱与下肢长度的总和。身高是反映骨骼发育的重要指标。3岁以下婴幼儿采用仰卧位测量，称为身长；3岁以后用立位测量，称为身高。正常新生儿出生时平均身长为50cm，1周岁时约75cm，到2周岁时身长约85cm。5个月男孩子的身长为60.8～70.1cm，平均是65.9cm。

（3）头围：自眉弓上缘经枕后结节饶头一周的长度为头围，它反映脑及颅骨的发育。头围过小提示脑发育不良，过大提示可能为脑积水。

正常新生儿头围平均为34cm，1周岁时头围约46cm。5个月男孩子的头围为40.6～45.4cm，平均是43.0cm。

（4）胸围：胸围是平乳头下缘水平绕胸一周的长度。胸围大小与营养和胸廓的发育密切相关。

小儿出生时胸围比头围小1～2cm，平均为32cm；1岁左右与头围相等。

（操作要求参照儿科护理技术体重、身高、头围和胸围操作程序与评分标准）

2. 生命体征的测量

（1）1岁以下小儿呼吸和脉搏的正常值范围：呼吸：30～40次/分钟；脉搏：110～130次/分钟；呼吸∶脉搏：1∶3～4。

（2）小儿生命体征测量的特点：小儿的生命体征和成人有很多不同的地方。小儿血压的高低、脉搏和呼吸次数的多少均随着年龄的大小而不同。血压随年龄的增长而逐渐增高，而脉搏和呼吸次数却随着年龄的增加而逐渐减少。并且它们均受激惹、紧张、哭闹等的影响，尤其是脉搏次数受这种影响更明显。故作以上各项检查时，均应注意在安静、合作的情况下进行，以免影响测量的准确性。

（3）测量方法：①小儿呼吸频率可通过听诊或观察腹部起伏次数来获得。小儿脉搏检查可通过心脏听诊或触摸桡动脉搏动次数来获得；②小儿血压的测量应根据不同的年龄选择不同宽度的袖带，袖带宽度应为上臂长度的2/3。新生儿和小婴儿可用多普勒超声监听仪测定收缩压。

（操作要求参照基础护理技术生命体征的测量操作程序及评分标准）

【任务2】患儿入院后，测量其体温为39.5℃，该如何为患儿实施护理？

【活动参考】

患儿高热39.5℃，护士应该报告主管医生，并且给高热患儿实施护理。若患儿有高热惊厥史则应及早给予处理。

1. 安排合适的环境，空气新鲜，适宜的温度、湿度，保持室内安静。嘱家长让患儿多休息。

2. 采取降温措施，小儿发热降温和成人降温的措施略有不同。

（1）松开包裹衣服，增加皮肤与空气之间的流通，加快散热，可以降低体温。

（2）嘱家长给患儿多喝水，多喝水利于排汗可以加快散热。

（3）头部冰敷（小儿可使用退热贴），并可同时冰敷颈部、腹股沟等。如果体温不降，还可以采取以下措施：温水擦浴、酒精拭浴和冰盐水灌肠等；新生儿禁用酒精拭浴。

（4）必要时按医嘱使用退热药物，例如：25%安乃近溶液滴鼻、阿苯片、对乙酰氨基酚（扑热息痛）等。新生儿禁用药物降温，婴儿慎用药物降温。

3. 密切观察病情，对于发热的患儿，需要定时测量和准确地记录体温，以监测病情的变化，一般每4小时测量体温一次，而高热或超高热及有高热惊厥趋势等情况者，则需每

1～2小时测量1次。在监测过程中，对于高热或超高热者必须注意预防高热惊厥的发生，在退热处置后必须严密观察有无虚脱表现。

4. 健康指导，叮嘱患儿父母要保持室内空气清新，勤为患儿擦浴、勤换内衣和被单，保持皮肤清洁、避免汗腺阻塞。给患儿多喝水，选择清淡、易消化的流质或半流质饮食，保持患儿营养的摄入。

【任务3】患儿持续高热，医嘱开出："酒精拭浴"。该如何操作，应注意哪些问题?

【活动参考】

酒精能扩张血管，蒸发时会带走大量热量，小儿发热时，可以借用酒精拭浴来帮助退热。这种方法降温较快，是临床上常用的物理降温方法。

1. 操作要点

（1）擦浴前，关好门窗，测量患儿体温、脉搏、呼吸，以便与擦浴后相比较。

（2）取一大碗，内盛35％酒精（可用70％酒精一份，加水一份）或30度白酒（不用另加水），温度以32～35℃为宜，并准备小毛巾或纱布2块。

（3）用纱布或者小毛巾蘸酒精后擦拭患儿的身体，一般是大血管分布比较浅的部位，例如颈部、腋窝、大腿腹股沟等，这些部位血液循环快，血管表浅，容易散热。

（4）擦拭时按照一定的顺序，由上至下擦拭患儿的四肢和背部，用拍擦的方式进行，擦至皮肤微微发红，注意擦过的部位的保温。动作要快，每次拍擦总共5～10分钟即可，时间不宜过长。

2. 注意事项：

（1）擦浴时注意皮肤黏膜颜色及呼吸、脉搏，若发现患儿有寒战、发绀苍白、脉搏、呼吸改变等症状时应立即停止。

（2）擦拭中要避开患儿的头面部、腹部、后颈、脚底以及胸前区部位，以免引起不良反应。

（3）新生儿、未成熟儿及心力衰竭、虚脱、风湿病、体质虚弱、严重皮肤病、皮肤有破损和对冷刺激特别敏感的患儿，不宜采用此法。

（4）寒战高热或伴出汗的小儿一般不宜用酒精拭浴。

（5）酒精的浓度30％～50％为宜，浓度过高易致酒精中毒。

（6）不宜在短时间内反复多次进行酒精拭浴，每次时间不宜过长，不能超过15分钟。

【任务4】护士小李在巡视病房时发现该患儿呼吸急促，口周发绀，鼻翼扇动，心率162次/分，呼吸58次/分，遂报告主管医生。医生开出医嘱：予低流量吸氧。请你给予护理。

【活动参考】

从患儿表现可以反映出患儿呼吸困难，按医嘱护士应该立即给患儿吸氧。

1. 给氧方法　新生儿或鼻腔分泌物较多者可用面罩给氧、头罩给氧或氧帐，婴幼儿用

（1）用物准备：玻璃头罩、湿化瓶、氧气流量表、输氧管。

（2）操作者洗手，将所用物品携至床旁，核对患者，向患儿家属和患儿解释操作目的，戴口罩，协助患儿取平卧位。

（3）操作要点：①连接好流量表和中心供氧装置出口，安装湿化瓶，把输氧管连接在湿化瓶上，然后调节氧流量（氧流量一般为2L/min～4L/min）；②把患儿头颈放在透明的有机玻璃罩内，把输氧管连接到头罩上，将氧气从输气管由罩顶部的氧气孔送入；③检查连接是否固定、吸氧管是否通畅，记录给氧时间、氧流量，并向患儿家属交代注意事项。整理床位。

2. 吸氧注意事项

(1) 氧浓度不宜过高，不能超过 60%，持续时间不宜过长，不能持续吸氧多于 6 小时。

(2) 吸氧过程的观察：①吸氧过程中应经常观察氧气装置有无漏气；②在用氧中，经常观察缺氧状况有无改善，氧疗是否有效，若吸氧后呼吸困难缓解、发绀减轻、心率减慢、尿量增多、神志清醒及皮肤转暖，提示氧疗有效；③注意观察有否出现恶心，听觉、视觉障碍，抽搐、晕厥等氧中毒的表现。

(3) 用氧须注意安全，做到四防：防震、防油、防火、防热。

【任务 5】讨论：

1. 如何预防小儿高热惊厥的发生？高热惊厥患儿该如何紧急处理？

2. 小儿降温时发生虚脱有什么表现？如何处理？

【参考答案】

1. 高热惊厥的预防和处理

(1) 预防高热惊厥要做到以下几点：①对有可能发生惊厥的患儿（如体温超过 39℃、曾有高热惊厥史者）要加强巡视，严密观察或由专人守护；②在患儿床边设置防护床档；③备好急救物品（如纱布包裹的压舌板、开口器等）和药品（各类抗惊厥药物），以便及时急救处理；④按医嘱积极实施降温措施。

(2) 高热惊厥的急救护理：①保持呼吸道通畅：松解患儿颈部衣扣及腰间衣带，取侧卧位，及时清除口鼻咽部的分泌物，将舌轻轻向外牵拉，防止舌后坠阻塞呼吸道；②保护患儿安全：及时移开患儿身边的硬物，以免造成损伤；惊厥发作时不要强行按压患儿肢体，以免造成骨折或脱臼，并在患儿上下齿之间放置牙垫以防舌咬伤；③保持安静：惊厥发作时不要搬运患儿，应就地抢救。禁止一切不必要的刺激，治疗及护理操作应尽量集中进行，以免诱发惊厥；④协助药物治疗：根据医嘱迅速应用抗惊厥药物，必要时吸氧。准备好气管插管、吸氧用具和急救药品等；⑤观察病情：注意观察患儿体温、脉搏、呼吸、血压、瞳孔及神志改变，发现异常及时报告医生。以便采取紧急抢救措施。

2. 小儿降温时发生虚脱的表现和处理

(1) 小儿降温时发生虚脱的表现：大汗淋漓、面色苍白、四肢湿冷、掌心冰冷、脉搏细速、血压下降等。

(2) 小儿发生虚脱时，可以采取以下措施：①应立即把患儿平卧；②马上给予糖水或温热茶水饮用；③必要时，还应给予静脉输液扩充血容量；④还可以用手指掐压人中、内关、合谷等穴位，或是针刺合谷，足三里等，都有助于急救。

（钟静冰）

二、腹泻患儿护理

(一) 活动分析

1. 患儿腹泻，臀部受尿液、粪便的刺激，现已发生臀部皮肤潮红，并有皮疹，因此要给患儿及时清洗臀部、更换尿布，根据臀红的分度实施护理，并给予家长必要的指导。

2. 患儿因腹泻轻度缺水，入院后应指导家属多给患儿喂水并按医嘱静脉输液。患儿为人工喂养，住院过程中要为患儿配制牛乳并实施乳瓶喂养以保证营养的供给。

3. 针对医嘱需要给患儿口服药物，故应掌握新生儿口服给药法及注意事项并教会家属。

4. 患儿出现新生儿黄疸，蓝光治疗是目前治疗的主要措施，故应正确进行蓝光治疗的护理并对家属进行有关的宣教。

（二）综合训练任务及教学建议

任务	训练内容	教学建议
1	1. 臀红的护理。 2. 更换尿布。 3. 臀红的预防指导。	教学过程： 1. 课前布置学生预习相关内容。 2. 展示案例后，引导学生分析活动内容。 3. 按 4 小组分配任务，分别接受一项任务。 4. 小组活动，为任务做准备。 5. 小组展示活动，完成任务。 6. 集体讲评。 教学方法： 角色扮演、学生示范、讨论等。
2	1. 配乳。 2. 婴儿乳瓶喂养。	
3	1. 苯巴比妥退黄的作用（口述）。 2. 婴儿口服给药。	
4	1. 蓝光治疗护理。 2. 蓝光治疗护理的作用及方法解释。	

（三）参考答案

【任务 1】患儿入院后，护士按医嘱给患儿静脉输液等治疗。随后根据对患儿的臀红进行了评估，患儿臀部皮肤潮红，有少许皮疹，请你根据臀红的分度实施护理，并对家长进行预防臀红的指导。

【活动参考】

1. 臀红的分度根据皮肤受损的程度，分为：

轻度：表皮潮红。

重度：重Ⅰ度　局部皮肤潮红，伴有皮疹。

重Ⅱ度　除以上表现外，并有皮肤溃破，脱皮。

重Ⅲ度　局部大片糜烂或表皮剥脱，有时可继发细菌或真菌感染。

2. 臀红的护理

（1）清洗臀部：调好水温、放入盆中，用手沾水清洗患儿臀部，洗后用浴巾轻轻吸干。

（2）照射患处：用红外线或鹅颈灯照射患处，灯泡距患处 30～40cm，每次照射 15～20 分钟。

（3）涂药：用无菌棉签蘸足油类或药膏，在患处皮肤上轻轻滚动涂药。数分钟后垫上干净折好的尿布。

（4）整理用物，洗手。记录臀红情况。

3. 更换尿布

（1）将尿布折成长条形，放于床边备用。

（2）解开被大小便污湿的尿布，一手握住小儿两脚轻轻提起，露出臀部，另一手用尿布洁净的上端擦净会阴及臀部。

（3）取下污湿的尿布，放于尿布桶中，如有大便，用水洗净会阴部及臀部，揩干。

（4）再一手握住小儿双脚轻轻提起，使臀部抬高，另一手将清洁的尿布一端垫于腰部；另一端由会阴兜至下腹部，系好带子，固定，注意尿布不要遮盖脐部，以免污染脐部。

（5）拉平衣服，盖好被子，洗手。

4. 臀红的预防

（1）保持臀部清洁干燥，勤换尿布；

（2）腹泻患儿应勤洗臀部，涂油保护；

（3）勿用油布或塑料布直接包裹患儿臀部；

（4）应选用质地柔软吸水性强的棉织品做尿布；

（5）洗涤尿布应漂净肥皂沫。

【任务 2】患儿入院后无出现呕吐，2 小时之后到了病房开奶时间，请你为患儿配奶、进行乳瓶喂养并指导家属。

【活动参考】

1. 配制牛乳的方法及注意事项

（1）核对配乳卡日期、病室、床号、姓名、乳液种类、每次喂乳量及时间。根据小儿的乳方，算出全日所需要的牛乳、糖及水量。

（2）操作者换鞋、穿工作衣、戴帽子及口罩、洗手。

（3）称出所需的全日糖量，用量杯准确量出所需水量及牛乳量，分别倾注于广口容器内均匀混合。

（4）按小儿一日哺乳的次数排列乳瓶，挂上床号牌（床号牌上应注明床号、每次乳量及时间）。用量杯准确量出每次的乳量，再将漏斗置于乳瓶口上，将乳液倾倒于瓶内，盖好瓶盖，放于瓶筐内。

（5）将装有乳汁的乳瓶及瓶筐，一起置于消毒锅内，加冷水入锅，水位至乳瓶高的 1/3 处，加热煮沸后蒸 20 分钟。然后将乳瓶取出，待凉后放于冰箱内备用。

（6）注意事项：①认真核对配乳卡，准确计算牛奶、糖及水量；②配乳全过程应遵守无菌操作制度；③配乳用具用完后，必须及时洗净及煮沸消毒。

2. 乳瓶喂养方法及注意事项

（1）取出配好的乳液，核对床号、姓名、乳量、乳液种类。

（2）用镊子选择大小适宜的无菌乳头（1～3 个月小儿可选择在乳瓶倒置时，乳液每秒钟流出 2～3 滴的乳头；4～6 个月可选用乳液能连续滴出的乳头；6 个月以上应选用乳液呈线状流出的乳头）。按无菌操作的规则，把乳头套在瓶口上。

（3）将患儿抱起，围好饭巾，操作者取坐位，患儿头部枕于操作者左臂上呈半卧位。不宜抱起者，应将头部抬高，侧卧，以防溢乳呛入气管。

（4）操作者右手将乳瓶倒转，先试乳温，滴 1～2 滴乳液于手背部或手臂内侧，以温热（40℃）不烫手为宜。然后让小儿含住乳头吸吮。

（5）喂毕将小儿抱起伏于肩上，轻拍其背部，使吞咽的空气排出，放回床上右侧卧位。

（6）整理用物，记录小儿进乳量及进乳情况。

（7）注意事项：①哺喂时乳液应始终充满乳头，以免吸入气体过多引起腹胀或呕吐。乳瓶颈不要压在小儿唇上，以免妨碍吸吮。乳头孔堵塞时，应按无菌操作规则重新更换乳头；②操作者在喂乳过程中要集中注意力，观察小儿吸吮能力及进乳情况；③小儿吸吮过急有呛咳时，应暂停哺喂，轻拍后背，稍休息后再喂；④遇患儿窒息，应立即将患儿置头低脚高位，头偏向一侧，轻拍背部。用电动吸引器或洗耳球吸尽口、鼻腔内乳汁及分泌物后给氧，并通知医生。

【任务 3】接到医生的医嘱“苯巴比妥 5mg po q8h”，请你向家属解释苯巴比妥退黄的作用并为患儿口服喂药。

【活动参考】

1. 苯巴比妥退黄的作用　新生儿黄疸患儿在使用苯巴比妥后，可以诱导肝细胞微粒体的药物代谢酶，使其代谢增加，而促进胆红素的代谢，降低了血液中胆红素的浓度，使黄疸消退。

2. 口服给药方法及注意事项

（1）操作者洗净双手，戴口罩，备齐用物并放于药车上。

（2）仔细查对药卡，可对床号、姓名、药名、剂量、浓度、方法及用药时间。

（3）将药片放于研钵内捣成粉状，倒入药杯内，并放入少许糖浆，用搅棒拌匀。

（4）将药车推至患儿床旁，再次进行查对。

（5）喂药时将患儿抱起，半卧位于操作者怀中，用小饭巾围于患儿颈部，用小匙盛药，从患儿嘴角徐徐喂入，待其咽下后移开药杯，然后喂少许温开水。

（6）喂药完毕再次查对，观察患儿服药后的反应，整理用物。

（7）注意事项：①严格按医嘱给药，坚持查对制度，剂量做到准确无误；②任何药物不得与食物混合喂服；③不主张用乳瓶喂药，以免使小儿产生错觉影响日后的哺乳；④若遇患儿将药物吐出应立即清除呕吐物，并使之安静，报告医生酌情补服。

【任务4】患儿出现新生儿黄疸，医生开出医嘱：蓝光治疗24小时，请你进行治疗护理。家属对蓝光疗法不了解，请你针对蓝光治疗在退黄方面的作用和方法进行解释。

【活动参考】

1. 蓝光治疗的作用　通过蓝光照射使血中未结合胆红素经光照后转变成水溶性胆红素，易于排出，使血清胆红素浓度降低。

2. 蓝光治疗的适应证　蓝光治疗适用于未结合胆红素增高的患儿。

3. 蓝光治疗方法　（操作要求参照儿科护理技术蓝光疗法护理操作程序及评分标准）。

4. 注意事项：

（1）注意调节箱内温、湿度，保持箱温恒定，使患儿体温维持在36.5～37.5℃；

（2）光照时间长短根据病因、黄疸程度及血清胆红素的高低来决定。一般可采用持续照射或间断照射24～48小时；

（3）光照时应及时补充水分及营养，定时喂养，两次喂乳间喂糖水一次，并记录出入量；

（4）患儿应经常更换体位，使全身皮肤均匀受光，避免骶尾部皮肤长时间受压而引起皮损；

（5）观察病情：①每2小时测生命体征1次；②黄疸消退程度（在自然光下观察）、胆红素值变化；③全身情况，如有无抽搐、呼吸暂停、发绀、有无呕吐及皮疹，大、小便性状、次数和量；

（6）正确记录灯管使用时间，连用300小时需更换；

（7）保持玻璃床板透明度，及时清除污物，以免影响疗效。每次使用后的光疗箱用0.1%苯扎溴铵消毒擦洗。

（梁文丽）

第六章　社区护理综合实训

一、中风偏瘫患者家庭康复护理

（一）活动分析参考

1. 中风偏瘫患者应尽早、适量、持续、全面进行康复锻炼，并结合实际生活需要，使患者达到最大程度的恢复，争取回归家庭和社会。因此其康复的内容主要是针对功能障碍进行康复训练。

2. 在家庭中开展康复训练，在患者自身努力的基础上，需要患者家属的密切配合和支持，因此要对患者家庭进行评估、对患者进行评估，尤其是日常生活活动能力，根据评估结果制定康复目标和措施。

3. 根据患者存在的功能障碍进行康复训练指导，如良肢位摆放、患肢的主被动运动、体位转移训练等。

4. 指导患者的同时指导其家属协助患者进行康复训练。

（二）综合实训任务及教学建议

<table>
<tr><th>任务</th><th>训练内容</th><th>教学建议</th></tr>
<tr><td>1</td><td>1. 家庭评估的内容。
2. 家庭评估的方法。</td><td rowspan="5">教学过程：
1. 课前布置学生预习相关内容。
2. 展示案例后，引导学生分析活动内容。
3. 第一项任务每组均进行讨论，第二至第五项任务按 4 小组分配。
4. 小组活动，为任务做准备，教师指导，必要时示范。
5. 小组汇报讨论结果，展示活动，完成任务。
6. 集体讲评。
教学方法：
角色扮演、学生示范、讨论等。</td></tr>
<tr><td>2</td><td>1. 生活活动能力（ADL）评定的内容。
2. ADL 评定的方法。
3. ADL 评定的结果判断。</td></tr>
<tr><td>3</td><td>良肢位的摆放（仰卧位、患侧卧位、健侧卧位、床上坐位）</td></tr>
<tr><td>4</td><td>患肢被动运动（上、下肢各关节活动）</td></tr>
<tr><td>5</td><td>体位转移（翻身、坐起、床-椅/轮椅）</td></tr>
</table>

（三）参考答案

【任务 1】护士第一次到患者家进行家庭访视，应首先对其家庭进行评估，请说出家庭评估的主要内容和方法。

【活动参考】家庭评估的内容繁多，难度大，耗时较长，且目前尚未有较统一的评估工具。常通过观察、交谈等方法完成。结合本章，其主要内容及过程如下：

1. 观察家庭内外环境（地理位置、周边交通、住房面积、通风、采光等）；

2. 与患者和家属交谈，了解有关家庭的一般资料，如家庭成员、经济情况、文化背景、宗教信仰等；

3. 了解家庭成员之间的关系、情感、交流方式等；

4. 了解家庭应对、处理问题及危机的能力和方法，如应对健康问题的方式、对疾病（中风）的理解和认识、患者患病对家庭的影响（如日常生活、经济、家庭其他成员的健康状况等)、利用家庭内外资源的能力等；

5. 了解家属对中风康复护理知识和技能掌握的程度、照顾患者的能力等。

【任务2】患者左侧肢体出现功能障碍，影响生活自理，请对患者日常生活活动能力进行评估以便给予相应帮助。

【活动参考】日常生活活动能力（ADL）评定常采用Barthel指数评分法（表6-1)。通过让患者实际做表中相应动作，护士直接观察患者完成的情况而做出评估，部分项目如控制大小便则可通过询问来评估。

Barthel指数评分结果：正常总分100分，60分以上为良，生活基本自理；60～40分为中度功能障碍，生活需要帮助；40～20分为重度功能障碍，生活依赖明显；20分以下为完全残疾，生活完全依赖。

表6-1　Barthel指数记分法

ADL项目	自理	稍依赖	较大依赖	完全依赖
进食	10	5	0	0
洗澡	5	0	0	0
修饰（洗脸、梳头、刷牙、刮脸）	5	0	0	0
穿衣（包括系鞋带等）	10	5	0	0
控制大便	10	5（偶尔失控）	0	0
控制小便	10	5（偶尔失控）	0	0
上厕所（包括拭净、穿衣、冲洗）	10	5	5	0
床椅转移	15	10	5	0
平地走45米	15	10	5（需轮椅）	0
上下楼梯	10	5	0	

【任务3】护士在家庭访视时，看见患者半坐半躺在床上，背靠床头，双肘相抱，两腿伸直。患者这样的体位合适吗？请对患者的体位摆放进行指导。

【活动参考】患者这样的体位不合适。中风偏瘫患者需要避免患侧肘关节屈曲，患侧下肢伸直等不当姿势，以防止出现肩手综合征、“挎篮画圈”姿势等。护士需指导中风偏瘫患者采取正确的体位。

1. 仰卧位　头枕于枕头上不可过高，以免导致颈部屈曲；患肩下垫一个薄枕，使肩略前伸。患侧臀部下垫一个薄枕，大腿稍向内侧，防止髋关节屈曲、外旋。患肘伸展，置于薄枕上，腕关节略背伸，手指自然轻度屈曲伸展。此卧位不宜长时间采用。

2. 患侧卧位　患肩稍前伸，避免其受压和后缩；偏瘫侧（下方）上肢前伸，肘关节伸直，腕关节和手自然放于床上，手指伸开，掌心向上。患侧下肢髋、膝关节微屈，患腿在下后方，踝关节尽量保持90°；健侧髋膝关节屈曲，用枕头支持，避免压迫患侧下肢。髋、腰、背部放置枕头，躯干可依靠其上，放松。

3. 健侧卧位　患侧上肢向前方伸出，肩关节屈曲约100°，肘关节自然伸展置于枕头上，手心向下自然伸展；健侧上肢可以自由摆放。患侧下肢髋、膝关节屈曲，置于枕头上。健侧下肢髋关节伸展，膝关节轻度屈曲。

4. 床上坐位　背部用枕头垫好，保持躯干直立。双上肢伸展放在床前桌子上，或者患侧前臂和手用被子支撑，以免患侧肩关节向下牵拉。患侧下肢外侧下置软垫，纠正患腿的外旋；患侧足底踏一砂袋，保持踝关节背屈或中立位。

【任务4】为防止关节挛缩和废用，护士应如何指导患者及家属？

【活动参考】患侧肢体的肌力为0～2级时以被动运动为主。被动运动可由患者自己利用健侧肢体完成，也可由家属或其他人员帮助完成。

1. 利用健肢（自助）的被动运动：

（1）患者取仰卧位，双手十指交叉相握，患拇在上（Bobath握手），用健臂带动使肘伸直，做全范围的肩关节运动。随后手掌翻转使患前臂旋后肩外旋；

（2）用健手拿起瘫痪的上肢，缓慢地伸展和屈曲肘关节、腕关节、指关节；

（3）用健腿勾起患腿，使患腿屈髋屈膝，摆向内侧；

自助被动运动往往不够充分，需结合他人帮助进行充分的关节活动。

2. 他人帮助的被动运动：

（1）上肢被动运动先从肩部开始：①肩关节：家属一手扶住患者肩部，另一手托住患者肘部，将上臂做外展、内收、向上、向下运动；②肘关节：家属一手托住患者手腕，掌心向上，另一只手托住肘关节，将前臂做屈、伸及内旋运动；③腕指关节：家属一手握住患者手腕，另一只手握住患者手指，做腕关节屈、伸及各手指的屈伸运动。

（2）下肢的被动运动亦先从近端开始：①髋关节：将患肢膝关节屈曲，然后家属一手扶住患侧膝关节，一手扶住髋部，做左右转动动作；②膝关节：家属一手扶住踝部，一手握住膝部，做膝关节的伸屈运动；③踝关节：一手握住踝部，另一只手捏住脚趾，使足做背曲及向左右旋转运动。

3. 注意事项　先从简单的动作开始，从肢体的近端至远端。并且动作应缓慢而柔和，有规律性，避免用力牵扯或大幅度动作。若他人协助时注意充分固定被活动关节的近端关节。逐步增加被动活动的幅度和范围。每日至少进行2次以上，每次20分钟左右，每次每个动作应重复5～6遍左右。随着患肢力量增加，自控能力增强应逐渐增加主动成分，直至完全主动运动。

【任务5】经评估，患者不能独立翻身、坐起，下床后或外出需要坐轮椅。护士应如何指导患者进行相应的康复训练？

【活动参考】患者需要进行体位转移训练，尝试让患者自己完成，家属在旁照看、必要时予协助。护士对患者及家属分别做出指导。

1. 仰卧位→向侧翻身

（1）健指插进患指间，患侧拇指在上（Bobath握手），伸肘指向天花板；

（2）翻向患侧：使双髋、膝屈曲，健上肢带动患上肢先摆向健侧，再反方向摆向患侧，借摆动的惯性，旋转躯干翻向患侧；

（3）翻向健侧：健足置于患足下方，双手Bobath握手上举后向左、右两侧摆动，利用躯干的旋转和上肢摆动的惯性向健侧翻身；

家属协助：站在转向的一侧，在患者翻转时可扶其肩、臀部助力。

2. 仰卧→坐位

先转成侧卧，健腿推动患腿，将小腿移至床缘外：①患侧坐起：健手横过胸前支撑于床面，用力推动躯干，手掌边推动边后撤，同时躯干用力侧屈至坐起；②健侧坐起：用健肘支撑将躯干推起来完成。建议尽量采用前者。

家属协助：家属一手抬起下方的肩部，另一手按着患者位于上方的骨盆或两膝后方，以骨盆为枢纽转移成坐位。

3. 坐位→站立位

（1）患者椅（床）坐位，双足着地在同一水平或患足稍偏后，Bobath 握手；

（2）躯干前倾（勿弯脊柱和低头）抬头，健肘带动患肘伸直斜指向地面；

（3）伸膝伸髋，抬臀后挺胸直立。

家属协助：家属面向患者站立，两足分开与肩同宽，用双膝夹紧患者双膝外侧以固定（或用膝顶住患膝防"打软"），双手扶托其双髋或拉住患者腰带，利用身体重心力量，用力帮助患者上抬。患者双手置于家属肩胛区，家属口令其抬臀、伸腿完成站立。

4. 床→轮椅

（1）使轮椅停靠在健侧，并与床构成 30°～45°，刹住车闸（尽量卸下近侧扶手），翻起脚踏板；

（2）患者身体前倾，双足着地在同一水平或患足稍偏后，健手支撑于轮椅远侧扶手；

（3）向前倾斜躯干，健手用力支撑，抬起臀部，以双足为支点（主要以健侧下肢为轴），旋转身体，臀部正对轮椅正面，然后慢慢坐至轮椅上。

家属协助：

（1）家属面向患者站立，两脚分开与肩同宽，双膝夹住患者双膝外侧，双手扶患者双髋或拉住患者腰带；

（2）让患者双手搂抱家属的颈部，头置于家属靠近轮椅侧（要转向的一侧）的肩上；

（3）家属微后蹲，同时向前、向上拉患者，使患者完全离开床并站住；

（4）家属顺势将患者转向轮椅（以健侧下肢为轴，旋转身体），臀部正对轮椅正面，然后使患者慢慢坐至轮椅上。

反方向转移根据相同方法、逆方向进行。

（李小平）

二、家庭产后访视护理

（一）活动分析参考

1. 家庭产后访视前需做哪些相关准备？

电话预约产妇，说明访视的目的和要求；询问本周产妇和新生儿情况如大小便、乳量等。准备脐部消毒用物、产妇、新生儿检查用物等。

2. 第二次家庭产后访视需做哪些评估，与第一次有何差异？

凡产后访视都需评估新生儿的一般情况、前囟、皮肤颜色、脐带、臀部、体重、筛选出生身缺陷情况；产妇的一般情况、子宫收缩情况、伤口情况、恶露、乳房、母乳喂养等。

除上述内容外，第一次家庭产后访视要进行家居评估（如阳光、通风、温度、湿度、安全性等）、家庭其他成员的评估（如支持度、产妇、新生儿护理知识），第二次家庭产后访视要评估上次指导的内容，重点是产妇和新生儿的评估。

（二）综合训练任务及教学建议

<table>
<tr><th>任务</th><th>训练内容</th><th>教学建议</th></tr>
<tr><td>1</td><td>新生儿盆浴。</td><td rowspan="5">教学过程：
1. 课前布置学生预习相关内容。
2. 展示案例后，引导学生分析活动内容。
3. 按 4 小组分配任务，分别接受前四项任务。
4. 小组活动，为任务做准备。
5. 小组展示活动，完成任务（其中任务 1、2、4 项可采用角色扮演法，第 3 项可由教师示范）。
6. 各组完成讨论。
7. 集体讲评。</td></tr>
<tr><td>2</td><td>新生儿脐部护理。</td></tr>
<tr><td>3</td><td>婴儿抚触。</td></tr>
<tr><td>4</td><td>产后保健操。</td></tr>
<tr><td>5</td><td>讨论：
1. 家庭产后访视对产妇和新生儿评估的内容。
2. 乳房特殊情况的护理指导。</td></tr>
</table>

（三）参考答案

【任务 1】小张按约定时间来到陈某家，看见陈某与丈夫正准备给女儿沐浴，陈某诉说保姆因家中急事要离开几天，以往给女儿沐浴的事就要两夫妇承担，正苦于对操作不熟悉。小张闻讯应如何指导夫妇进行新生儿盆浴？

【活动参考】

1. 新生儿盆浴准备

（1）时间最好在喂奶前，并选择每天气温较高的时段；

（2）选择安全、避风、温暖的地方，室温最好在 24～28℃左右；

（3）沐浴用品准备：浴盆、热水（水温在 38～40℃左右）、大浴巾一条、小毛巾两条、婴儿衣物、尿裤、脐带护理包、中性婴儿沐浴乳。

2. 沐浴步骤　将新生儿身体夹在妈妈的腰侧处，一手托住新生儿的头、颈及背，如同抱橄榄球的方式。

（1）洗脸：使用小毛巾的四个角，由眼→鼻→耳→脸，依序清洗，洗眼时宜由内向外；

（2）洗头：以大拇指、中指分别压住新生儿两耳，以防止水流入耳内，以另一手涂抹沐浴乳，轻轻搓洗，再以清水洗净后擦干头发；

（3）洗前身体：先以手掌沾水，轻拍前胸，让新生儿先适应水温，一手横过肩后固定于新生儿腋下，使用沐浴乳清洗颈部、前胸、上肢、腹部、下肢、生殖器等部位；

（4）洗后身体：将新生儿翻转过来，一手横过胸前，固定于新生儿腋下，让新生儿趴在手掌上，依序清洗背部→臀→下肢等部位。

（5）擦干身体：洗净后将新生儿抱出浴盆，立即以大浴巾擦干，尤其耳后，关节及皮肤皱褶处都要擦干，并立即穿上已准备好的衣物。

口诀：身体腋窝夹，头头手掌握，手指掩耳朵，小脸洗干净，再来洗头头，下水洗前身，记得搓手脚，翻身洗背后，最后洗屁屁。

3. 注意事项：

（1）为新生儿沐浴前应先洗手，家长指甲应剪短，并取下手表、戒指，避免刮伤新生儿；

（2）准备所需用物，并将沐浴后所需衣物套好；

（3）准备洗澡水时，先放冷水再加热水，避免家中其他幼儿靠近；以手腕内侧试水温，约38～40℃左右即可；

（4）沐浴时间勿选择喂奶后1小时之内，整个沐浴时间最好控制在5～10分钟，沐浴时间不宜过长，防止水温降低使新生儿着凉，并观察新生儿表情，发现面色、呼吸等异常即时终止沐浴；

（5）勿使浴水流入新生儿口腔、耳、鼻、眼内，要注意皮肤皱褶处的清洗，手法要轻柔、敏捷；

（6）必须使用婴儿专用的香皂、浴液、洗发水和润肤露。

【任务2】小张指导陈某夫妇俩给新生儿沐浴后，问陈某是否已经学会给新生儿作脐部护理，陈某回答上一次家访小张已教会她，小张让她给女儿做，以评价她掌握的情况。

【活动参考】

1. 用物准备　75％酒精、无菌棉签、无菌纱块或脐贴、手消毒液、医用或生活垃圾袋。

2. 脐部消毒步骤　合理暴露新生儿脐部→评估脐部情况→左手轻轻撑开脐带根部→右手用75％酒精棉签环行（由里到外，直径5cm）消毒脐带残端及脐轮，直至干净→包好脐部→为新生儿穿衣包被→整理用物→妥善处理医疗废物。

3. 注意事项

（1）在护理脐带部位时一定要洗手，避免手上的细菌感染新生儿脐部；

（2）脐带及其周围皮肤要保持干燥清洁，尿布不要超过脐部，避免尿液或粪便沾污脐部创面；

（3）新生儿沐浴时，脐带脱落前，不要让脐带沾水。如果给新生儿游泳，一定要贴上防水贴；

（4）每天要用75％的酒精棉签擦拭两遍，早晚各一次。在擦拭时及时更换棉签，不要用脏的棉签反复擦拭，会引起脐部感染。

【任务3】小张问陈某是否有给其女儿做婴儿抚触，陈某回答产前曾在社区卫生服务中心学过，但因不熟悉，担心手法不当损伤女儿，因此未给女儿做。小张向夫妇俩介绍了婴儿抚触的作用并对夫妇俩进行了操作指导。

【活动参考】

1. 婴儿抚触的作用　婴儿抚触是通过抚触者双手对婴儿的皮肤进行有次序、有手法技巧的抚摩，让大量温和的良好刺激通过皮肤的感受器传到中枢神经系统，并产生生理效应，促进婴儿的健康发展、促进婴儿体重的增长及免疫能力提高。抚触不是一种机械的操作，也不仅仅是按摩，是源于心灵的安抚和交流。

2. 操作前准备

（1）婴儿抚触的时间：洗完澡后、午睡或晚上睡觉前、两次进食中间或者新生儿情绪稳定的时候都比较适合给新生儿进行抚触。

（2）抚触前的准备：婴儿对外界的环境适应性不强，机体免疫力不强，皮肤也较为娇嫩，因此在给婴儿做抚触之前，一定要有相应的条件：①保持房间温暖舒适，一般为25℃左右，避免婴儿着凉；②可以在房间播放柔和的音乐。一方面可以避免外界噪声的干扰，同时也可以让母婴双方逐渐放松；③在抚触之前应该准备好毛巾、尿片、换洗的衣物以及润肤油；④保证指甲修剪整洁、摘掉戒指等可能对婴儿造成伤害的饰品，在抚触之前让双手处于温暖状态当中。

3. 操作步骤与方法

（1）头部按摩：轻轻按摩婴儿头部，并用拇指在新生儿上唇画一个笑容，再用同一方法按摩下唇。

（2）胸部按摩：双手放在婴儿两侧肋线，右手向上滑向新生儿右肩，再复原。左手以同样方法进行。

（3）腹部按摩：按顺时针方向按摩婴儿腹部，在脐痂未脱落前不要按摩。

（4）背部按摩：双手平放在婴儿背部，从颈向下按摩，然后用指腹轻轻按摩脊柱两边的肌肉，再次从颈部向骶部运动。

（5）上肢按摩：将婴儿双手下垂，用一只手捏住其胳膊，从上臂到手腕轻轻扭捏，然后用手指按摩手腕。用同样方法按摩另一只手。

（6）下肢按摩：按摩婴儿的大腿、膝部、小腿，从大腿至踝部轻轻挤捏，然后按摩脚踝及足部。在确保脚踝不受伤害的前提下，用拇指从脚后跟按摩至脚趾。

4. 注意事项

（1）不能选择在婴儿太饿、太饱或疲倦的时候进行抚触；

（2）当婴儿在抚触当中情绪不佳、哭闹的时候，应该停止抚触；

（3）抚触时间一般为 15～20 分钟，开始时动作要轻，逐渐增加压力，让婴儿适应；

（4）要保持室内温度和通风换气，避免室内空气污染对婴儿造成的不良影响；

（5）注意室内灯光强度，避免婴儿受到光源刺激，对眼睛造成伤害。

【任务 4】小张在给产妇陈某检查时，陈某诉说腹壁较松弛，担心以后体型改变，小张应如何指导她？

【活动参考】

小张鼓励陈某坚持做产后保健操，恢复腹部肌肉的紧张度和弹性，恢复孕前体型。

1. 方法

第一节吸气运动：仰卧于床上，吸气时将上臂举过头部，呼气时再慢慢收回。

第二节抬头运动：仰卧于床上，两手臂交叉置于枕后头，有节律地抬起。

第三节抬腿屈髋运动：仰卧于床上，两臂直放于身旁，双腿轮流上举和双腿并举，与身体保持直角。

第四节腹背与提肛运动：仰卧于床上，髋和腿略放松，分开稍屈，尽力抬高臀部及背部，使之离开床面。

第五节俯卧屈膝运动：俯卧于床上，双前臂交叉于头下，双小腿有节律的背侧抬起。

第六节仰卧起坐：仰卧于床上，两手叉腰坐起，两腿伸直。

第七节腰部运动：坐于床上，两膝分开，双手半握拳状，双前臂屈曲水平置于胸前，腰部以上的躯干部向左右旋转动作。

第八节全身运动：跪姿，双臂支撑床面，挺胸收腹，左右腿交换向背后高举。

2. 注意事项

（1）经阴道分娩的产妇产后 6～12 小时内起床稍事活动，产后第二日可在室内随意走动，行会阴侧切或剖宫产的妇女，可推迟到产后第 3 日起稍事活动。

（2）健身操可从产后的第 2 天开始，每 1～2 天增加 1 节，每节可做 8～16 次，至产后 6 周，以后可采用其他方式锻炼。

【任务 5】讨论：

1. 家庭产后访视对产妇和新生儿要做哪些评估？

2. 产妇乳房的特殊情况有哪些？如何护理？

【参考答案】

1. 产后访视对产妇和新生儿评估的内容

（1）新生儿：①一般情况：体温是否正常、面容是否红润，黄疸有无消退、有无湿疹、口腔是否正常、脐带有无出血和分泌物渗出、有无臀红，大、小便是否正常等；②体重测量：14 天访视时，应注意新生儿是否恢复出生体重；满月访视时，应注意新生儿增重是否超过 600 克；③筛选出生身缺陷：及早发现新生儿出生缺陷并指导就医；④母乳喂养：其体位、含接姿势是否正确等。

（2）产妇：①一般情况：测量体温、血压、脉搏、呼吸；②乳房检查：有无红肿、硬结，乳头有无皲裂，乳汁量的多少、乳腺管是否通畅；③腹部检查：子宫底高度是否正常，子宫硬度及宫体有无压痛；剖宫产者，检查腹部伤口愈合情况，有无红、肿、热、痛；④阴部检查：了解会阴伤口恢复情况，有无红肿及分泌物，恶露的颜色、量是否正常，有无异味。⑤指导：产褥期卫生，预防产后并发症；宣传母乳喂养，指导科学喂养；指导产后保健操和计划生育。

2. 乳房的特殊情况护理

（1）平坦乳头：哺乳前湿热敷乳房 3～5 分钟，同时按摩乳房以刺激排乳反射。然后挤出一些乳汁，使乳晕变软，继而捻转乳头引起立乳反射。在婴儿饥饿时，先吸吮平坦的一侧乳头。若吸吮未成功，可用抽吸法使乳头突出，并再次吸吮。哺乳结束后可继续在二次哺乳间隙配戴乳头罩。

（2）乳头皲裂：哺乳前湿热敷乳房和乳头 3～5 分钟，同时按摩乳房以刺激排乳反射。然后挤出少量乳汁，使乳晕变软易被婴儿含吮。哺乳时先在损伤轻的一侧乳房哺乳，以减轻对另一侧乳房的吸吮力。让乳头和大部分乳晕含吮在婴儿口内，频繁地哺乳。在喂哺结束后，用食指轻轻按压婴儿下颏，温和地中断吸吮。哺乳后挤出少许乳汁涂在乳头和乳晕上，短暂暴露和干燥乳头或涂维生素 E 胶囊。重者可用吸乳器吸出或用乳头罩间接哺乳，在皲裂处涂敷 10%复方苯甲酸酊或蓖麻油铋糊剂，于下次哺乳前洗去。

（3）乳房过度充盈：哺乳前乳房湿敷 3～5 分钟，随后柔和地按摩乳房。用手或吸奶器挤出足够乳汁使乳晕变软，以便婴儿正确地含吮乳头和大部分乳晕。频繁地哺乳，将乳汁排空。哺乳后应配戴支持胸罩，改善循环。

（4）乳管阻塞：哺乳前患侧乳房湿热敷 3～5 分钟并做乳房按摩。哺乳时先哺乳阻塞的一侧乳房，将乳头和大部分乳晕含吮在婴儿口内，使之有效地吸吮。哺乳同时按摩患侧乳房，频繁地哺乳，将乳汁排空，如果婴儿因某种原因不肯吸奶则将奶挤出。哺乳后充分休息，选用合适胸罩，如断乳应逐渐进行。

（5）乳腺炎：同“乳管阻塞”。饮食宜清淡，如体温高则需增加摄入液量，及时就诊。必要时给予镇痛或抗生素药物，热敷，顺乳管方向按摩，用吸奶器吸出乳汁。

（6）乳汁不足：可增加营养（催奶汤），如花生陈皮猪脚汤、木瓜瘦肉汤、章鱼花生瘦肉汤、鱼尾、鲫鱼汤、鱼鳃汤等。还可以针刺膻中、合谷、外关、少泽等穴位，气血虚弱者可针刺足三里穴。此外还可以服用中药催乳，如下乳涌泉散。每次哺乳尽可能让婴儿将乳汁吸净，并注意调节饮食。

（邓江萍）

护理技能综合实训教学大纲

一、课程任务

本课程为护理中职教育的一门新课程。课程的主要任务有三：第一，加强学生的护理思维训练，培养学生综合运用所学专业知识、技能解决服务对象问题的能力；第二，强化学生基本技能的训练，提高学生的技能水平和实践能力；第三，紧密结合临床实际，强化学生职业素质和职业能力的培养，使学生在模拟环境、模拟情景中进入护士角色，贴近岗位要求。

本课程主要内容包括基础护理、各专科护理综合实训和基础护理常用技能强化训练。

本课程教学活动遵循职业教育在“做中学，做中教”的教学模式要求，采用行为导向的教学方法，通过案例教学、情景教学、模拟教学、角色扮演、讨论等教学方法，融“教、学、做”为一体，调动学生积极思考和参与的主动性，在教学活动中提高学生运用专业知识、技能和护理思维能力，巩固已学，突破已学，同时提高交流合作、解决问题和创新能力。

本课程考核可结合教学活动过程采用自评、互评及教师评等方式或采用技能操作考核、综合案例考核等终结性考核。

本课程总时数为 51 学时，计 3 学分。

二、课程目标

（一）专业能力目标

1. 能对综合实训案例的活动进行分析讨论。

2. 能完成综合实训案例中的技能操作和评估、健康指导、制定计划、讨论等任务。

3. 能熟练完成大纲规定的护理技能操作，并对操作目的、操作要点、注意事项作概括性表述。

（二）专业素质目标

1. 勤于思考，刻苦钻研，积极参与教学活动。

2. 在教学活动中具有良好的职业素养和综合能力。

3. 具备互相关心、互相帮助、互相学习的团队合作精神。

三、教学内容、要求和时间分配

单元	教学内容	教学要求	教学活动	单元学时	单项参考学时
基础护理综合实训	一、入出院患者护理	掌握	小组活动 练习 示范 回示范 角色扮演 讨论	9	2～3
	二、危重患者护理	掌握			2～3
	三、尿潴留患者护理	掌握			2～3
	四、青霉素过敏休克患者抢救护理	掌握			2～3
内科护理综合实训	一、COPD患者护理	掌握		9	2～3
	二、慢性心衰患者护理	熟悉			2～3
	三、糖尿病患者护理	掌握			2～3
	四、消化性溃疡患者护理	掌握			2～3
外科护理综合实训	一、胸部手术后患者护理	掌握		9	2～3
	二、腹部手术患者护理	掌握			2～3
	三、手术室护理	掌握			2～3
	四、外伤患者现场急救	熟悉			2～3
妇产科护理综合实训	一、正常分娩妇婴护理	掌握		3	2～3
	二、妇科手术患者护理	掌握			2～3
儿科护理综合实训	一、肺炎患儿护理	掌握		3	2～3
	二、腹泻患儿护理	掌握			2～3
社区护理综合实训	一、中风偏瘫患者家庭康复护理	熟悉		3	2～3
	二、产后访视护理	熟悉			2～3
技能强化训练	一、铺床法 二、卧有病人床更换床单 三、无菌技术基本操作 四、特殊口腔护理 五、床上洗头 六、床上擦浴 七、测量体温、脉搏、呼吸、血压与体温表绘制 八、皮下注射 九、肌内注射 十、青霉素过敏试验法 十一、女病人导尿术 十二、氧气吸入	熟练 掌握		12	
	考核			3	
	合计			51	

四、大纲说明

（一）本课程全部为实践教学。是在完成了基础护理和内、外、妇产、儿科护理等专科护理学习后，为加强学生的实践能力和综合运用专业知识和技能的能力而开设的课程。通过典型的临床案例，开展以职业岗位工作任务为导向的教学活动，使学生模拟护士角色，在教师的引导下，联系和综合所学知识，完成临床的护理任务，为服务对象解决护理问题。

（二）本课程教学特点为开放性，学校可根据本校教学安排，每项护理综合实训内容安排 2 学时或 3 学时，也可调整护理综合实训与技能强化训练的学时比例；教师可根据大纲提供的项目进行选择，或可对案例内容进行改编，也可自行设计案例。

（三）本课程考核方式可采用课堂活动中进行过程评价，也可以在课程结束进行终结性评价。应体现整体性、发展性、多元性与开放性。注重学生整体素质和综合能力的考评，包括仪表、礼仪、沟通交流、团队合作、主动学习、人文关怀、服务意识及专业知识、技能运用等，以贴近岗位要求为标准。

（四）本课程应在护理实训室开展教学活动，学校应建立模拟病房，营造仿真环境，利于课程教学目标的实现。

参考文献

李晓松. 护理学基础. 北京：人民卫生出版社，2008.
夏泉源. 临床护理. 北京：人民卫生出版社，2002.
马如娅. 护理技术. 北京：人民卫生出版社，2003.
翟丽玲. 护理技能综合实训教程. 广州：广东科技出版社，2009.
殷　磊. 护理学基础. 第3版. 北京：人民卫生出版社，2005.
刘雪琴，彭刚艺. 临床护理技术规范. 广州：广东科技出版社，2007.
姜安丽. 新编护理学基础. 北京：人民卫生出版社，2007.
李小寒，尚少梅. 基础护理学. 北京：人民卫生出版社，2007.
王志红，周兰姝. 危重症护理学. 北京：人民军医出版社，2005.
熊云新. 外科护理学. 北京：人民卫生出版社，2006.
尤黎明，吴　瑛. 内科护理学. 北京：人民卫生出版社，2006.
姚景鹏. 内科护理学. 第2版. 北京大学医学出版社，2008.
夏泉源. 内科护理学. 北京：人民卫生出版社，2004.
尤黎明，吴　瑛. 内科护理学. 第4版. 北京：人民卫生出版社，2008.
曹伟新. 外科护理学. 北京：人民卫生出版社，2006.
吴在德. 外科学. 北京：人民卫生出版社，2006.
严鹏霄. 外科护理. 北京：人民卫生出版社，2008.
唐少兰. 科护理案例版. 北京：科学出版社，2007.
王继华. 护理常规分册. 湖南：湖南科学技术出版社，2008.
刘小明. 护理技能分册. 湖南：湖南科学技术出版社，2008.
张海燕，晓　英. 外科护理疑难问答. 北京：清华大学出版社，2008.
陈素坤. 临床心理护理指导. 北京：科学技术文献出版社，2006.
傅一明. 急救护理技术. 北京：人民卫生出版社，2009.
周秀华. 急危重症护理学. 北京：人民卫生出版社，2008.
张美琴. 护理专业技术实训. 北京：人民卫生出版社，2008.
邹　月. 急救护理学. 北京：中国科学技术出版社，2007.
刘文娜. 妇产科护理. 北京：人民卫生出版社，2010.
夏海鸥. 妇产科护理学. 北京：人民卫生出版社，2006.
魏碧蓉. 高级助产学. 北京：人民卫生出版社，2009.
姚跃英. 儿科护理. 北京：人民卫生出版社，2009.
叶春香. 儿科护理. 北京：人民卫生出版社，2009.
穆秋玲. 儿童护理. 北京：高等教育出版社，2005.
胡　雁. 儿科护理学. 北京：人民卫生出版社，2005.
崔　焱. 儿科护理学. 北京：人民卫生出版社，2006.
范　玲. 儿科护理学. 北京：人民卫生出版社，2009.

梅国建. 儿科护理学. 北京：人民卫生出版社，1999.
石凤英. 康复护理学. 2 版. 北京：人民卫生出版社，2006.
卓大宏. 中国康复医学. 2 版 . 北京：华夏出版社，2003.
赵秋利. 社区护理学. 2 版. 北京：人民卫生出版社，2006.
薛　花，程瑞峰. 产科学及护理. 第 2 版. 北京：人民卫生出版社，2008.
乐　杰. 妇产科学. 6 版. 北京：人民卫生出版社，2005.